W0293415

GOLDMANN
Lesen erleben

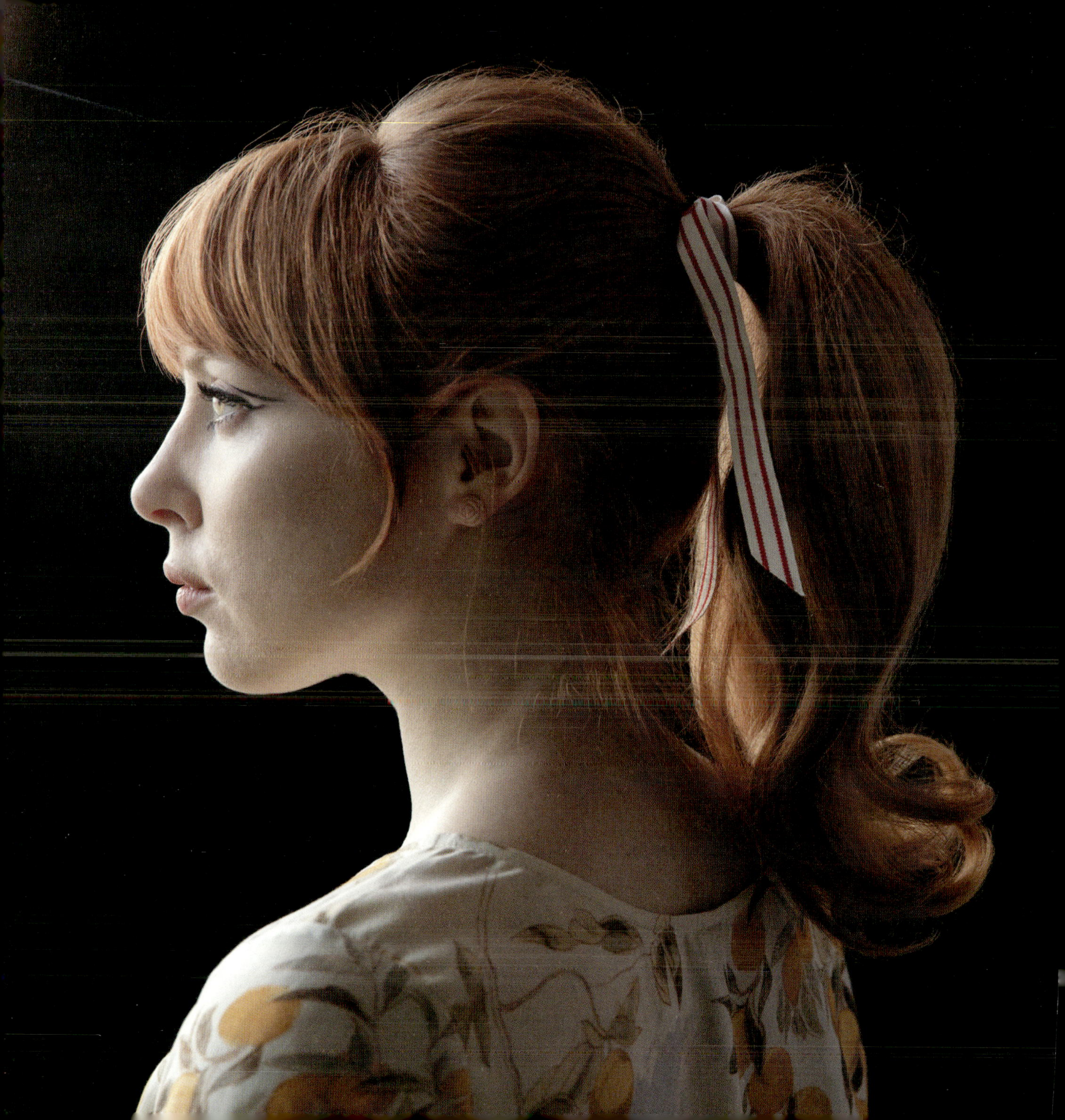

HAIR

Rubi Jones

Fotos ***Agnes Thor***

Illustrationen
Samantha Hahn

MAKE-UP **KHELA**
GARDEROBE **KAREN SCHAUPETER**

Aus dem Englischen von Veronika Knesl

GOLDMANN

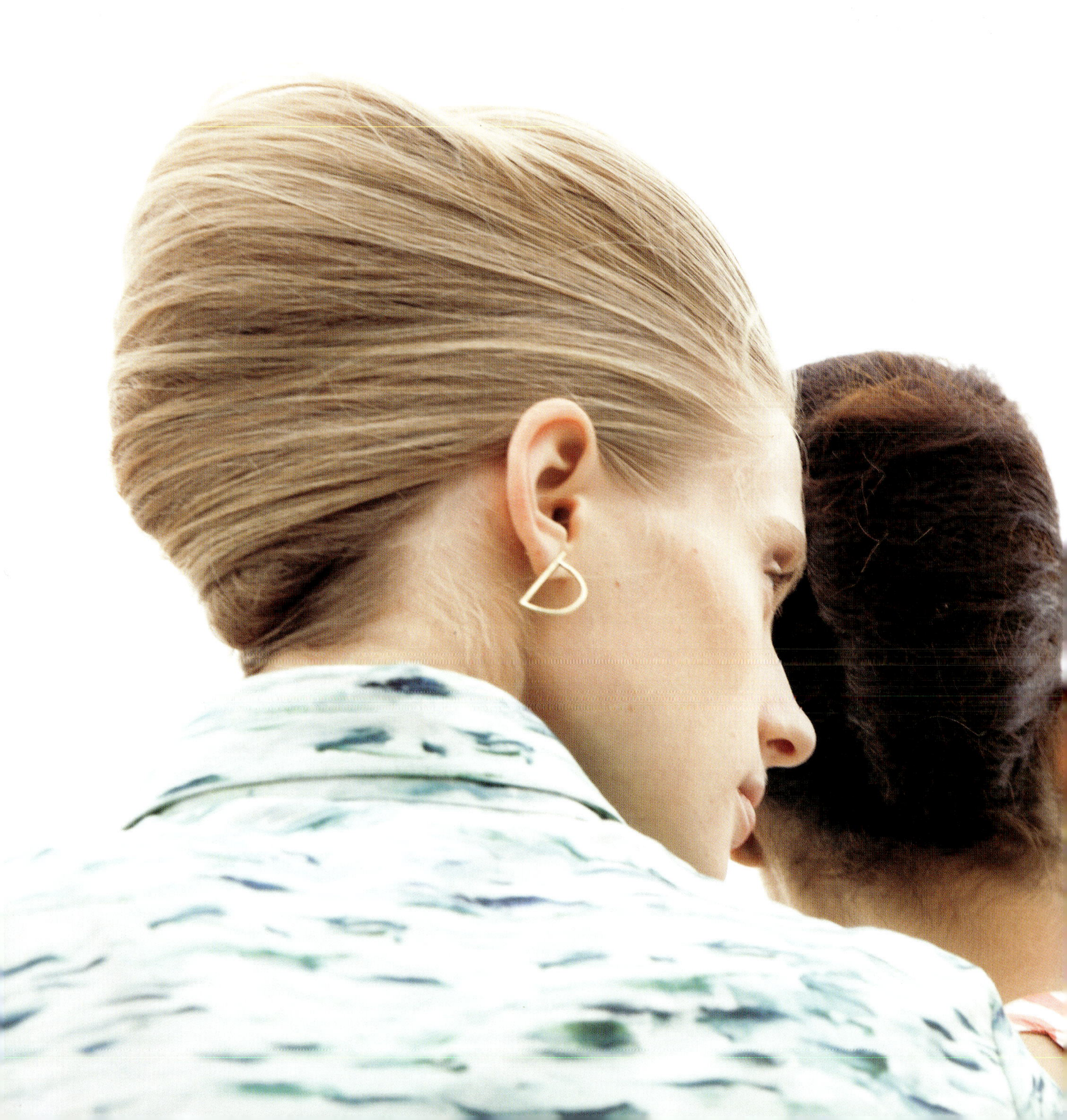

Inhalt

Einleitung

Ich wuchs umgeben von starken Frauen auf, die hart arbeiteten und dabei gut aussehen wollten.

Nach jedem Familientreffen hatte irgendein Mitglied unserer Großfamilie schließlich eine neue Frisur: eine Dauerwelle, einen neuen Pony, gebleichtes Haar oder zumindest einen schlichten Zopf. Die Küche meiner Eltern wurde dabei kurzerhand zum Beautysalon umfunktioniert.

Seit damals habe ich Haare auf der ganzen Welt gestylt – auf Fotoshootings, Modenschauen, in Salons und bei Pop-up-Workshops. Doch am liebsten bringe ich anderen Frauen bei, wie sie sich ihr Haar selbst machen können. Wenn ich einer Kundin zeige, wie man den perfekt Zopf hinbekommt oder glamouröse Wellen zaubert, empfinde ich dieselbe Freude, Energie und Selbstbestätigung wie einst in der Küche meiner Eltern.

Ich liebe das Hochgefühl, das einem ein neues Styling verleiht – sei es nun ein gewagter Schnitt oder einfach ein anders gezogener Scheitel. Das Schöne am Haar ist, dass man es und somit auch sich selbst so leicht verwandeln kann. Ob eindrehen, glätten, gelen, flechten oder hochstecken – einmal Haarewaschen und schon lässt sich das Haar wieder anders stylen.

Dieses Buch enthält über 40 Schritt-für-Schritt-Anleitungen für trendige und zeitlose Frisuren für den Alltag und spezielle Anlässe. Die Vielfalt meiner Kundinnen hat mich gelehrt, auf die Einzigartigkeit jeder Haartextur einzugehen. Daher finden sich im Folgenden Frisuren für alle möglichen Haarlängen und -typen. Zudem präsentiere ich sämtliche Produkte und Hilfsmittel, die meiner Meinung nach jede Frau im Badezimmerschrank haben sollte, und verrate dir, wie sie wirken und wie man sie richtig verwendet – Tipps, mit denen du garantiert dein eigener Lieblingsstylist wirst.

Ich hoffe, dieses Buch hilft dir dabei, dein Haar glatt zu bekommen, die perfekte Frisur für eine Hochzeit zu finden, ein peppiges Partystyling zu zaubern oder einfach einmal eine neue Pferdeschwanz-Variante auszuprobieren. Ich hoffe auch, dass dir das Selberstylen mehr Power und Selbstbewusstsein für den Alltag verleiht. Eins noch: Hab Spaß dabei!

Rubi A. Jones

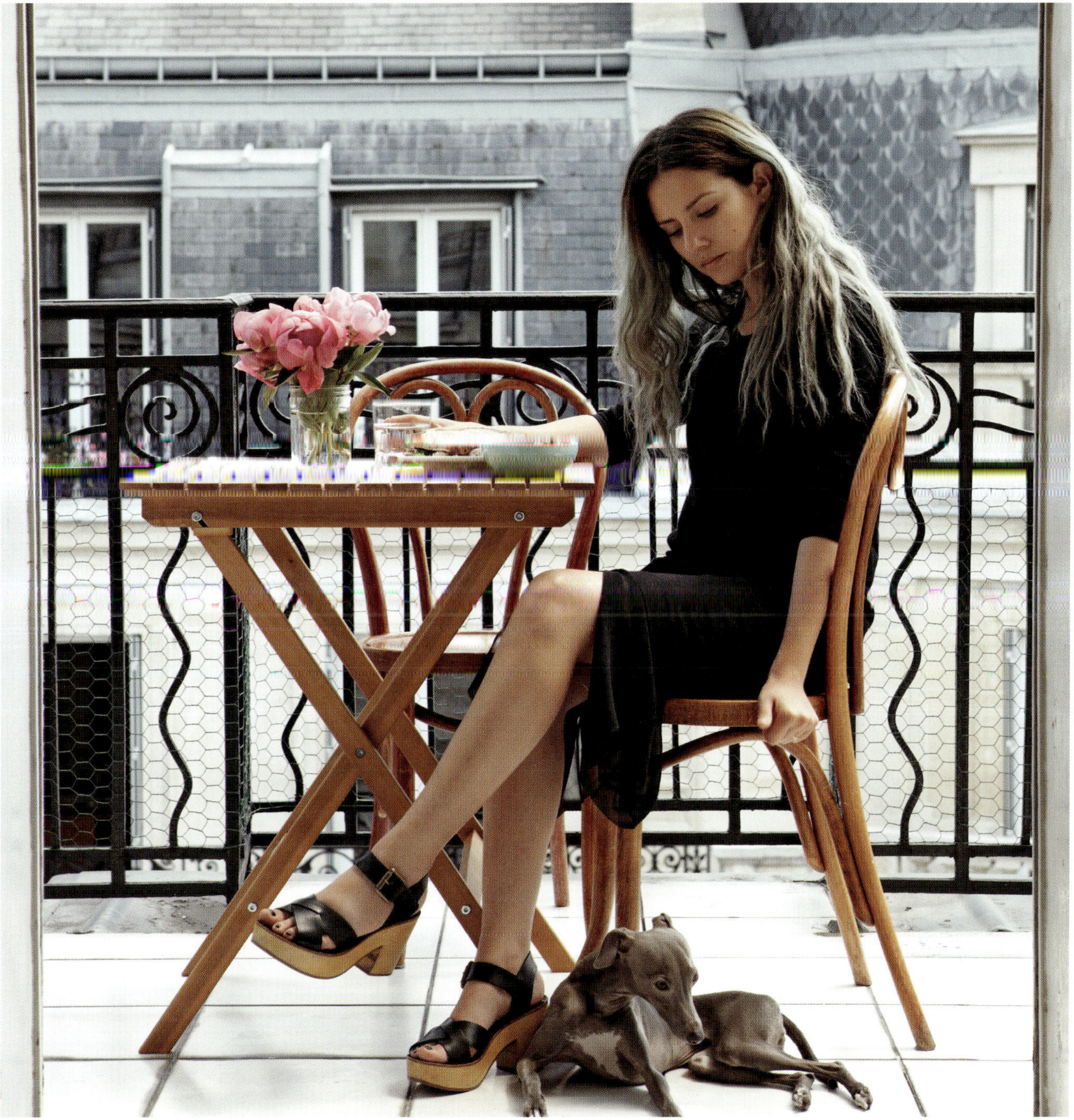

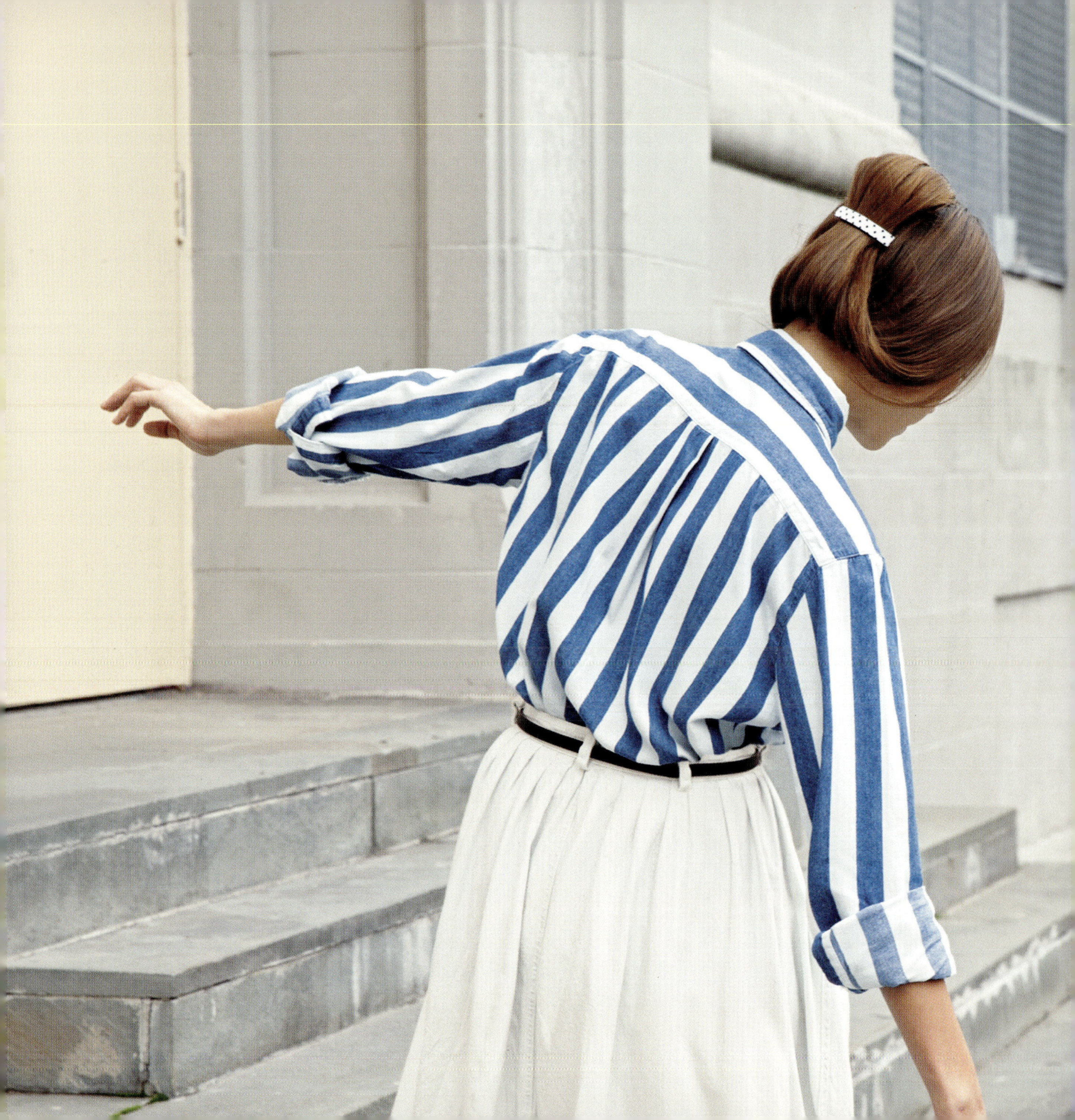

Rubis Regeln FÜR SCHÖNES HAAR

Es sind bloß Haare. Also entspann dich und genieße es einfach.

Jedes Haar ist anders – die Kirschen in Nachbars Garten schmecken immer etwas süßer. Finde heraus, was zu deiner Haartextur passt, anstatt dich dagegen zu wehren.

Einen guten Friseur zu finden ist wie die Partnersuche – investiere Zeit, um die beste Person für dich und dein Haar zu finden.

Lass dein Haar alle 6–8 Wochen schneiden, wenn du es wachsen lassen möchtest, alle 10–14 Wochen.

Investiere in hochwertiges Shampoo und Conditioner (keine Drogeriemarken!).

Gib die Haarprodukte nach jedem einzelnen Stylingschritt ins Haar, anstatt die Frisur am Ende festzubetonieren.

Benutze zum Abteilen sauberer Haarpartien einen Stielkamm, so ist das Stylen leichter.

Gezieltes langsames und gleichmäßiges Föhnen, bei dem du dich zunächst dem Ansatz, dann der mittleren Länge und schließlich den Spitzen widmest, bringt mehr, als hunderttausend Mal die gesamte Haarlänge zu bearbeiten.

Blitzsauber ist nicht immer optimal – ich empfehle zum Stylen meist eine „griffige Textur". Das bedeutet, alle zwei Tage die Haare waschen und Produkte verwenden, die dem Haar Volumen geben und es leichter modellierbar machen.

Durch Toupieren erhältst du tolles Volumen – und ein ideales Kissen zum Fixieren von Nadeln. Den Stielkamm in Ansatznähe einer schmalen Partie einschieben und nach unten kämmen, den Kamm entfernen und etwas höher ansetzen. Immer höher ansetzen, bis die ganze Partie toupiert ist.

Beim Föhnen von Anfang an in Richtung der gewünschten End-Frisur arbeiten. Für Volumen nach oben arbeiten, für Pferdeschwänze oder Dutts nach hinten – so haben Wirbel und unschöne Beulen keine Chance, da das Haar von Anfang an weiß, wo's langgeht!

Manchmal ist weniger mehr. Entscheide dich ruhig für einen ausgefallenen Undercut, eine verrückte Farbe oder einen spektakulären Zopf. Aber manchmal genügt auch nur ein Element, das ins Auge sticht.

Übung macht den Meister. Einige der Looks in diesem Buch sind wirklich einfach, andere wiederum erfordern etwas mehr Geschick oder Zeit. Nur nicht aufgeben. Mit der Zeit wirst du immer besser werden.

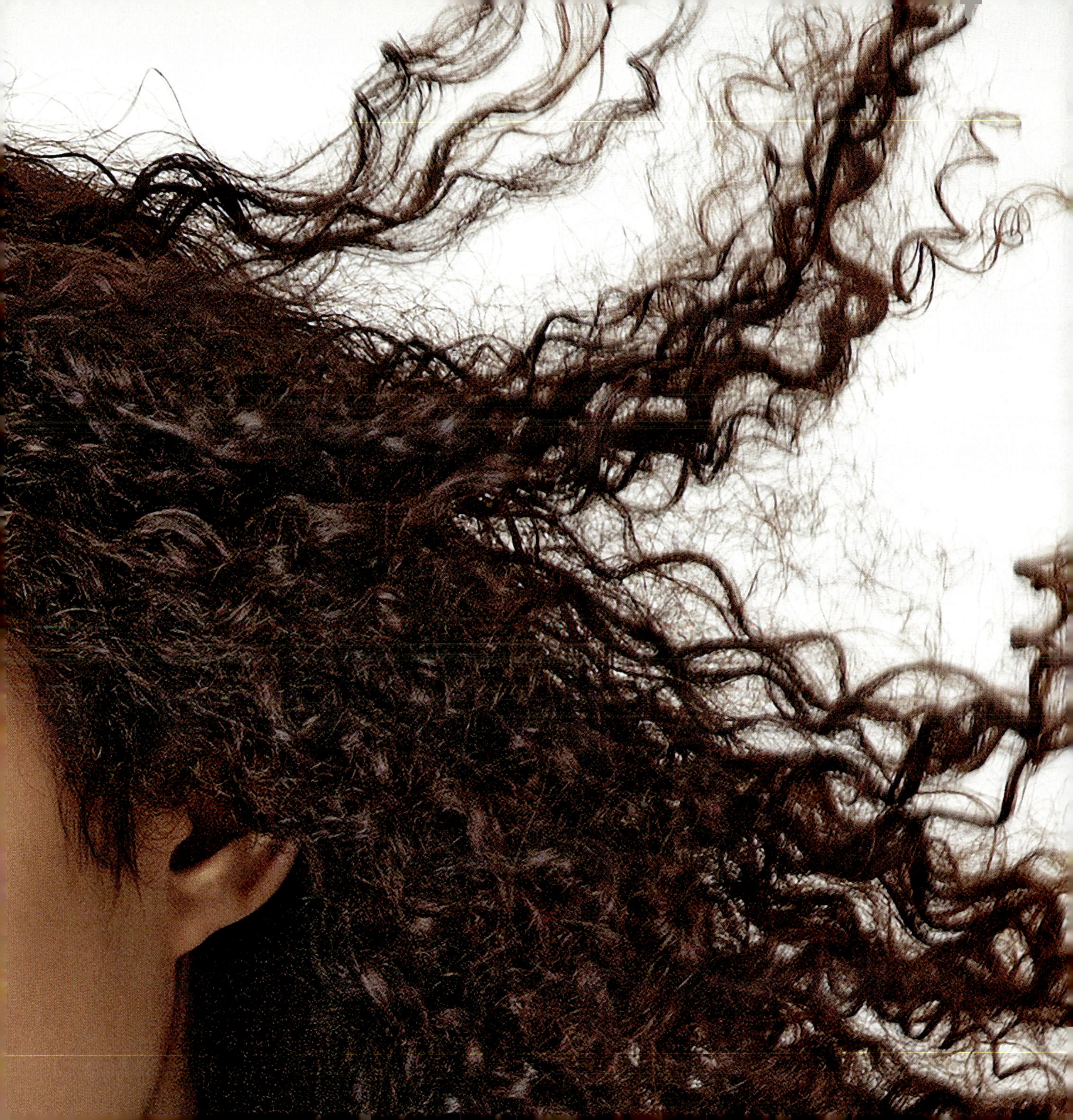

Basics

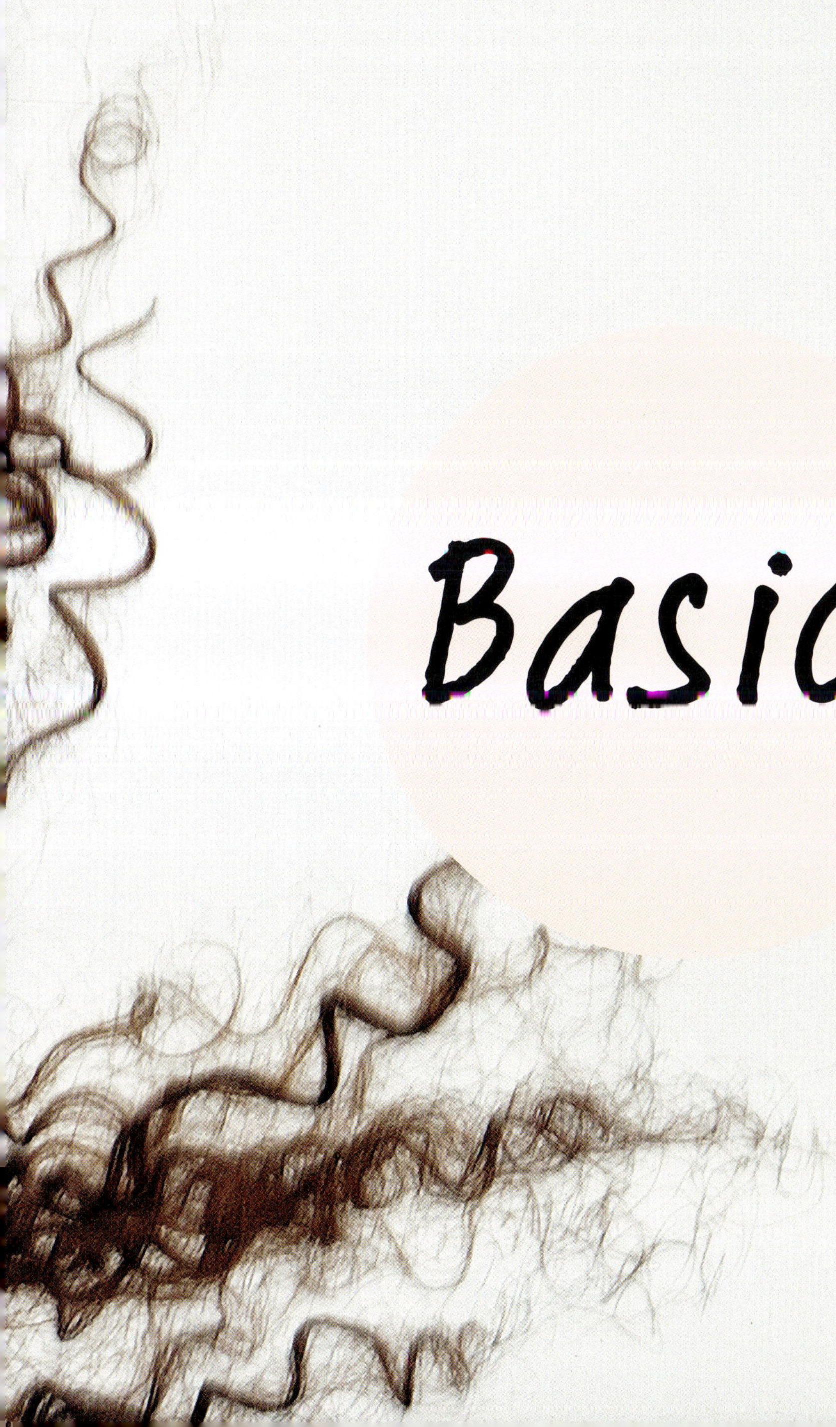

TIPP

Für die verschiedenen Haartypen empfehle ich folgende Produktkombinationen:

Krausfreie Locken
Haaröl + Stylingcreme + Haargel

Strandwellen
Stylingcreme + Salzspray

Griffige Textur
Mousse + Salzspray
+ Trockenshampoo

Superglatt
Haaröl + Stylingcreme + Haaröl

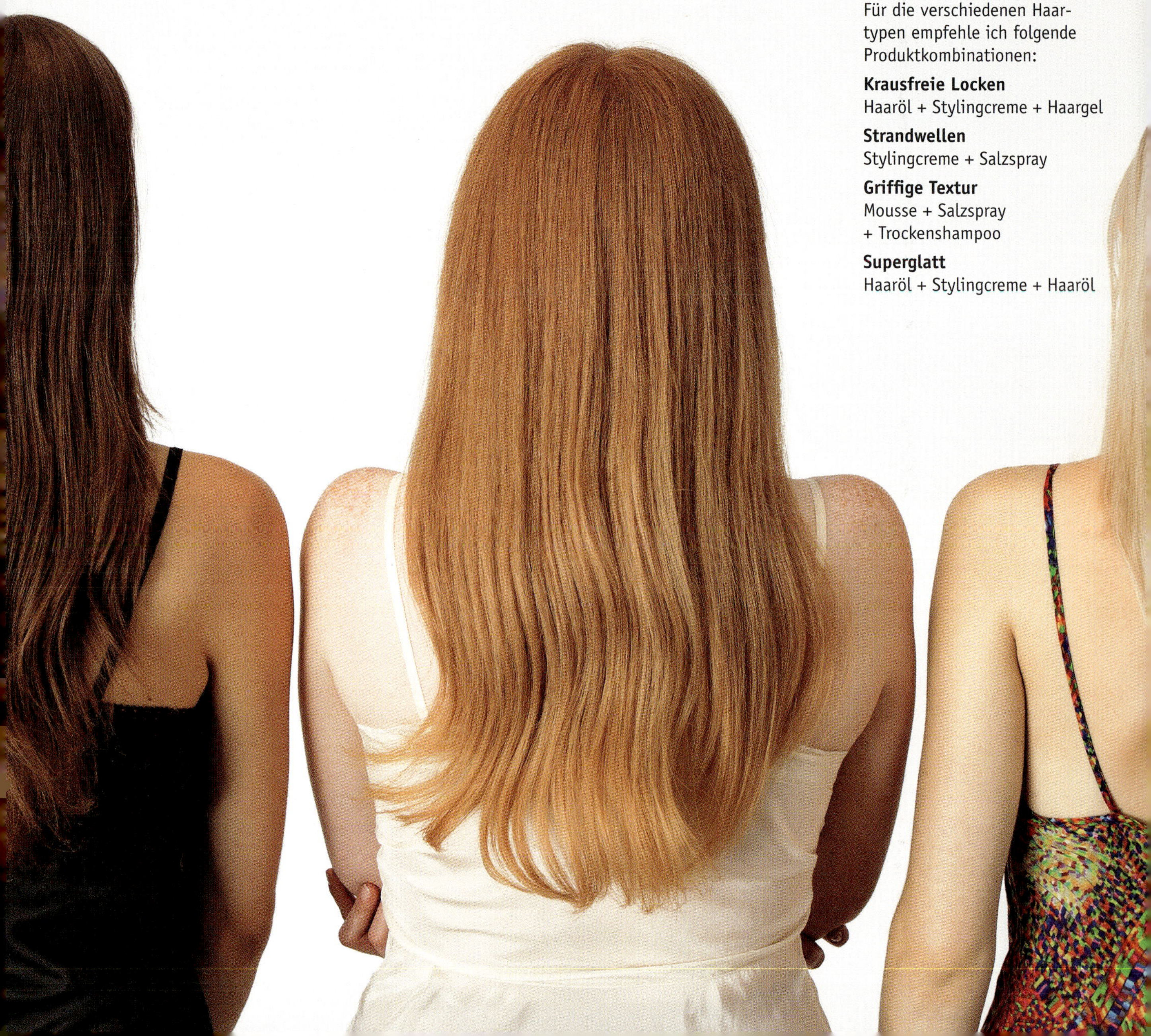

EINMALEINS DER

Haarprodukte

Bei all den Flaschen, Tuben und Tiegeln im Friseursalon kann man leicht den Überblick verlieren. Hier erfährst du, wozu all die Produkte gut sind, welche du brauchst und wie du sie verwendest!

REINIGEN

Shampoo Verwende ein Friseurprodukt, das auf deinen Haartyp abgestimmt ist. Shampoo nur auf den Ansatz auftragen und dann in die Kopfhaut einmassieren – das Shampoo reinigt die Spitzen beim Spülen.

Conditioner Hochwertiger Conditioner ist ein Muss – selbst bei fettigem Haar. Nur auf die Spitzen auftragen – der Ansatz kommt ohne aus, da er der gesündeste Teil des Haares ist. Mit kaltem Wasser ausspülen, um Nährstoffe und Glanz einzuschließen.

Maske Verwende ein Mal im Monat eine tiefenwirksame Maske, besonders bei lockigem, trockenem, coloriertem oder chemisch behandeltem Haar. Gehört dein Haar zu einer dieser Kategorien, kannst du den täglichen Conditioner auch durch eine Maske ersetzen.

Trockenshampoo ist in zwei Varianten erhältlich: als Pulver und Aerosolspray. Auf den fettigen Ansatz auftragen, wenn einmal keine Zeit zum Haarewaschen ist oder um das Stylen von weichem Haar zu erleichtern

MODELLIEREN

Mousse Ob für Volumen, Locken oder einen superglatten Look – Mousse ins feuchte Haar geben und föhnen.

Volumenspray Ähnlich wie ein Mousse (oder jedes andere Produkt mit dem Ausdruck „Volumen" in der Bezeichnung) sorgt dieser Spray für einen lang anhaltenden Look. Ins feuchte Haar einföhnen oder für extra Volumen in mehreren Schichten auftragen und dazwischen föhnen.

Stylingcreme Gibt dem Haar Feuchtigkeit und Halt und ist für alle Haartypen geeignet. Als Faustregel gilt: je dicker die Creme, umso dicker darf das Haar sein. Gleichmäßig am Hinterkopf (wo das Haar am dicksten ist) einarbeiten, dann eine kleine Menge auf die Seiten und den Oberkopf verteilen.

Haargel Für einen glatten Wetlook das Gel im Haar lassen, für Extrahalt föhnen oder für krausfreie Locken im Haar verteilen. Mit einem Haargel auf Wasserbasis vermeidest du unansehnliche weiße Flecken.

Salzspray Sprühe dieses leichte und vielseitige Spray für mehr Volumen vor dem Föhnen ins Haar oder verwende es zum Fixieren der fertigen Frisur. Ebenso kannst du damit Wellen in schlaffes Haar zaubern und sie dann lufttrocknen oder mit dem Diffusor föhnen. Ich föhne das Spray vor dem Stylen gern durcheinander vom Ansatz zur Spitze ein – so entsteht eine natürlich wilde Textur, die für Halt sorgt.

FINISH

Haarspray Ich bevorzuge leichtes Haarspray. Ein Sprüher vor und nach dem Stylen verhindert einen brettigen Look. Extrastarkes Spray sorgt für besonderen Glanz und hält jedes Härchen an Ort und Stelle. Außerdem schützt es vor Hitze. Daher also das Haar vor dem Aufdrehen oder Glätten in einzelnen Partien einsprühen.

Haaröl und Glanzserum Entweder auf trockenem Haar für mehr Glanz verwenden oder als pflegende Vorbehandlung aufs feuchte Haar auftragen, bevor du andere Stylingprodukte benutzt.

Wachs und Pomade Diese Produkte eignen sich prima für kurzes Haar und um abstehende Härchen zu bändigen. Sie sind verschieden stark und von unterschiedlicher Konsistenz.

Texturspray Die ideale Kombi aus Haarspray und Trockenshampoo verleiht Locken Textur und zaubert Volumen. Perfekt als Vorbereitung für Flechtfrisuren oder Updos.

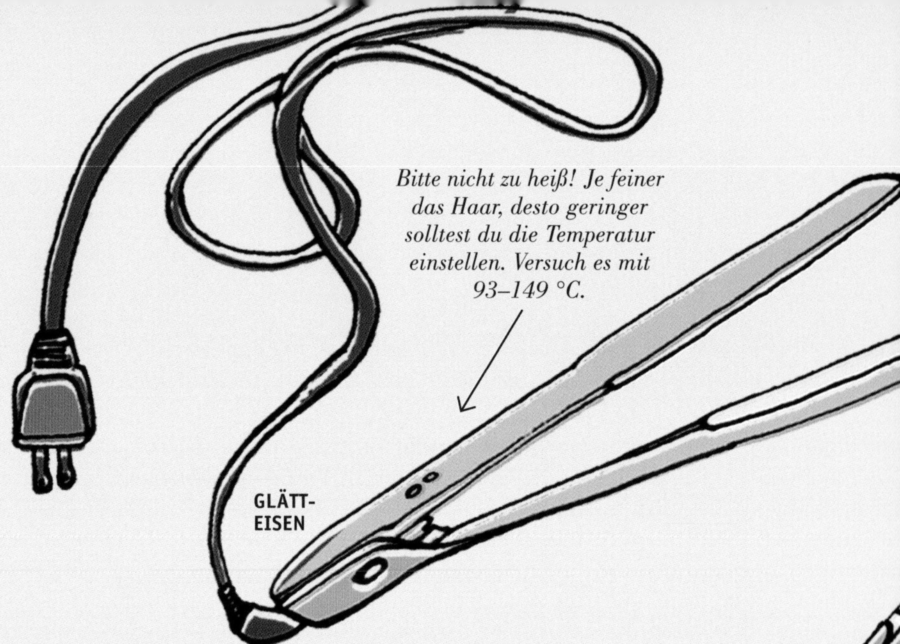

Geräte

Föhn Investiere in ein leistungsstarkes Profi-Modell mit mindestens 2500 Watt – mehr Watt bedeutet eine kürzere Trockenzeit. Hitze und Luftstrom sollten regulierbar sein. Im Allgemeinen solltest du starken Luftstrom und mittlere Hitze wählen, um Schäden durch Hitzeeinwirkung zu vermeiden, und den Föhn langsam über das Haar bewegen.

Düse Dein Föhn wird mit einem Düsen-Aufsatz ausgestattet sein, den du stets verwenden solltest, es sei denn, du möchtest dir Locken zaubern: Mit dem Aufsatz kontrollierst du den Luftstrom und verhinderst, dass das Haar in alle Richtungen geblasen wird. Dadurch kräuselt das Haar nicht so stark und trocknet schneller.

Diffusor Dieser Aufsatz ist ein Must-have, wenn du Locken möchtest. Er verteilt den Luftstrom so, dass mehr Volumen und Wellen entstehen – und das ohne Kräuseln. Bei dickerem Haar starken Luftstrom und mittlere Hitze einstellen, bei feinem Haar besser eine niedrige Temperatur wählen.

Der Diffusor zaubert im Handumdrehen einen luftgetrockneten Look und eignet sich prima zum schnellen Trocknen von Gel-Frisuren.

Glätteisen Wähle ein Modell mit regulierbarer Hitze und Keramik- oder Titanplatten, die für gleichmäßige Hitze und Glanz sorgen. Teile das Haar in Strähnen und führe das Eisen beim Glätten am besten hinter einer Bürste oder einem Kamm her. Feuchtglätteisen sind eine tolle Alternative, wenn glattes Haar für dich ein Muss ist.

Lockenstab Ich bevorzuge Lockenstäbe mit goldener Beschichtung und regulierbarer Hitze. Für die meisten Styles ist ein 25-mm Aufsatz optimal. Generell gilt: große Aufsätze für große Wellen und kleine für kleinere Ringellocken.

Lockenwickler Schnapp dir die Heizwickler deiner Oma oder greife zu Klettwicklern, um Hitzeschäden zu minimieren.

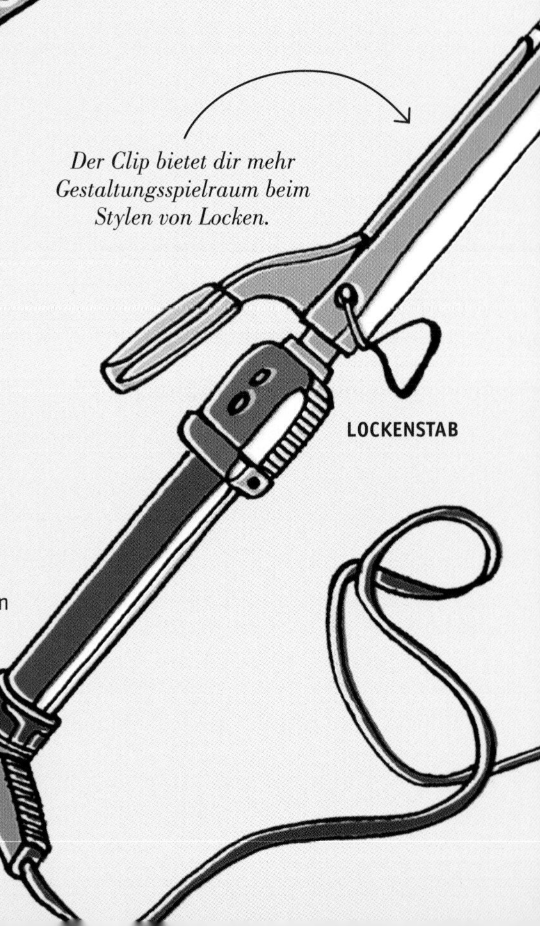

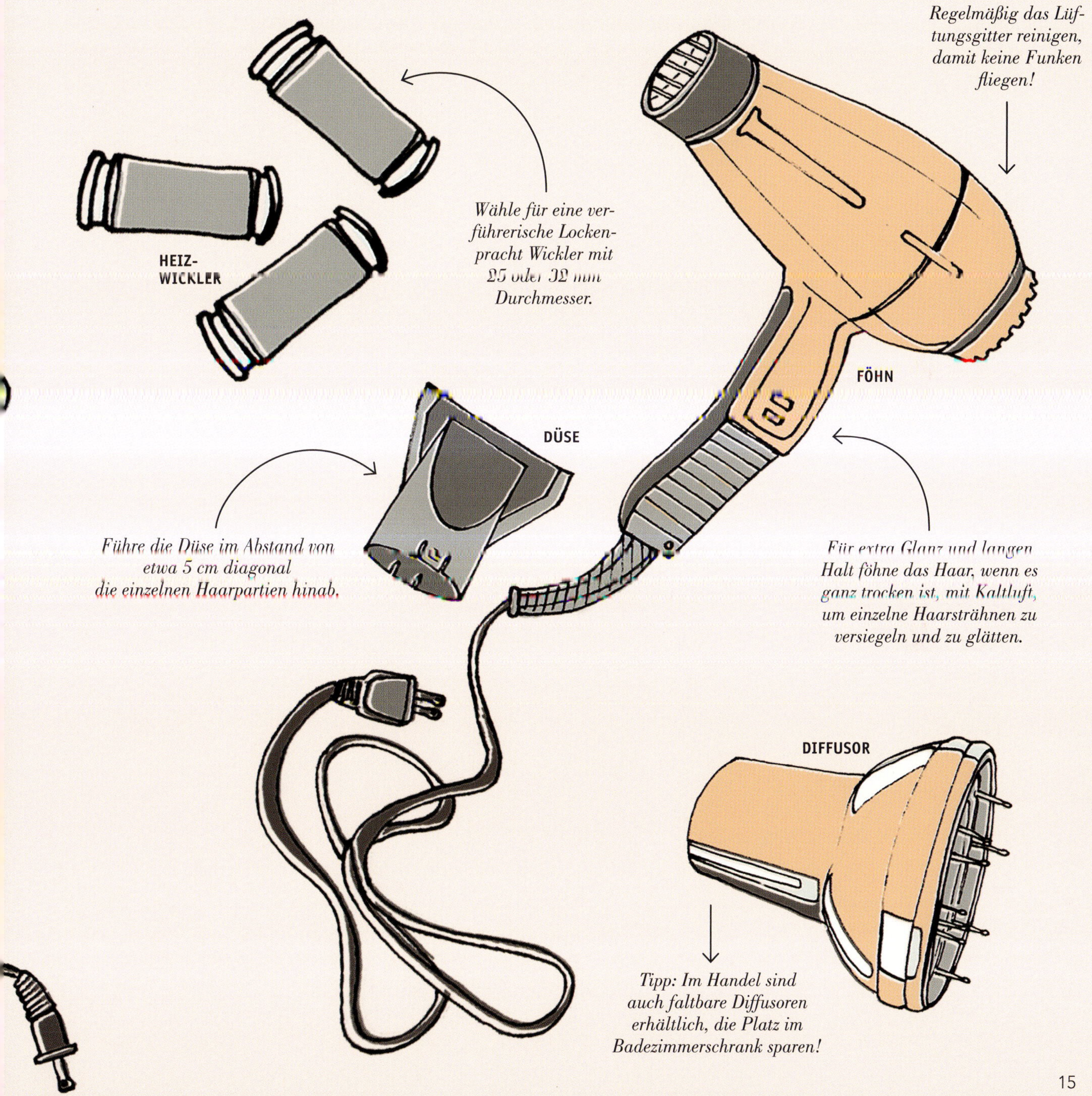
Regelmäßig das Lüftungsgitter reinigen, damit keine Funken fliegen!
Wähle für eine verführerische Lockenpracht Wickler mit 25 oder 32 mm Durchmesser.
HEIZ-WICKLER
FÖHN
DÜSE
Führe die Düse im Abstand von etwa 5 cm diagonal die einzelnen Haarpartien hinab.
Für extra Glanz und langen Halt föhne das Haar, wenn es ganz trocken ist, mit Kaltluft, um einzelne Haarsträhnen zu versiegeln und zu glätten.
DIFFUSOR
Tipp: Im Handel sind auch faltbare Diffusoren erhältlich, die Platz im Badezimmerschrank sparen!

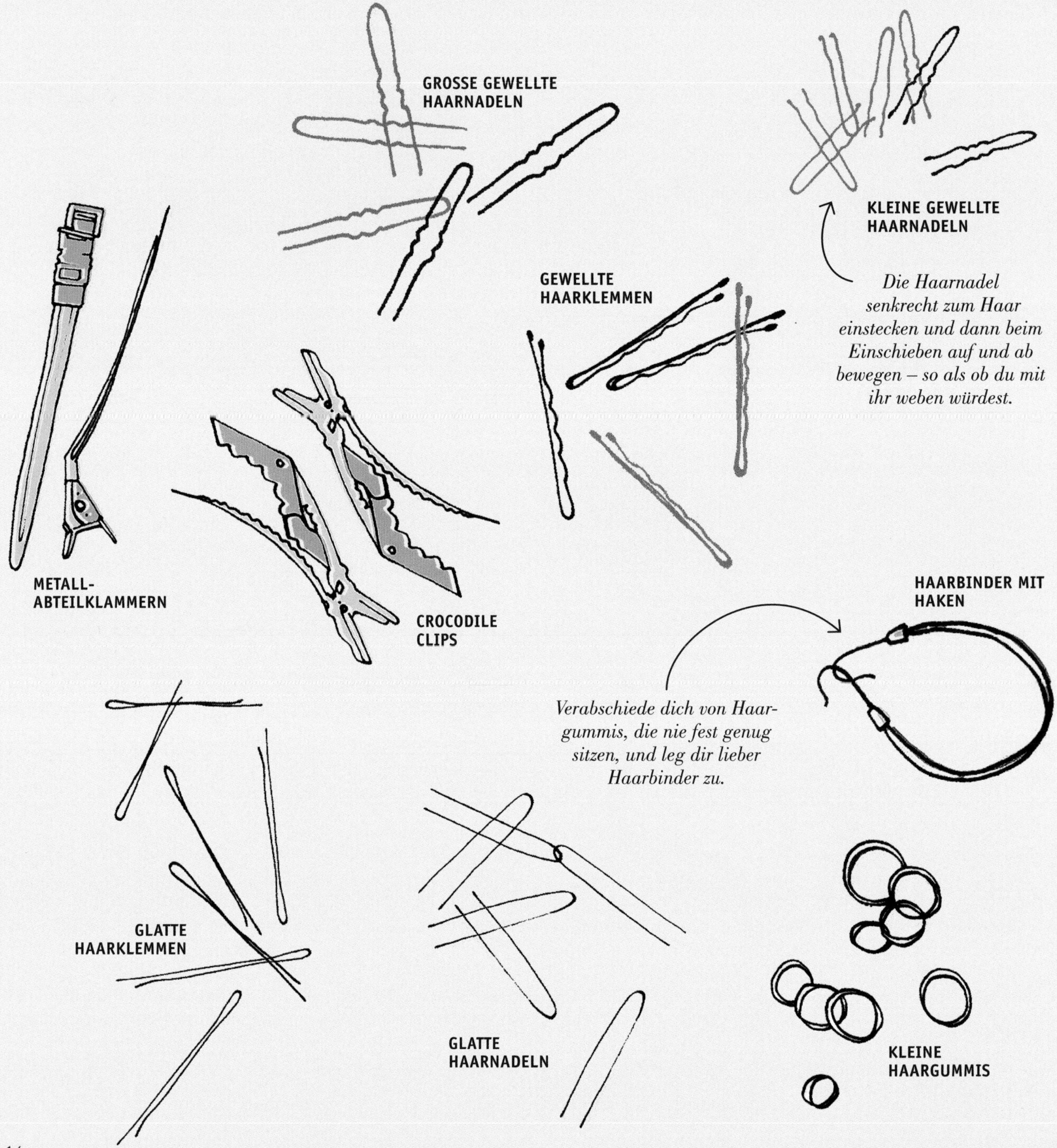
GROSSE GEWELLTE HAARNADELN
KLEINE GEWELLTE HAARNADELN
Die Haarnadel senkrecht zum Haar einstecken und dann beim Einschieben auf und ab bewegen – so als ob du mit ihr weben würdest.
GEWELLTE HAARKLEMMEN
METALL-ABTEILKLAMMERN
CROCODILE CLIPS
HAARBINDER MIT HAKEN
Verabschiede dich von Haargummis, die nie fest genug sitzen, und leg dir lieber Haarbinder zu.
GLATTE HAARKLEMMEN
GLATTE HAARNADELN
KLEINE HAARGUMMIS

FIXIEREN

Metall-Abteilklammern Sie dienen zum Fixieren von Haarpartien und Lockenwicklern. Taschentücher dazwischenlegen, damit keine Abdrücke bleiben.

Crocodile Clip Mit diesen superstarken Klammern aus Kunststoff lassen sich selbst die dicksten Haarsträhnen abteilen.

Haarbinder mit Haken Im Haar einhängen und um den Pferdeschwanz wickeln, dann das andere Ende im Gummi (nicht im Haar!) einhängen.

Kleine Haargummis Wähle die Farbe passend zum Haar und binde damit Zöpfe oder kleine Pferdschwänze zusammen.

Haarnadeln Große Haarnadeln sind ideal zum Feststecken von dickem Haar oder Chignons; kleine eignen sich zum Fixieren von kleineren Partien oder ganzen Frisuren. Farbe passend zum Haar wählen.

Gewellte Haarklemmen Sie sind in allen möglichen Farben und Größen erhältlich. Wähle robustere Modelle, die nach dem Einschieben ins Haar wieder ihre ursprüngliche Form annehmen.

Glatte Haarnadeln Sie sind wie herkömmliche Haarnadeln zu verwenden und sorgen für einen langen Halt. Hauptsächlich in Schwarz erhältlich.

Glatte Haarklemmen Ein paar davon und schon hält die Frisur. Sie sind auch toll für dickes, störrisches Haar. Erhältlich in Schwarz oder Métallisé.

BÜRSTEN

Flachbürste mit Wildschweinborsten Die weichen Borsten optimieren deinen Look vor dem Finish mit Haarspray. Ideal zum leichten Toupieren.

Rundbürste mit Wildschweinborsten Toll zum Ausbürsten aller Haartypen. Achte beim Kauf auf lange, dichte Borsten: Sie gleiten leichter durchs Haar und fassen mehr Haar.

Grobzinkige Bürste oder Kamm Auf feuchtem oder trockenem Haar verwenden oder um Locken leicht auszubürsten.

Stielkamm Verwende das Metallende zum Scheiteln der Haare und die engen Zinken zum Toupieren.

Flachbürste mit gemischten Borsten Der Borsten-Mix glättet das Haar und gibt ihm Glanz.

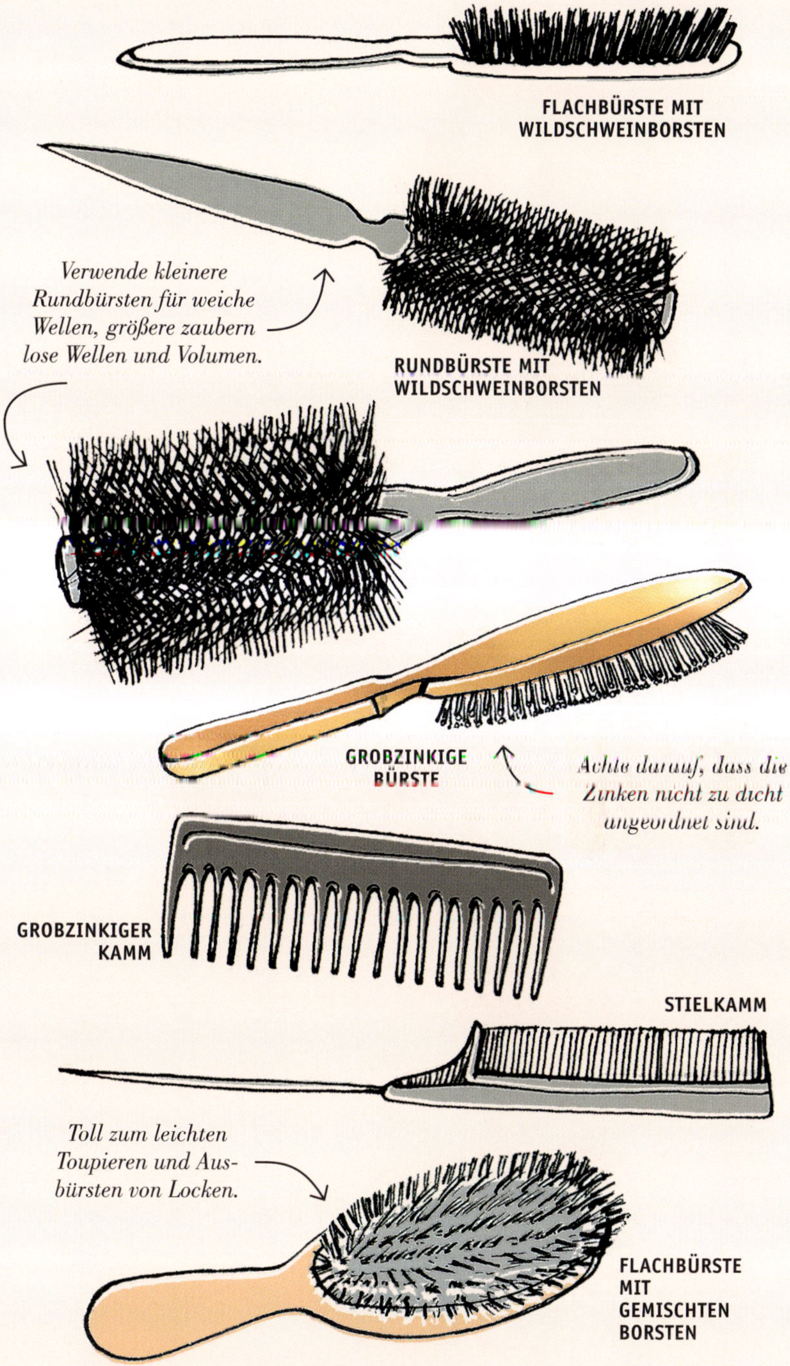

FLACHBÜRSTE MIT WILDSCHWEINBORSTEN
Verwende kleinere Rundbürsten für weiche Wellen, größere zaubern lose Wellen und Volumen.
RUNDBÜRSTE MIT WILDSCHWEINBORSTEN
GROBZINKIGE BÜRSTE
Achte darauf, dass die Zinken nicht zu dicht angeordnet sind.
GROBZINKIGER KAMM
STIELKAMM
Toll zum leichten Toupieren und Ausbürsten von Locken.
FLACHBÜRSTE MIT GEMISCHTEN BORSTEN

2

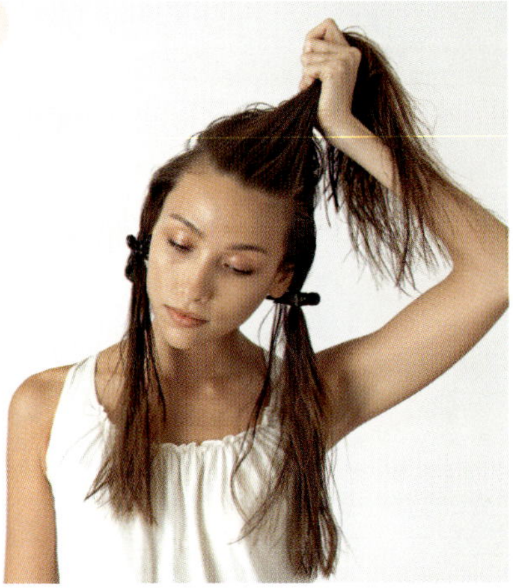

3

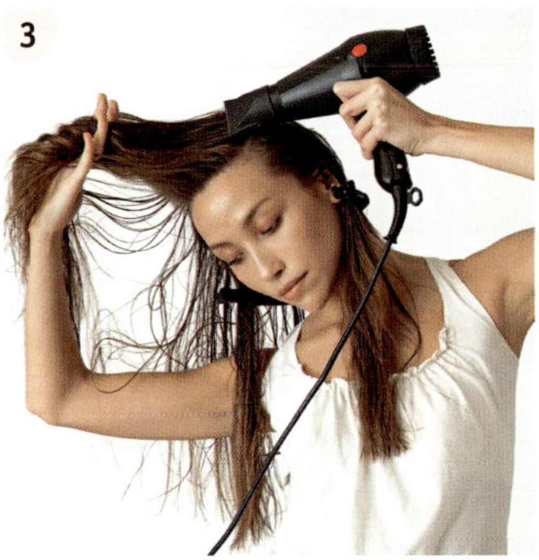

4

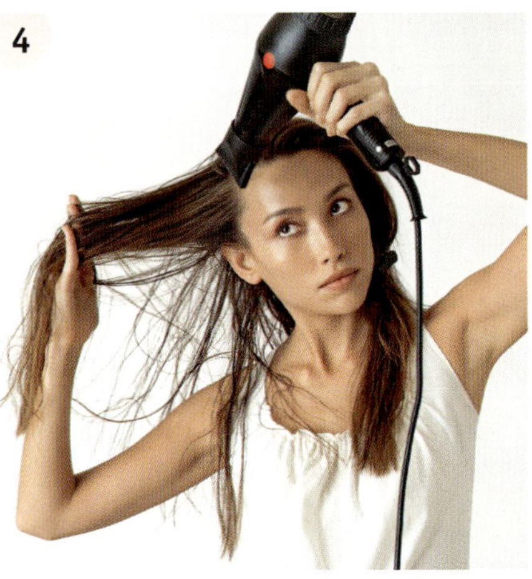

DU BRAUCHST
- **Haarprodukte nach Wahl**
- **Zwei Crocodile Clips**
- **Föhn mit Düse**

OPTIONAL
- **Volumenspray**
- **Glanzserum**

BESTENS VORBEREITET

Vortrocknen

Damit in deiner Frisur keine lästigen Wirbel entstehen und dein Haar schön fällt, solltest du es richtig vortrocknen: Bürste das feuchte Haar beim Föhnen mit den Fingern von einer Seite zur anderen.

1 Haarprodukte nach Wahl ins handtuchtrockene Haar geben und vom Ansatz in die Längen einarbeiten. (Für mehr Volumen mehr Volumenspray vom Ansatz bis in die Spitzen verteilen.) Bei trockenem oder coloriertem Haar oder für besonders viel Glanz ein paar Tropfen Glanzserum in die Spitzen geben.

2 Mit einer Haarpartie beginnen, die von einer Braue zur anderen und von der Stirn bis zum Nacken verläuft. Den Rest des Haares mit Crocodile Clips abteilen.

3 Mit den Fingern die mittlere Haarpartie von einer Seite zur anderen bürsten und dabei den Haaransatz von der Kopfhaut hochziehen – das verhindert Wirbel und gibt Volumen. (Volumen unerwünscht? Einfach von einer Seite zur anderen föhnen.) Mit dem Föhn den Fingern folgen, während sie durchs Haar gleiten, dabei besonders auf den Ansatz achten.

4 Sobald der Ansatz der mittleren Haarpartie trocken ist, mit den Seitenpartien wiederholen. Das Haar mit den Fingern nach vorn und dann nach hinten kämmen, so umschmeichelt es schön das Gesicht.

5 Das gesamte Haar sollte sich jetzt zu etwa 80 Prozent trocken anfühlen. Nun nach Belieben stylen – auf den folgenden Seiten findest du Anregungen dazu in Hülle und Fülle.

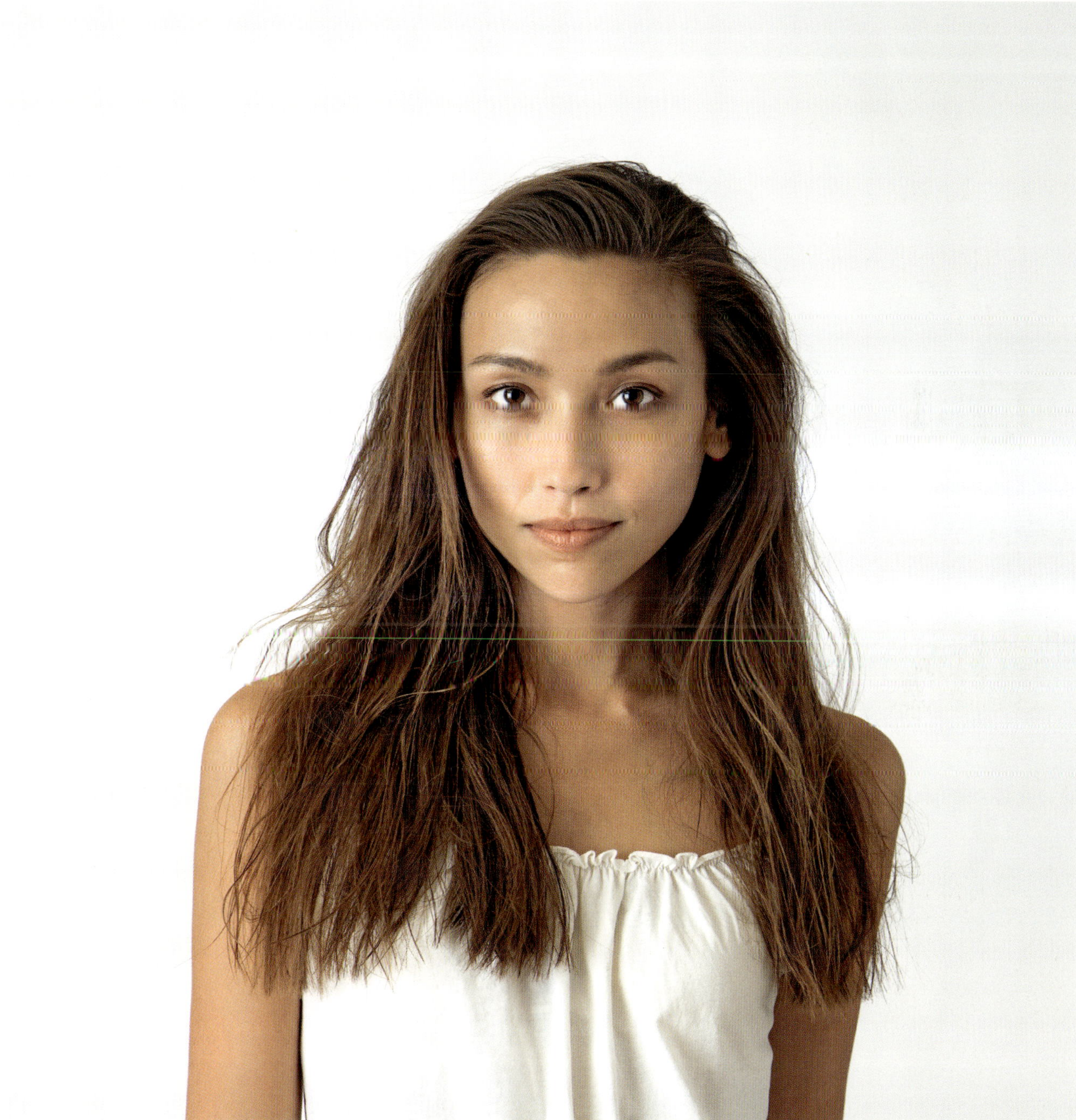

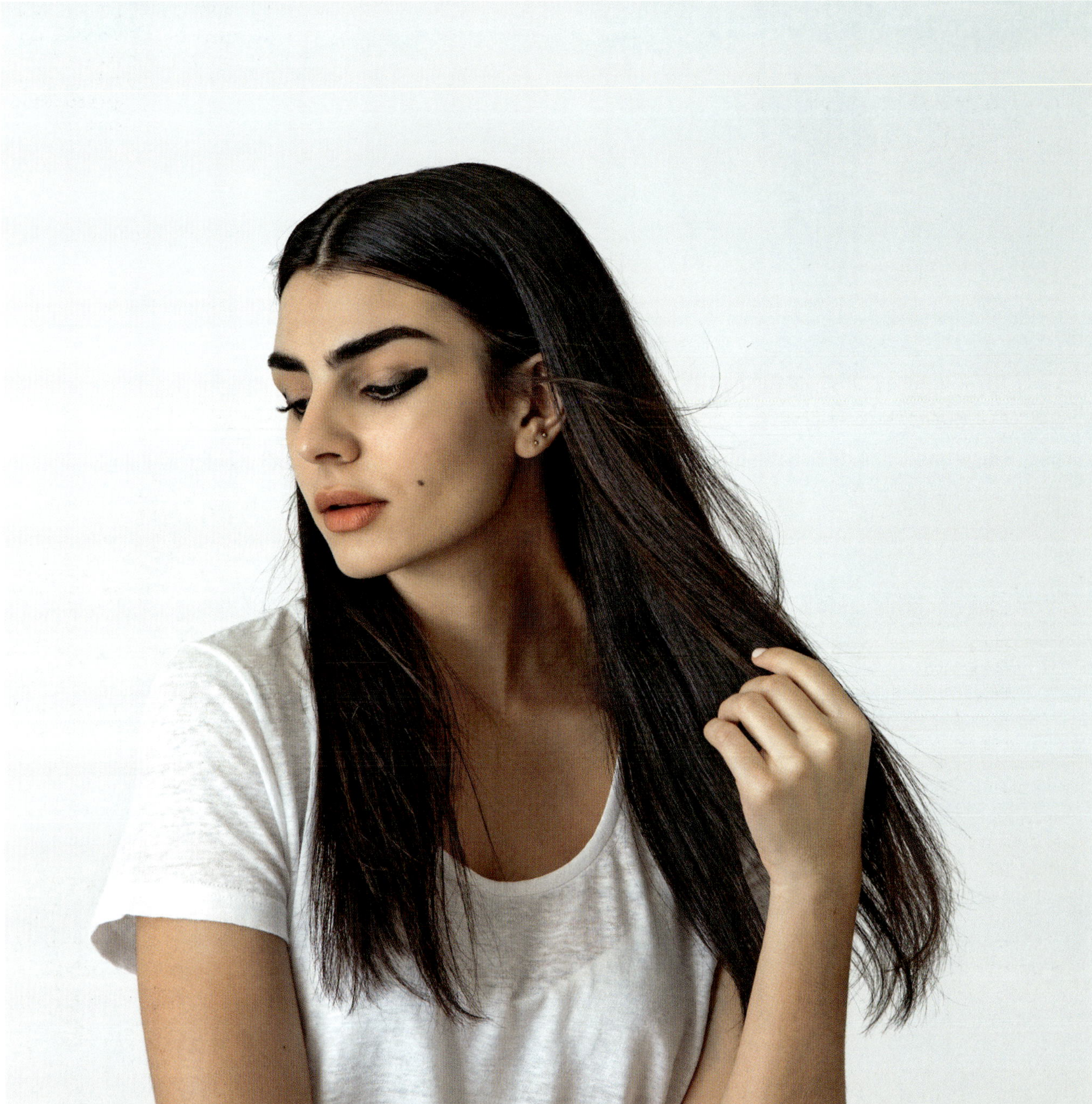

DU BRAUCHST
- Stylingcreme
- Glanzserum
- Föhn mit Düse
- Crocodile Clip
- Flachbürste mit gemischten Borsten

Frizz adé

GLATT FÖHNEN

Zaubere dir im Handumdrehen superglattes Haar. Der Trick ist, besondere Aufmerksamkeit auf die Spitzen zu legen.

1 Stylingcreme im handtuchtrockenen Haar vom Ansatz bis in die Spitzen verteilen, dann Serum in die Längen und Spitzen geben. Vortrocknen, bis der Ansatz zu 80 Prozent trocken ist. (Sehr lockiges Haar nicht vortrocknen.)

2 Eine Haarpartie von einem Ohr zum anderen abteilen und am Oberkopf mit einem Clip fixieren. Die untere Haarpartie teilen.

3 Föhn auf hohe Luftstufe und mittlere Hitze einstellen. Eine Haarpartie zwischen den Daumen und die nach unten gerichtete Flachbürste nehmen, mit etwas Spannung nach unten föhnen. Bei sehr kräuseligem, dickem oder lockigem Haar auch unter der Partie föhnen – dann noch einmal von oben föhnen, um abstehende Härchen und Frizz zu korrigieren.

4 Sind die Ansätze trocken, die Bürste unter die Haarpartie halten und langsam vom Ansatz bis zu den Spitzen bürsten, dabei der Bürste diagonal mit dem Föhn folgen.

5 Den Föhn einige extra Sekunden auf die Spitzen richten, das versiegelt sie und verhindert abstehende Härchen und Spliss. (Auch über die übrigen Spitzen gehen.)

6 Mit der nächsten Haarpartie wiederholen, Clip abnehmen, gleich große Haarpartien wie zuvor abteilen und fortfahren, bis alle Haare glatt sind.

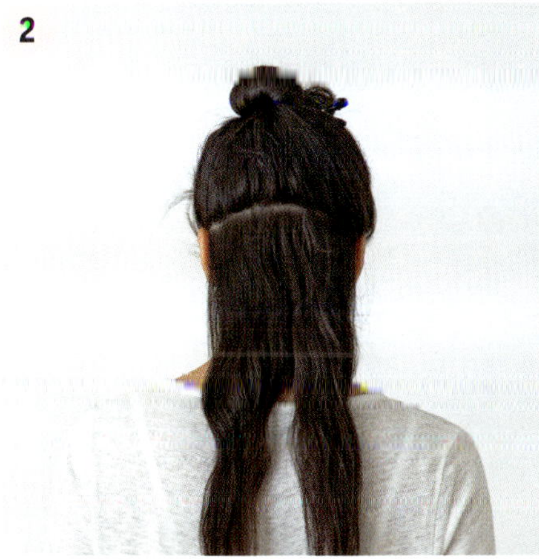

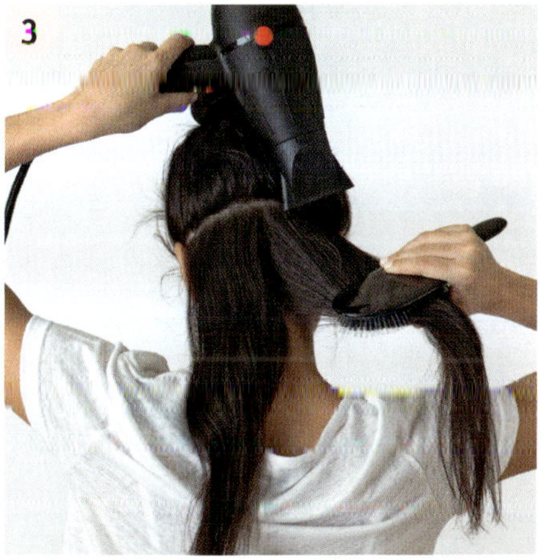

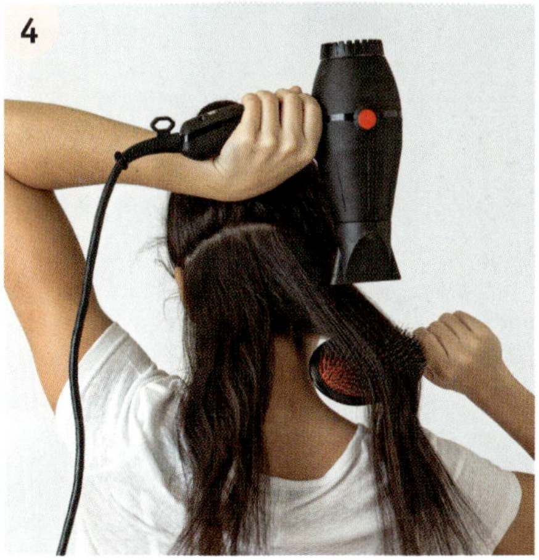

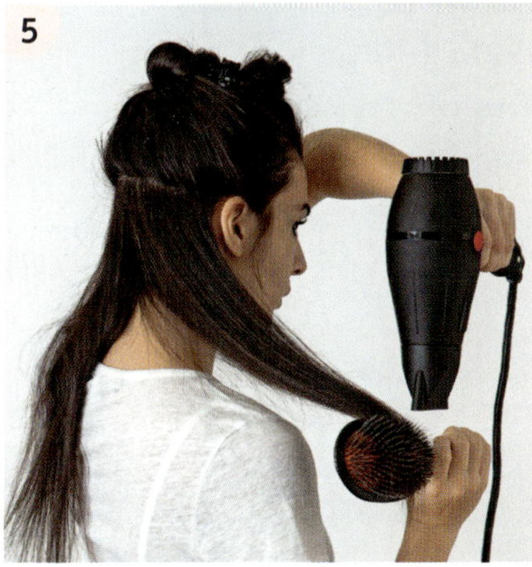

DU BRAUCHST
- **Haarprodukte nach Wahl**
- **Drei Crocodile Clips**
- **Föhn mit Düse**
- **Flachbürste mit gemischten Borsten**

1

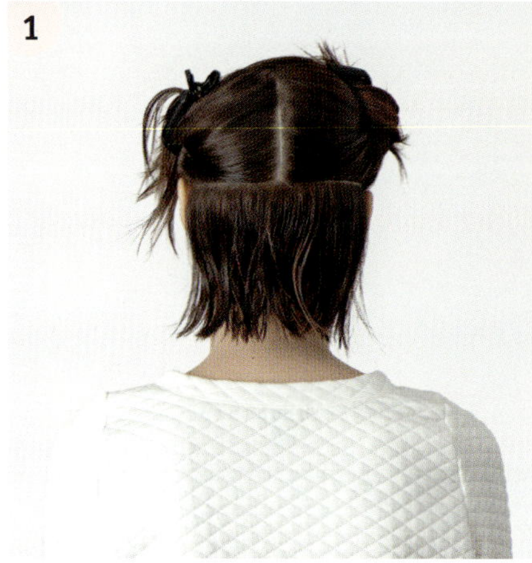

2

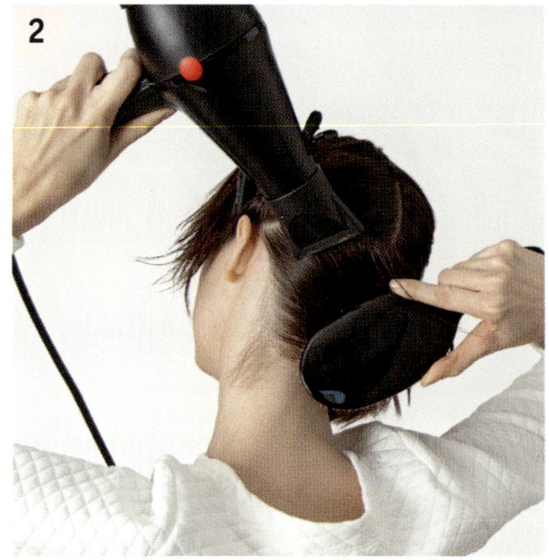

3

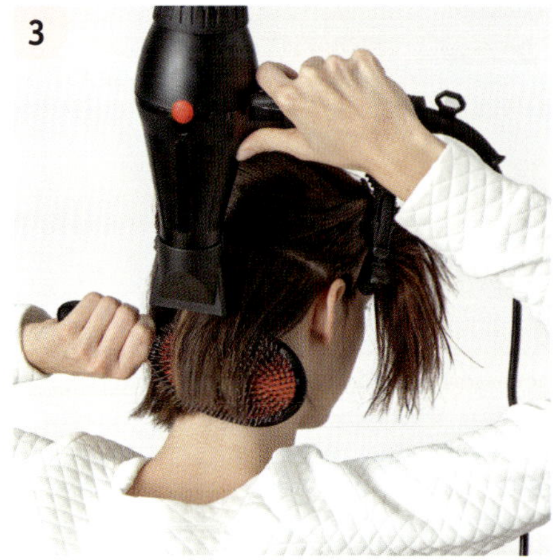

4

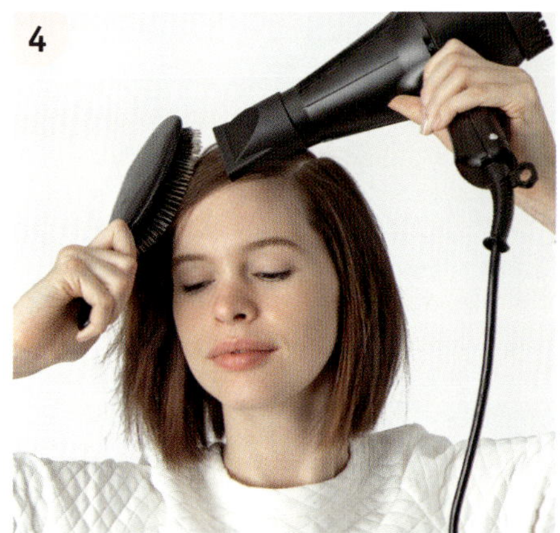

Rundföhnen FÜR EINEN SCHÖNEN BOB

Für einen glänzenden, perfekten Bob brauchst du dir nur den Bogen deines Kopfes als riesige Rundbürste vorzustellen, um die du das Haar föhnst.

1 Haarprodukte nach Wahl ins handtuchtrockene Haar geben. Das Haar in vier Partien teilen: eine unter den Ohren, jeweils eine auf der Seite von der hinteren Partie bis zum vorderen Haaransatz, und eine mittlere vom vorderen Haaransatz bis zum Hinterkopf. Alle Partien außer jene unter den Ohren mit Clips fixieren.

2 Föhn auf hohe Luftstufe und mittlere Hitze einstellen, dann die hintere Haarpartie föhnen. Dabei das Haar von einer Seite zur anderen bürsten und um den Kopf „wickeln". Mit dem Föhn der Flachbürste folgen. Die Düse langsam und diagonal bewegen, dabei alle Haare fassen und eine glatte Grundlage für die Haarpartien darüber schaffen.

3 Ist die Haarpartie zu 80 Prozent trocken, die Bürste darunter platzieren und von halber Länge bis zu den Spitzen föhnen. Die Bürste langsam bewegen und den Föhn nah ans Haar halten, ohne die Bürste zu berühren. Schritt 2 und 3 auf den beiden Seitenpartien wiederholen.

4 Nun noch die Mittelpartie trocknen. Scheitel ermitteln, Bürste unter der oberen Partie platzieren und von halber Länge bis zu den Spitzen föhnen.

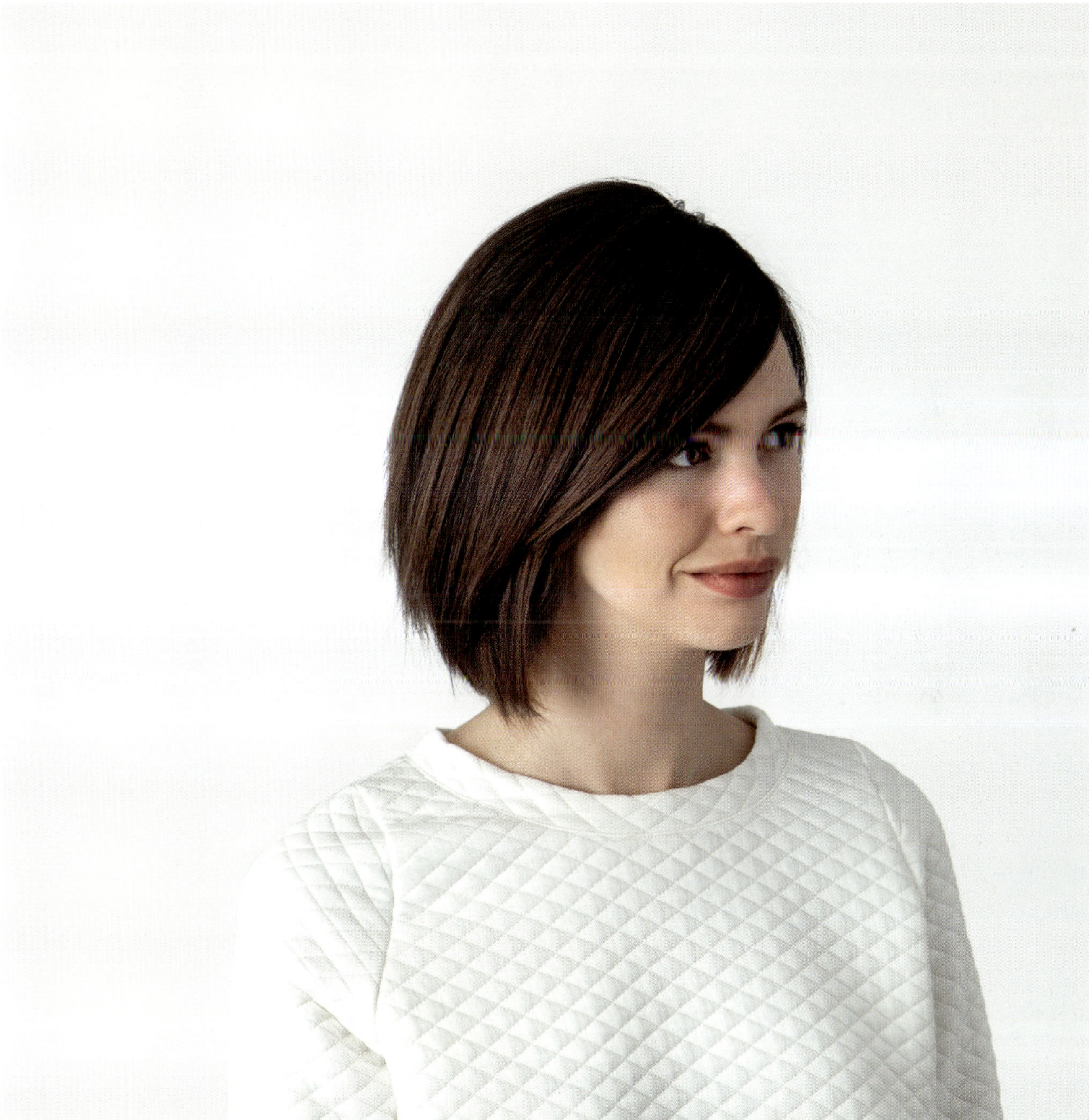

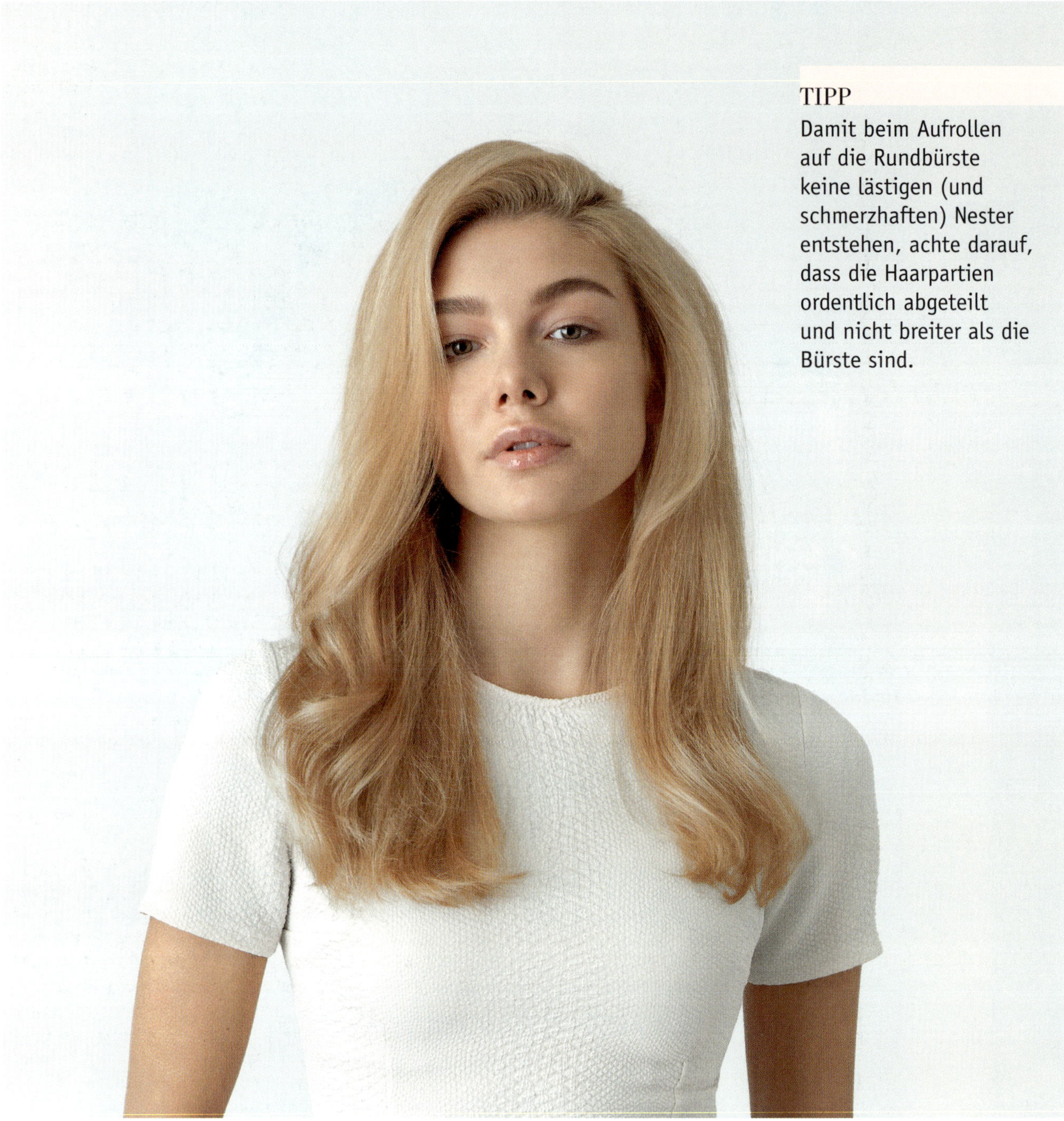

TIPP

Damit beim Aufrollen auf die Rundbürste keine lästigen (und schmerzhaften) Nester entstehen, achte darauf, dass die Haarpartien ordentlich abgeteilt und nicht breiter als die Bürste sind.

2

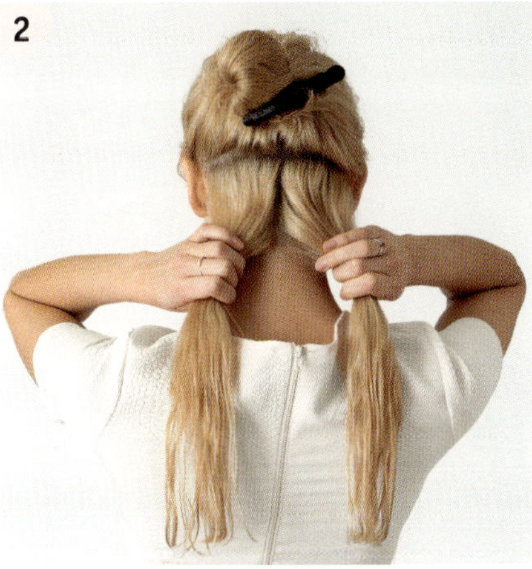

3

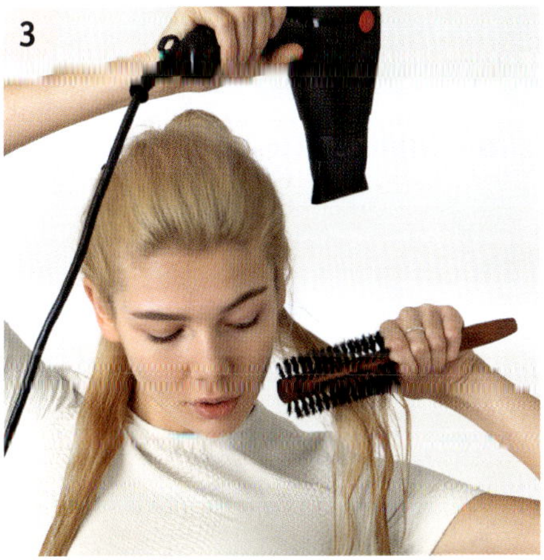

4

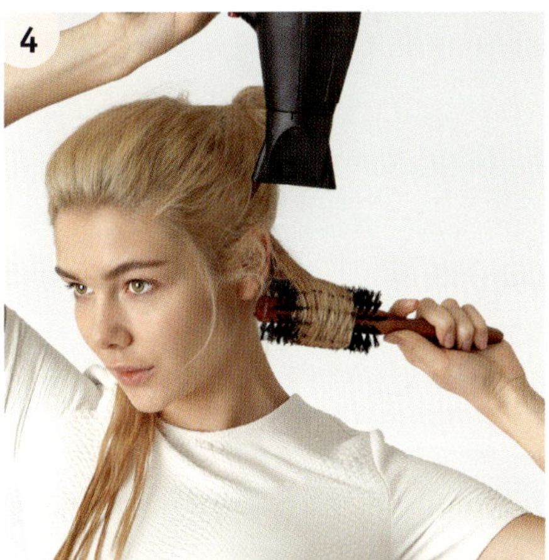

5

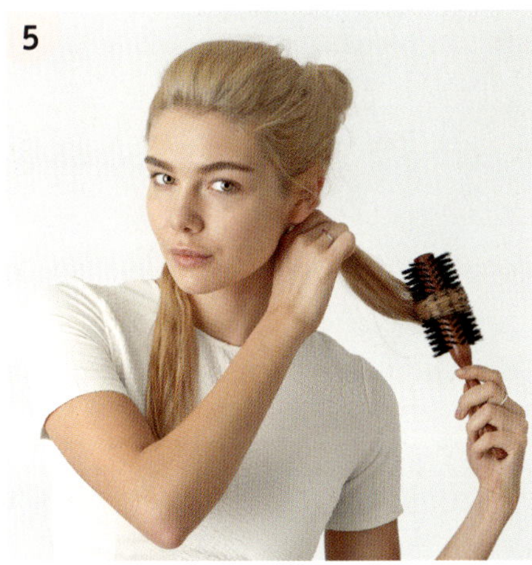

DU BRAUCHST
- Mousse
- Glanzserum
- Volumenspray
- Föhn mit Düse
- Crocodile Clip
- Kleine oder mittelgroße Rundbürste mit Wildschweinborsten

MIT DER RUNDBÜRSTE GEZAUBERT

Fließende Wellen

Wer hätte das nicht gerne: langes, leicht gewelltes, glänzendes Haar – und das ohne viel Aufwand. Mit ein paar Tricks und einer Rundbürste bekommst du das auch hin.

1 Mousse vom Ansatz bis in die Spitzen im feuchten Haar verteilen und Glanzserum von halber Länge bis in die Spitzen auftragen. Für extra Volumen Volumenspray auf den Ansatz geben, dann vortrocknen, bis der Ansatz zu 80 Prozent trocken ist.

2 Am Hinterkopf eine Partie von einem Ohr zum anderen abteilen. Haare über den Ohren mit einem Clip fixieren und das Haar unter den Ohren in zwei Partien teilen.

3 Föhn auf hohe Luftstufe und mittlere Hitze einstellen. Eine Partie von oben mit der Rundbürste bürsten, der Daumen liegt dabei unterhalb, um etwas Spannung zu erzeugen, den Ansatz föhnen.

4 Bürste unter der Partie platzieren und der Bürste mit dem Föhn vom Ansatz bis zu den Spitzen folgen, dann das Haar herumwickeln und der Bürste mit dem Föhn folgen, während du mit der Bürste das Haar entlang auf- und abrollst. Bis auf halbe Länge aufrollen, dann mehrmals bis zum Ansatz, um die Welle zu formen und die mittlere Länge und Spitzen trocknen. Nicht am Haar ziehen.

5 Ist die Partie trocken, abrollen und die Bürste vorsichtig drehen, um das Haar zu lösen. Mit der anderen Partie wiederholen. Clip entfernen, Haar in gleich große Partien teilen und wiederholen.

DU BRAUCHST

- Metall-Abteilklammern
- Sprühflasche mit Wasser
- Föhn mit Düse
- Flachbürste mit gemischten Borsten

DAS A UND O BEIM Pony-Föhnen

So gelingt der Pony im Alltag. Für einen Seitenscheitel halte die Bürste zum Abschluss diagonal zur Stirn und bürste das Haar zur Seite.

1
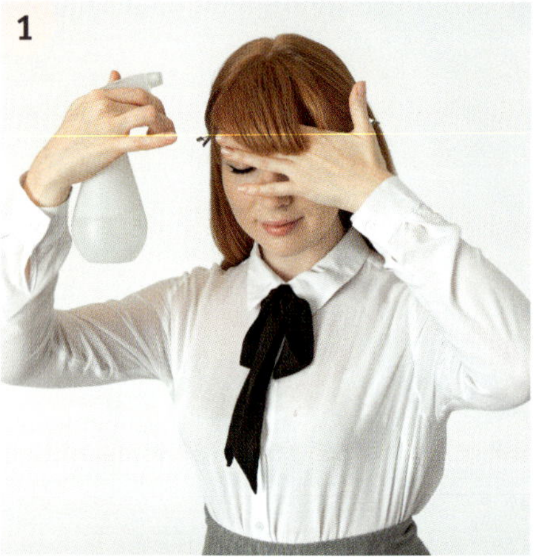

2
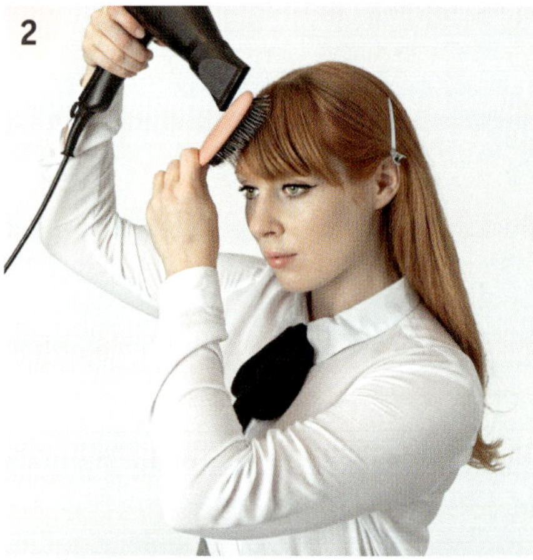

3
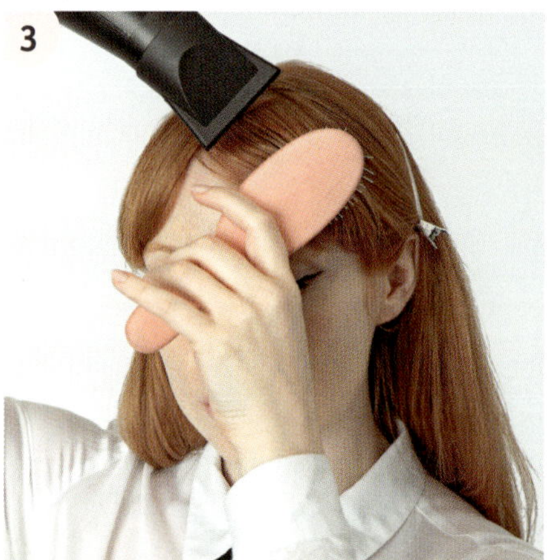

4
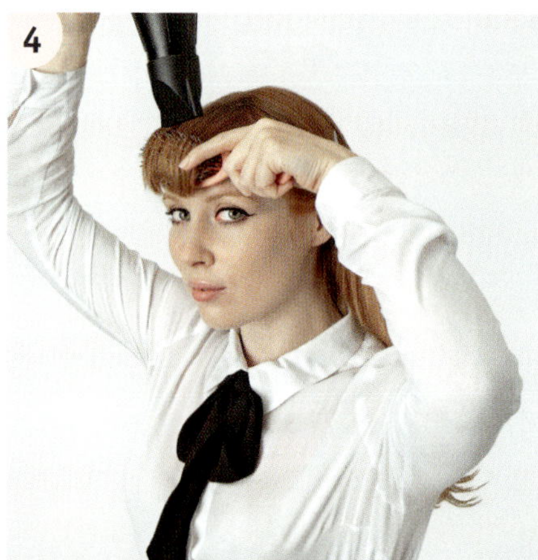

1 Sobald der Pony trocken ist, gibt es kein Zurück mehr. Beginne also beim Stylen mit dem Pony. Das restliche Haar mit Abteilklammern nach hinten stecken. Den Pony mit Wasser einsprühen, auf den Ansatz konzentrieren, um Wirbel zu eliminieren.

2 Föhn auf hohe Luftstufe und mittlere Hitze einstellen, Flachbürste von oben auf dem Pony platzieren. Die Düse gleich hinter der Bürste halten, sodass sie leicht nach unten und diagonal ausgerichtet ist.

3 Nun den gesamten Pony auf eine Seite bürsten und föhnen. Dabei besser in kleineren Haarpartien bürsten, sodass alle Ansätze in eine Richtung weisen. Diese Schritte wiederholen, aber nun auf die andere Seite föhnen, bis alle Ansätze trocken sind.

4 Die Rückseite der Bürste flach an die Stirn legen und den Pony über die Borsten legen, dann gerade nach unten föhnen, wobei die Luft über die Bürstenmitte strömt. Bis zu den Spitzen fortsetzen und schon ist der Pony perfekt.

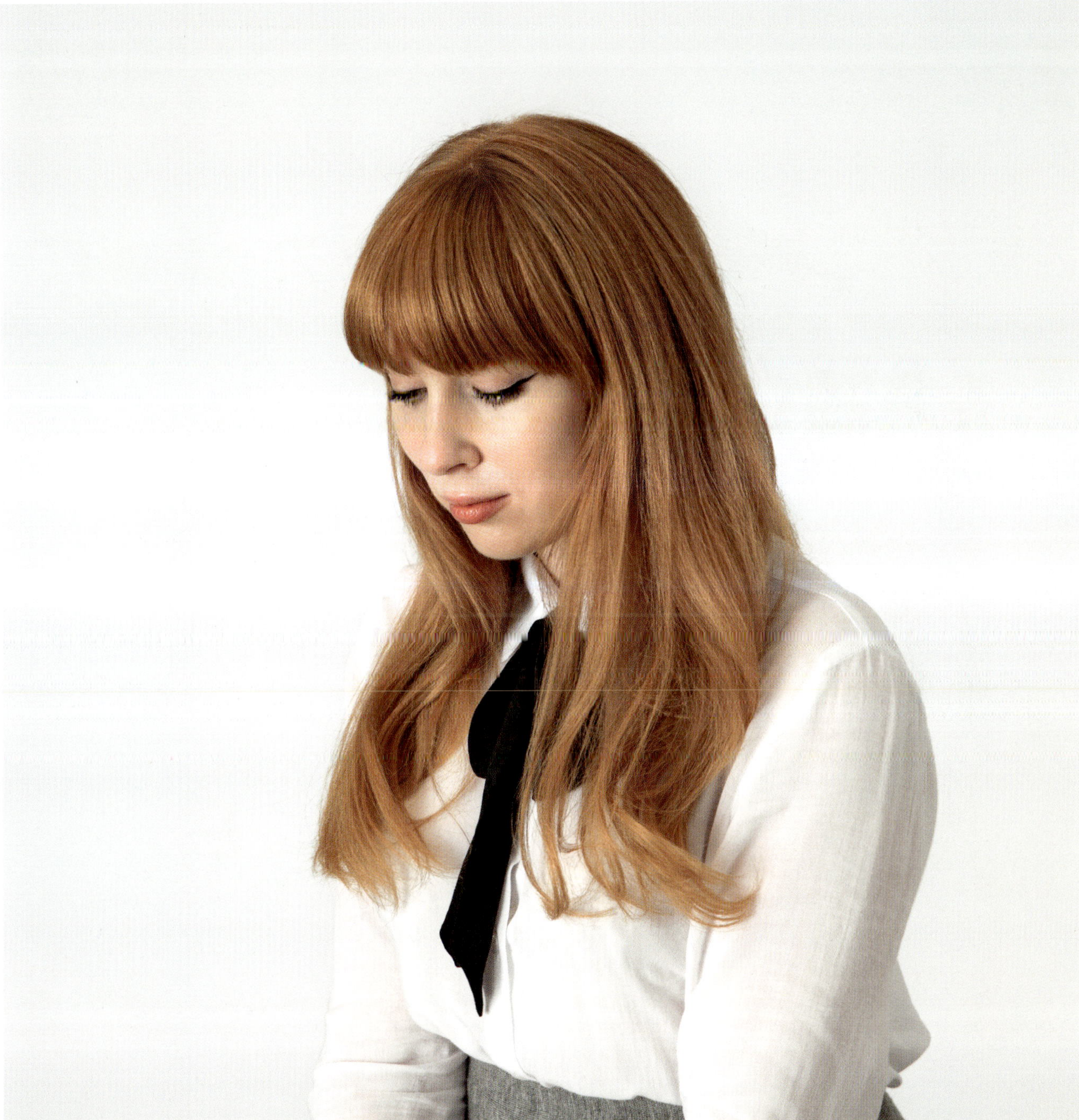

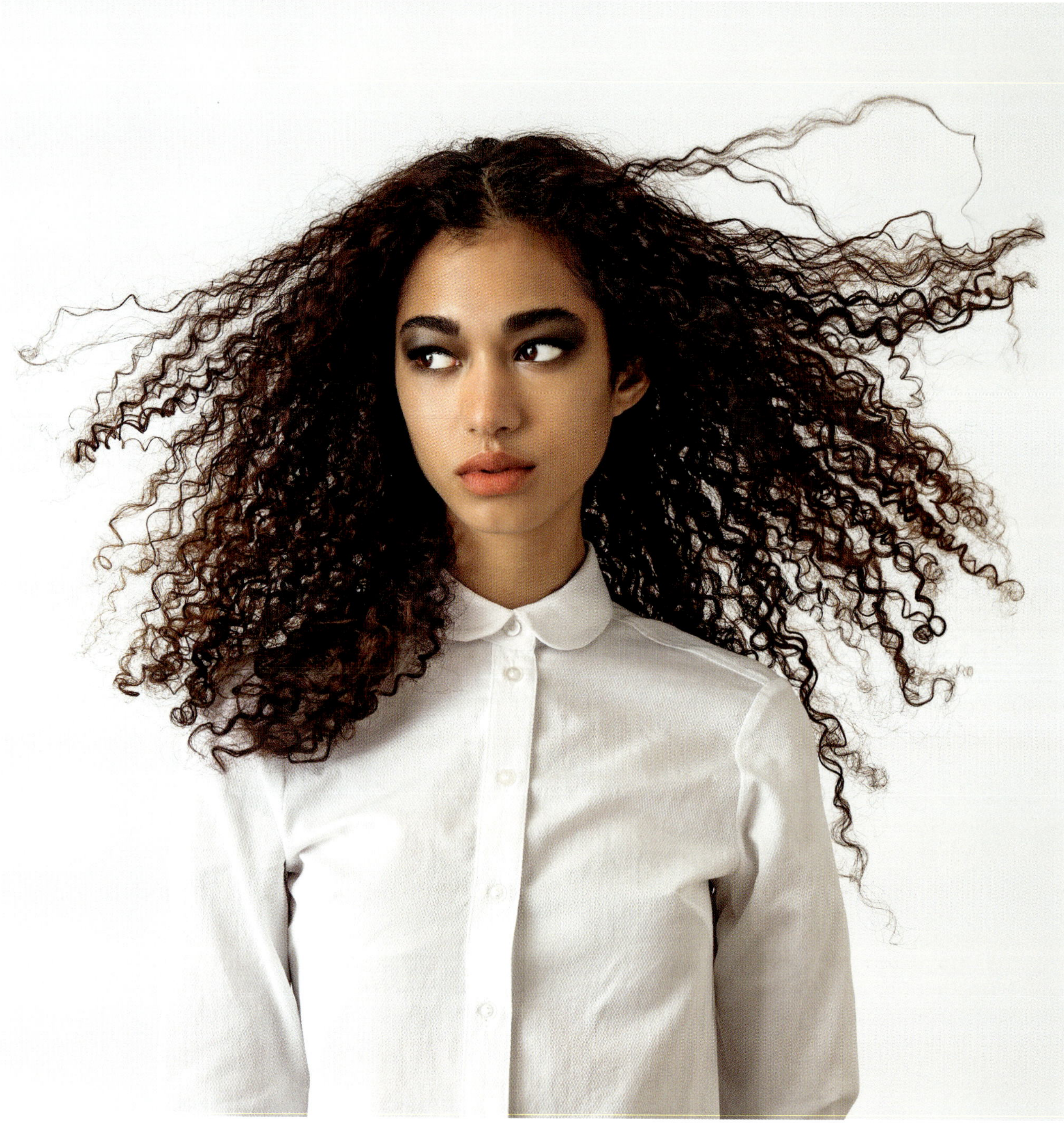

DU BRAUCHST
- Haaröl
- Feuchtigkeits-spendende Stylingcreme
- Haargel
- Föhn mit Diffusor

OPTIONAL
- Salzspray

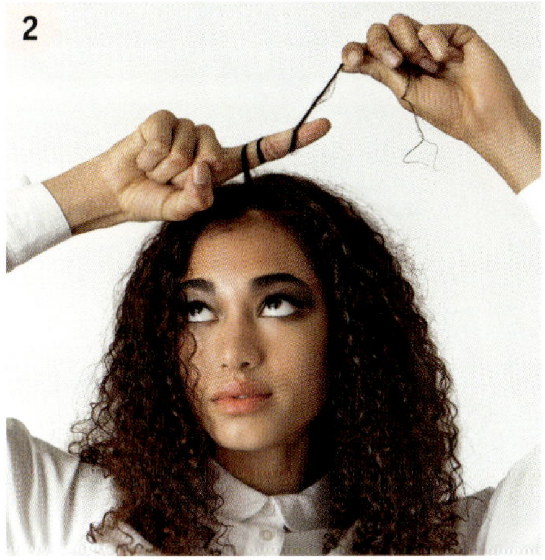
2

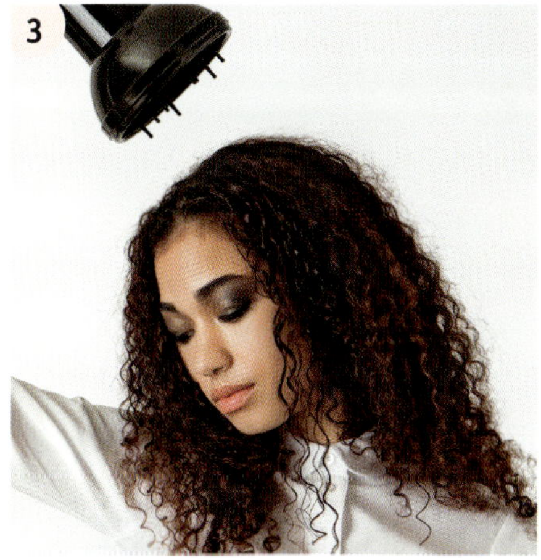
3

Naturlocken

FÖHNEN

Ein Diffusor ist ein Must-have, um im Alltag kräuselfreie Locken voller Spannkraft zu zaubern.

1 Haarprodukt für Locken ins nasse Haar geben. Alle Locken vertragen etwas Feuchtigkeit, daher trage ich Haaröl, feuchtigkeitsspendende Stylingcreme (eine leichte für feines Haar und ein schwerere für störrisches) und Haargel auf. Bei glattem Haar Haargel durch Salzspray ersetzen.

2 Das Haar ganz natürlich herabfallen lassen und nach Belieben mit den Fingern einen Scheitel ziehen. Locken für mehr Halt einzeln um den Zeigefinger wickeln. Nach Belieben auf dem gesamten Kopf oder nur am Hinterkopf und Haaransatz fortfahren.

3 Diffusor auf den Föhn stecken – er schwächt den Luftstrom ab und verhindert Frizz. Den Föhn von oben diagonal auf den Kopf richten und beim Föhnen zunächst die Locken nicht berühren – sonst gibt's Frizz und aufgeplustertes Haar. 30 Sekunden daraufhalten, dann den restlichen Oberkopf trocknen.

4 Nun den Föhn auf die Seite des Kopfes richten. Den Kopf nicht nach oben neigen; wenn überhaupt, dann etwas nach unten neigen. Auch jetzt noch nicht ins Haar greifen. Etwa 30 Sekunden auf allen Seiten so verfahren. Ist das Haar zu etwa 40 Prozent trocken, das Haar am Hinterkopf zusammenkneifen, leicht anheben und mit dem Diffusor föhnen – das sorgt für natürliches Volumen.

5 Ist das Haar zu 80 Prozent trocken, lufttrocknen oder weiterföhnen und dabei ins Haar greifen. Für mehr Sprungkraft den Diffusor unter die Locken halten und den Kopf zur Seite oder nach hinten neigen.

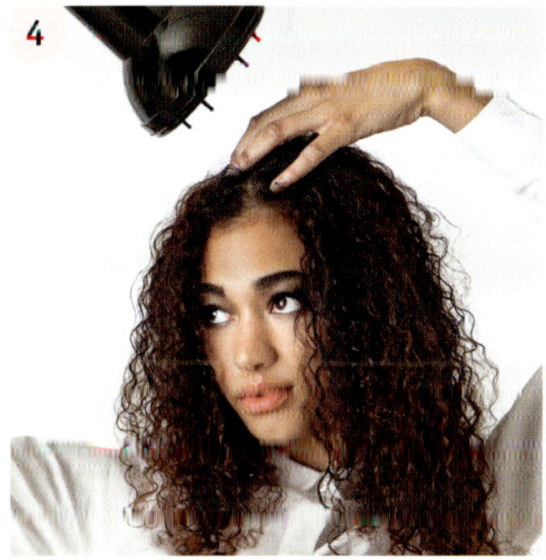
4

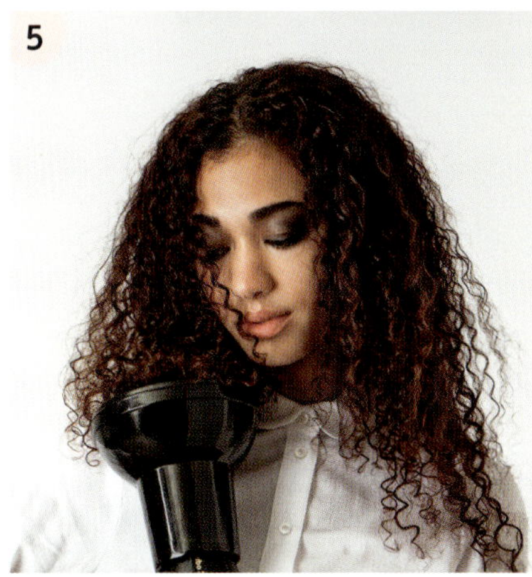
5

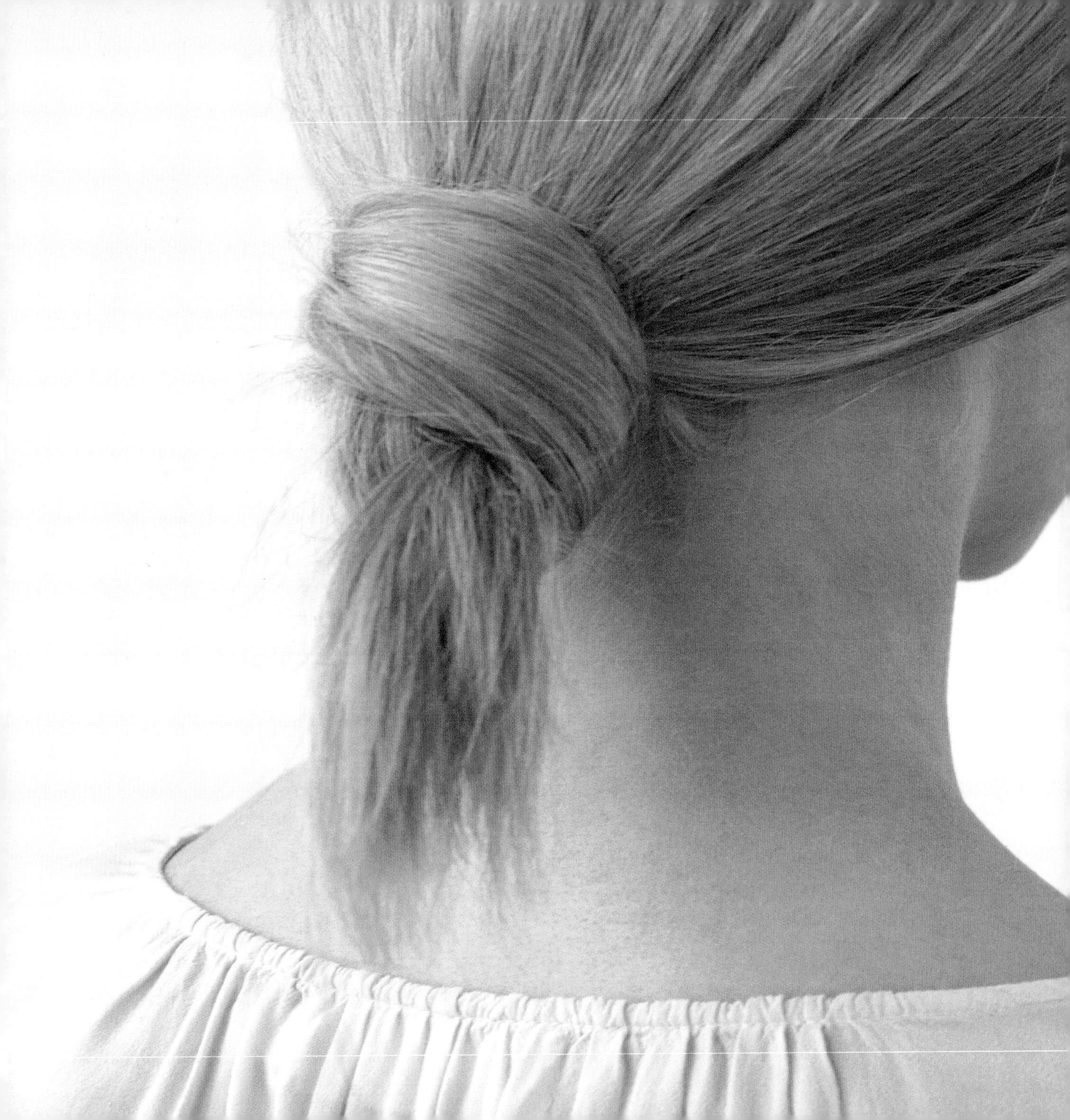

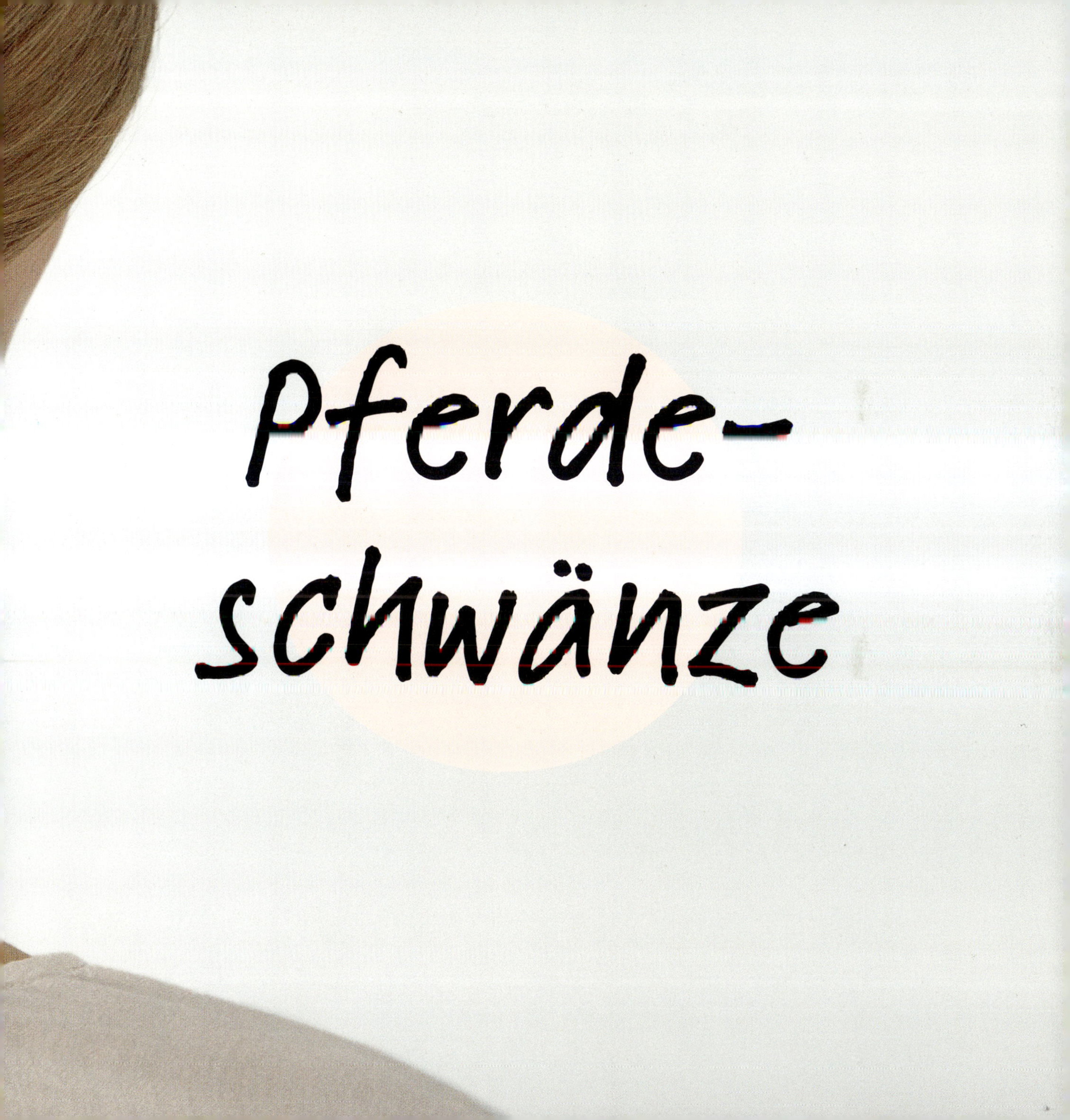

Pferde-schwänze

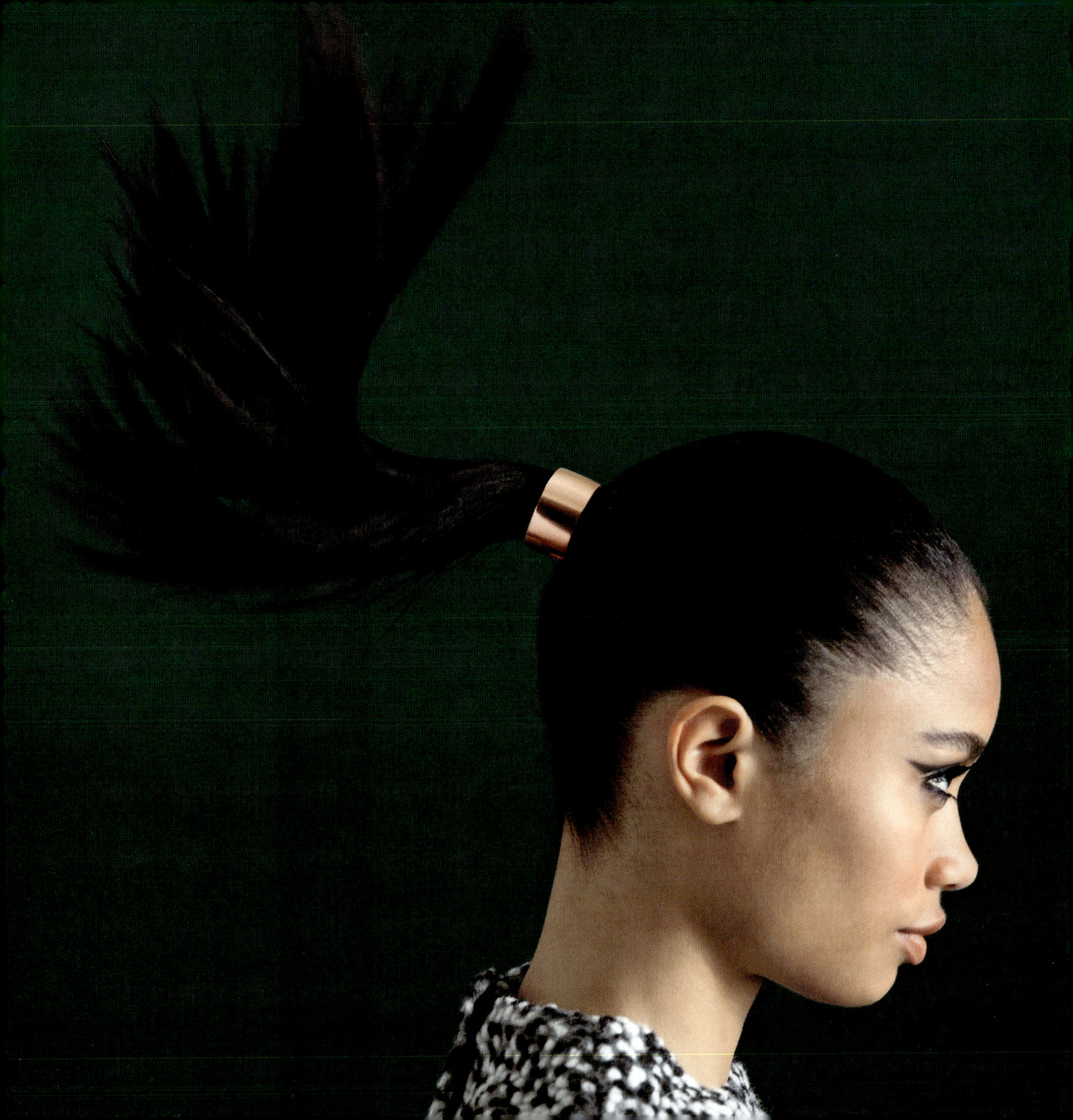

GEWUSST WIE:

Pferdeschwanz

Nichts geht über die lässige Eleganz eines sauber zusammengebundenen Pferdeschwanzes – zudem ist er die ideale Ausgangsbasis für raffiniertere Looks. Mit diesen Tipps gelingt er perfekt!

DU BRAUCHST

- Stylingcreme für leichten Halt
- Föhn mit Düse
- Flachbürste mit gemischten Borsten
- Haarbinder mit Haken
- Haarspray

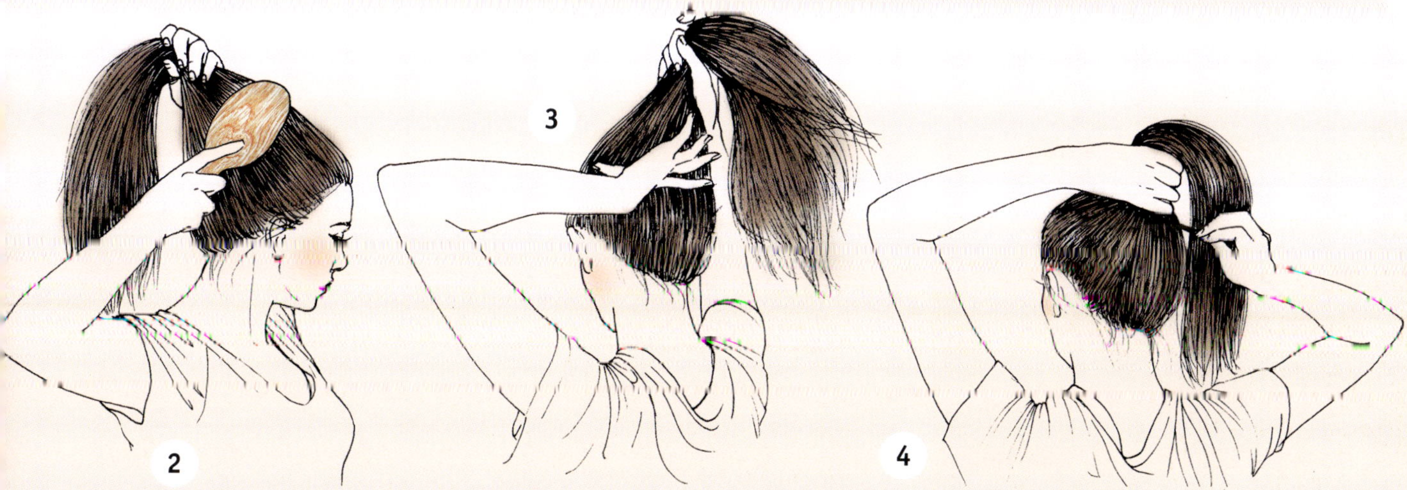

1 Eine walnussgroße Menge Stylingcreme vom Ansatz bis in die Spitzen verteilen. Das Produkt ins Haar föhnen und dabei das Haar mit der Flachbürste nach hinten bürsten.

2 Das Haar an der gewünschten Stelle zusammenfassen und etwa 2–3 cm von der Kopfhaut weghalten. Damit keine unschönen Dellen entstehen, das Haar mit der Flachbürste in die Hand bürsten und dann an der Kopfhaut fassen. (Gerade stehen, damit das Haar unten nicht durchhängt!)

3 Das Haar weiterhin festhalten und mit der anderen Hand den Pferdeschwanz mit Daumen und Zeigefinger umfassen. Für einen festen Sitz die Hand über den Nacken bis zum Pferdeschwanz führen und dabei mit der Handinnenfläche etwas Druck ausüben, um das Haar am Hinterkopf zu glätten.

4 Ein Ende des Haarbinders mit Haken im Haar einhaken, das Gummi um den Ansatz des Pferdeschwanzes wickeln und das andere Ende am Gummi einhaken. Etwas Haarspray darübersprühen, um abstehende Härchen zu bändigen.

DU BRAUCHST
- Föhn mit Düse
- Stielkamm
- Haargel
- Papiertaschentücher
- Zwei Metall-Abteilklammern
- Haarbinder mit Haken
- Glätteisen
- Glanzserum
- Haarspray

OPTIONAL
- Diffusor

GLATTER PFERDESCHWANZ MIT Hochglanz-Fingerwellen

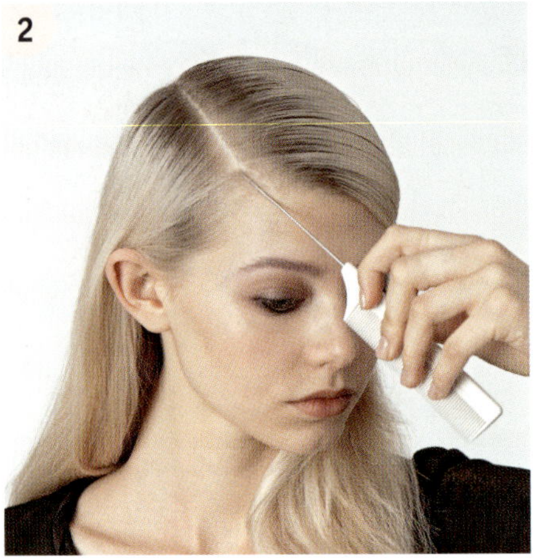
2

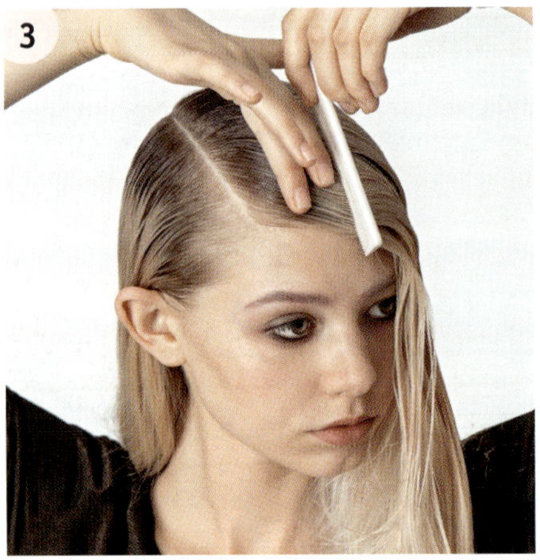
3

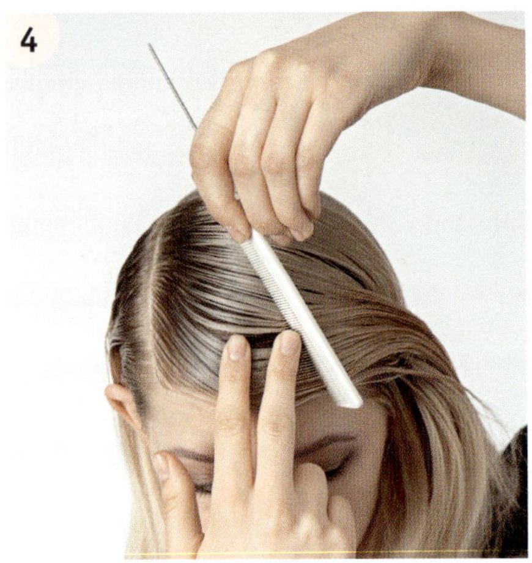
4

Beweise schlichte Eleganz mit sanften Fingerwellen und einem tief sitzenden Pferdeschwanz. Dieser Look benötigt jede Menge Haargel – also bedien dich!

1 Das Haar glatt föhnen. (Lockiges Haar glatt föhnen und dann mit dem Glätteisen glätten.)

2 Für den tiefen Seitenscheitel den Stielkamm am Augenbrauenbogen ansetzen und dann gerade zurück zum Hinterkopf ziehen.

3 Haargel in die schmälere Haarpartie auf einer Seite des Scheitels kämmen, dann in die breitere Haarpartie. Dabei diese Haarpartie leicht nach vorn – etwa 2–3 cm unter den Haaransatz kämmen. (Ist das Haar so lockig, dass es sich in Verbindung mit Gel eindreht, stattdessen Haarspray und Glanzserum verwenden.)

4 Beginnend am Scheitel das Haar über den vorderen Haaransatz nach vorn kämmen. Ohne den Kamm anzuheben, mit der anderen Hand das Haar zurück zum Haaransatz bringen und dabei eine glatte, fließende Kurve formen.

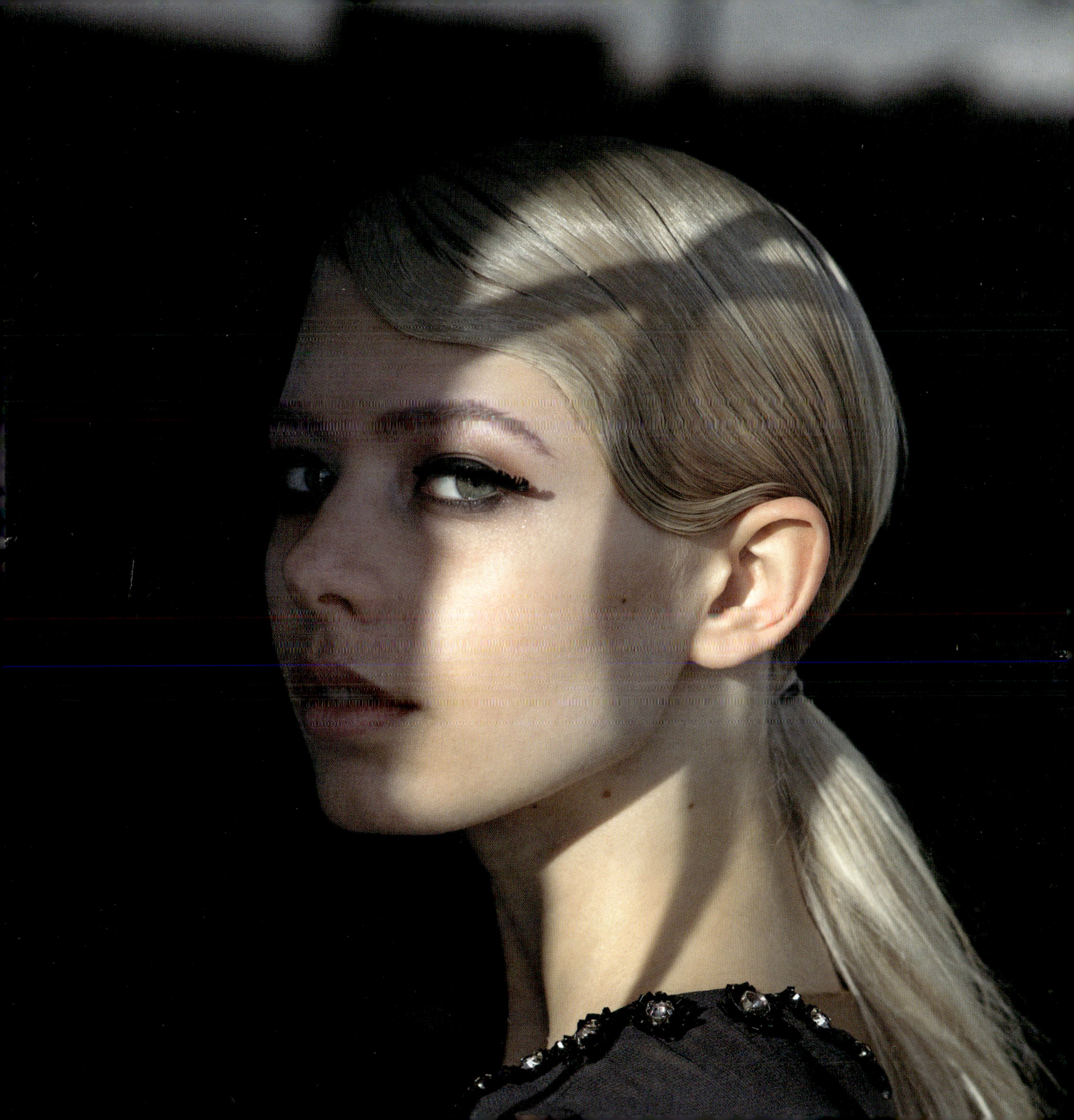

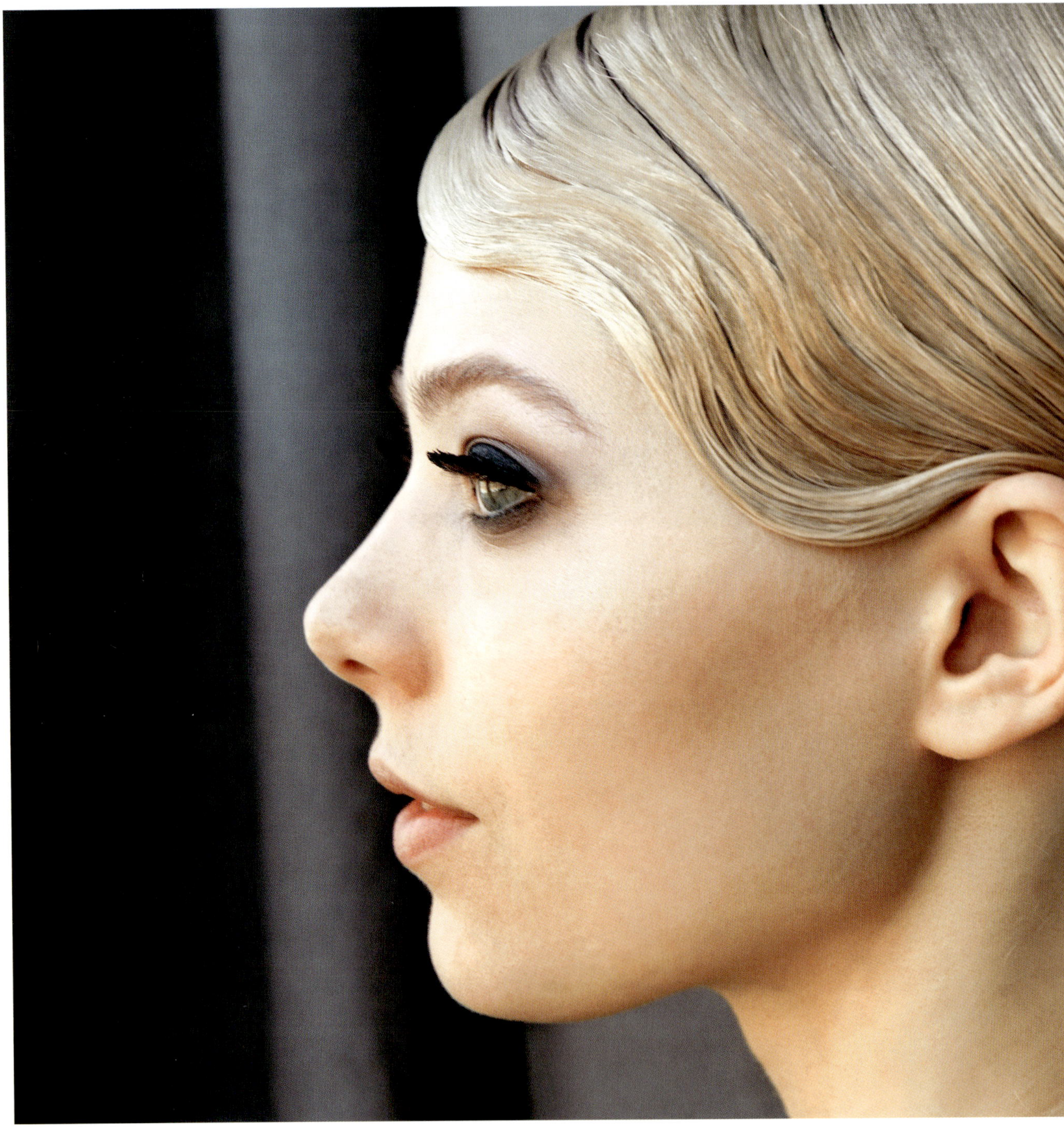

5

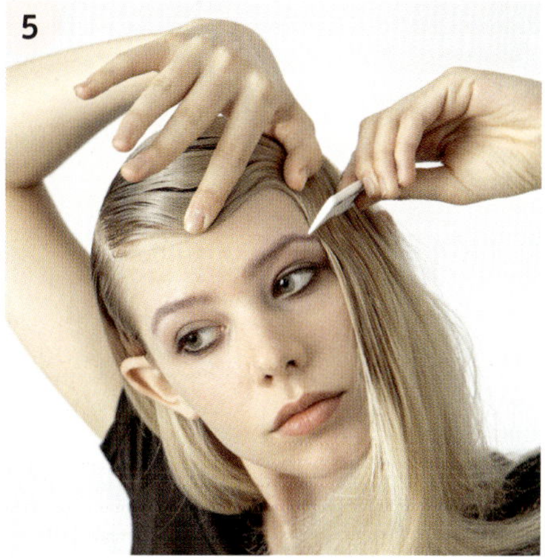

TIPP

Wozu die Papiertaschentücher gut sind? Sie verhindern, dass die Clips während des Trocknens unansehnliche Knicke in die Fingerwellen machen.

5 Das Ganze wiederholen – dabei die Welle mit einer Hand fixieren und die andere Welle unter der ersten formen. Nicht zu fest mit dem Kamm niederdrücken, sonst wird die erste Kurve zerstört. Weiter so verfahren, sodass über die Stirn bis zum Ohr eine durchgängige Wellenlinie verläuft. (Wenn das Gel zu trocknen beginnt, nach Bedarf mit Haarspray anfeuchten.)

6 Papiertaschentücher in schmale Streifen falten und über den Fingerwellen mit einem Clip fixieren. Dadurch bewegen sich die Wellen nicht, während das Haargel trocknet und du den Pferdeschwanz bindest.

7 Das restliche Haar im Nacken zu einem Pferdeschwanz zusammenfassen. Zurecht kämmen, dann mit dem Haarbinder sichern: Ein Ende im Haar einhängen, das Gummi um den Pferdeschwanz wickeln, dann das andere Ende am Gummi einhängen.

8 Pferdeschwanz extrem glätten. Etwas Glanzserum auftragen, damit das Haar wirklich glänzt.

9 Sobald das Haargel trocken ist, Clips und Taschentücher entfernen. (Mit einem Diffusor lässt sich das Trocknen abkürzen). Das Ganze mit Haarspray einsprühen – und deinem glänzenden Auftritt steht nichts mehr im Wege.

6

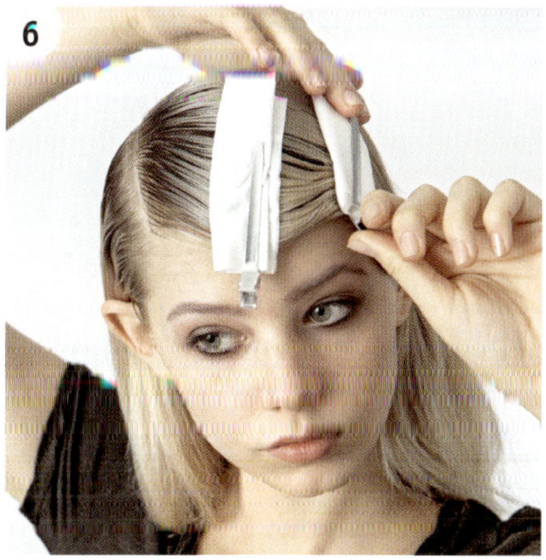

7

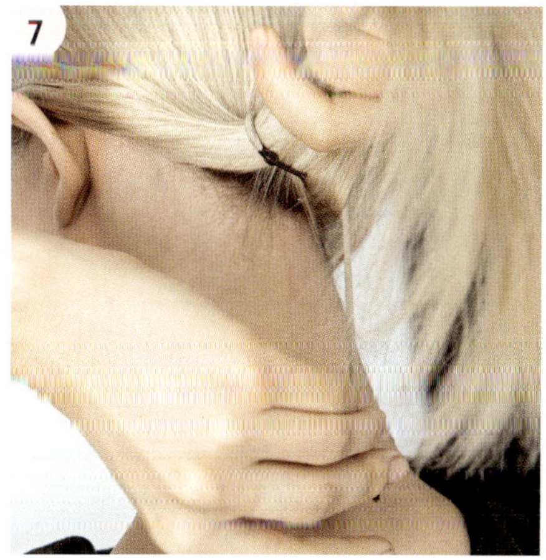

8

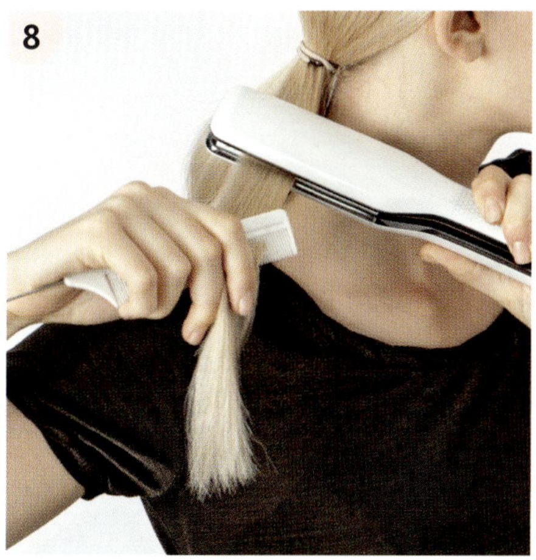

9

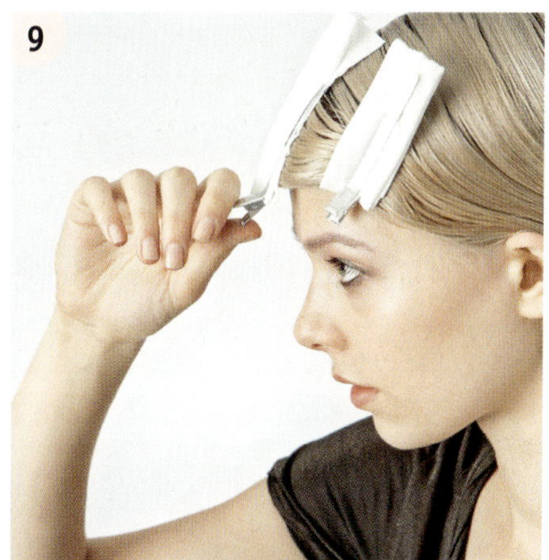

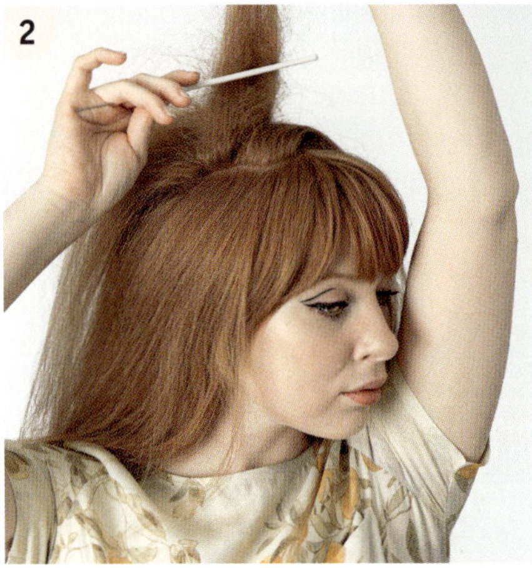

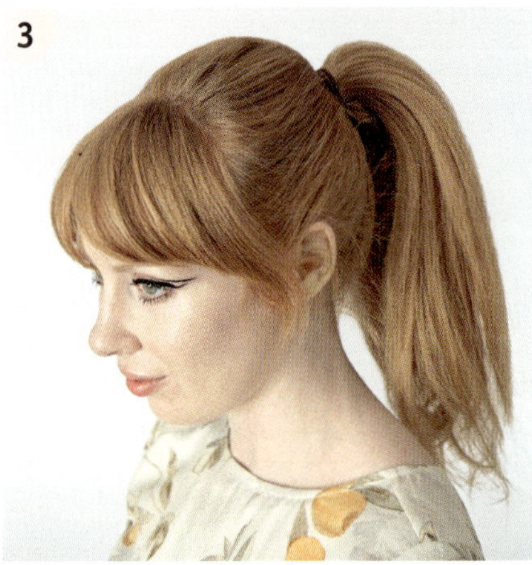

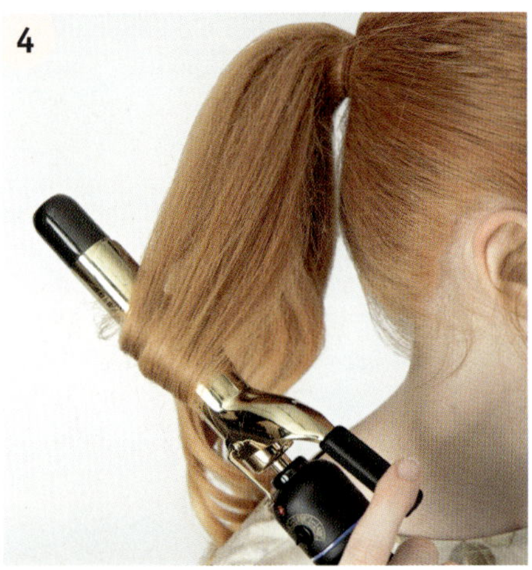

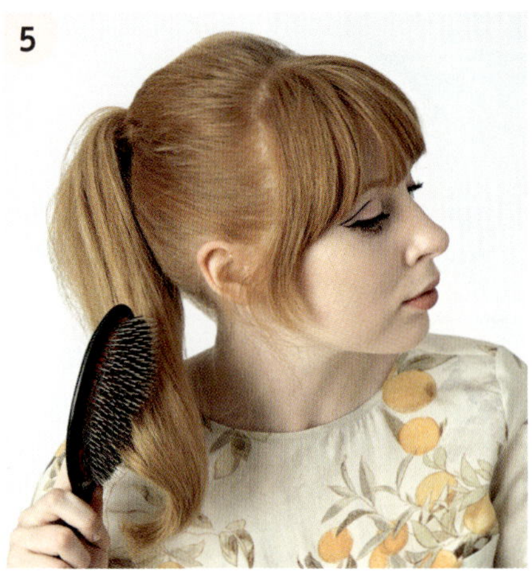

DU BRAUCHST
- Volumenspray
- Föhn mit Düse
- Stielkamm
- Flachbürste mit gemischten Borsten
- Haarbinder mit Haken
- Haarspray
- Lockenstab (25 mm Durchmesser)
- Haarband (30 cm lang)

Frech + adrett

PFERDESCHWANZ

Besonders gut an diesem Pferdeschwanz gefällt mir die große Locke. Ein Haarband sorgt für zusätzlichen Schwung.

1 Das Haar sollte sauber und trocken sein. Volumenspray auf den Hinterkopf sprühen und trocken föhnen.

2 Den Haaransatz am Oberkopf mit einem Stielkamm toupieren, dabei besonders auf den Hinterkopf achten. Das Haar mit einer flachen Bürste mit gemischten Borsten glätten, ohne jedoch die toupierten Partien auszukämmen.

3 Für die optimale Position des Pferdeschwanzes stelle dir eine diagonale Linie vor, die von der Ohrenspitze nach hinten verläuft, und nimm das Haar am Ende dieser Linie zusammen. Einen Haarbinder im Haar einhängen und um den Pferdeschwanz wickeln, dann das andere Ende im Gummi einhängen.

4 Den Pferdeschwanz in zwei bis drei Partien teilen und diese mit Haarspray besprühen. Jede Partie einzeln von der Haarmitte zum Ende auf den Lockenstab wickeln und einige Sekunden warten.

5 Die Partien auskühlen lassen und dann zu einem einheitlichen Pferdeschwanz bürsten. Die Locke am Ende um den Finger wickeln. Mit Haarspray fixieren.

6 Haarband um den Schwanz binden.

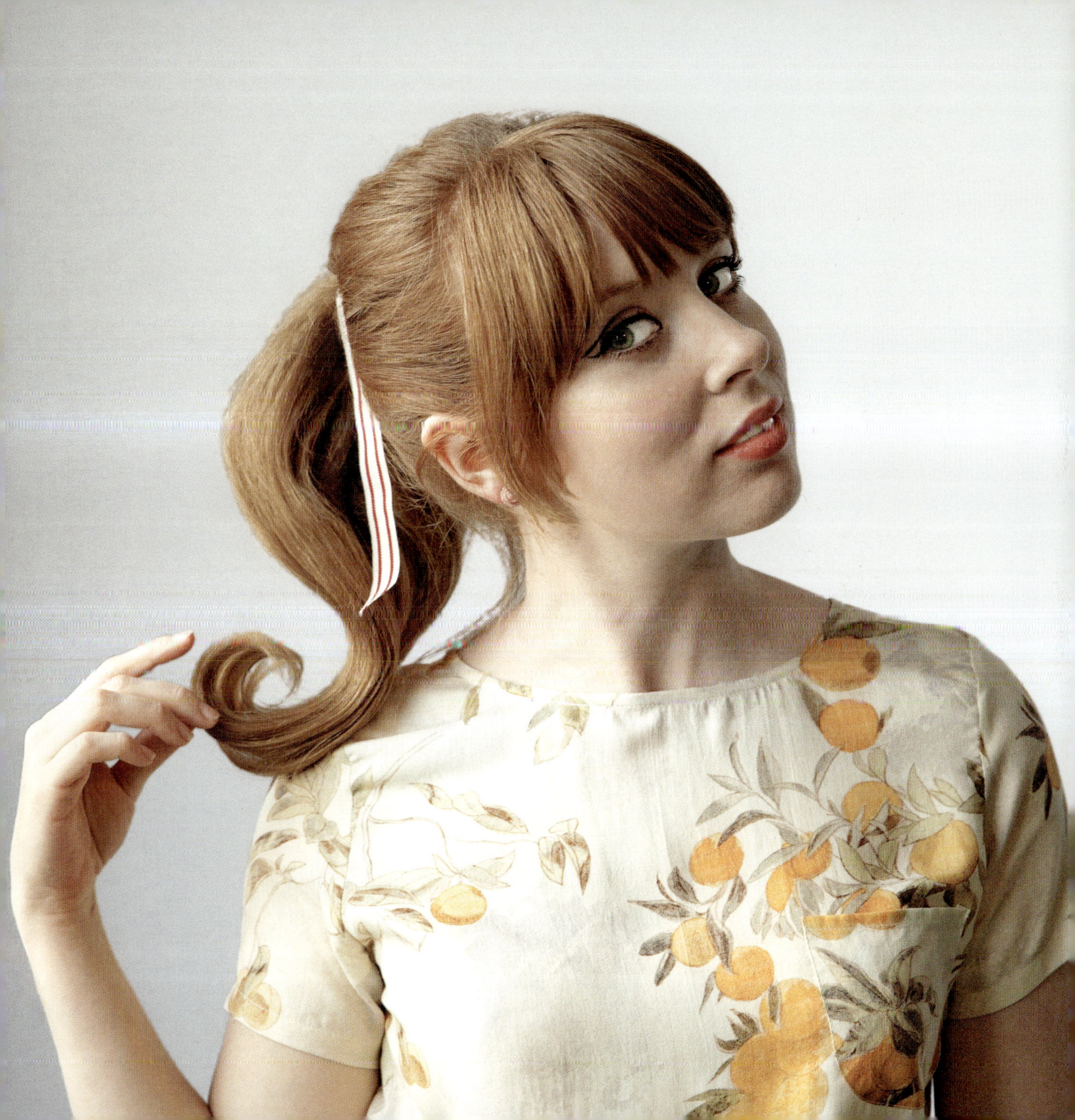

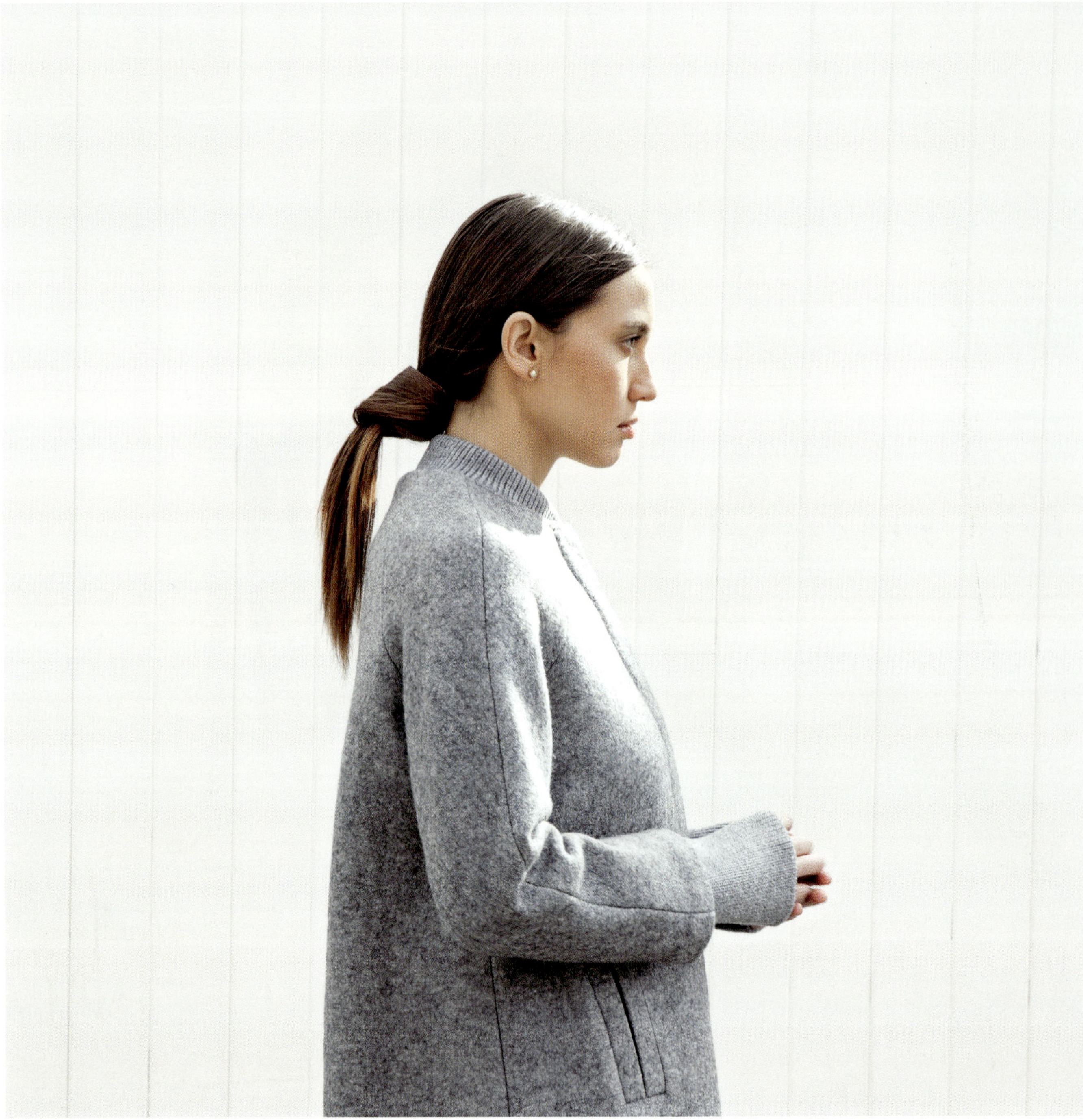

DU BRAUCHST
- Stielkamm
- Volumenspray
- Föhn mit Düse
- Flachbürste mit gemischten Borsten
- Glatte Haarnadeln

OPTIONAL
- Trocken-shampoo

2

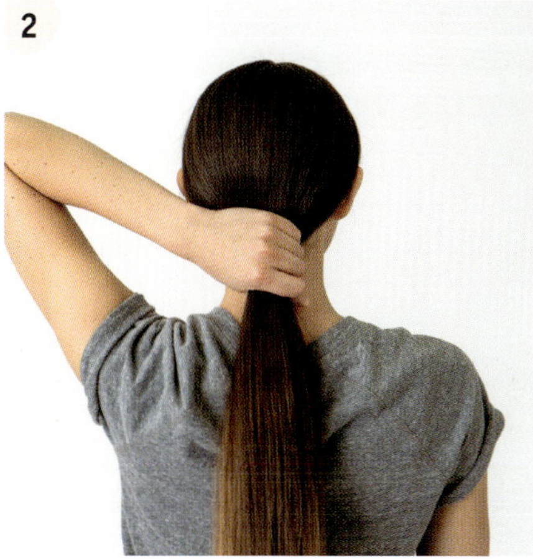

3

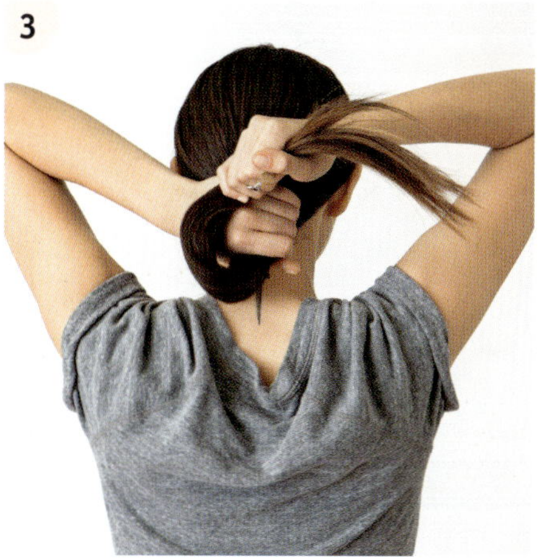

BURSCHIKOSER Pferdeschwanz

Diesen Knoten-Look bekommst du auch ohne großes Pfadfinderwissen hin. Das Ganze sieht knifflig aus, ist aber bloß ein einfacher Knoten.

1 Mit dem Stielkamm im sauberen, feuchten Haar einen Mittelscheitel ziehen. Volumenspray vom Ansatz bis in die Spitzen sprühen und einföhnen, dabei mit den Fingern durchkämmen. (Wellen oder Locken mit der Flachbürste glätten.) Sobald das Ganze trocken ist, noch einmal Volumenspray vom Nacken bis zu den Spitzen auftragen und abermals föhnen.

2 Das Haar im Nacken zu einem Pferdeschwanz zusammenfassen und mit der nichtdominanten Hand halten – Daumen und Zeigefinger zeigen nach unten.

3 Mit der anderen Hand das Ende des Pferdeschwanzes nehmen und über die erste Hand legen.

4 Das Schwanzende nach unten führen und zur Mitte der Schlinge bringen.

5 Das Schwanzende durch die Schlinge ziehen. Die Schlinge sollte möglichst nah am Kopf sitzen. (Hält der Knoten nicht, löse ihn auf, sprühe das Haar mit Trockenshampoo ein und probier's noch einmal.)

6 Zum Fixieren von beiden Seiten kleine Haarnadeln in den Knoten schieben.

4

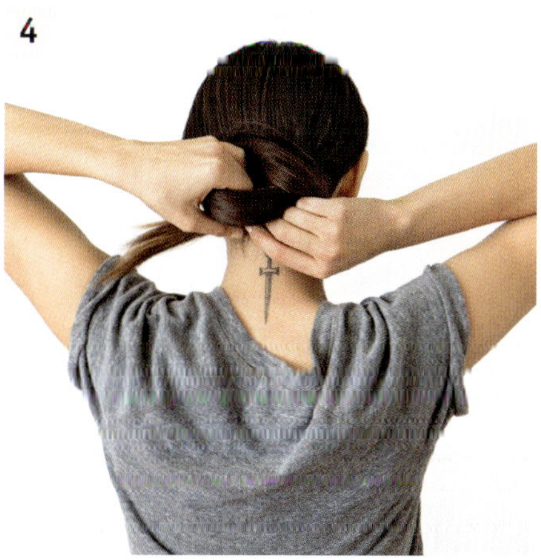

5

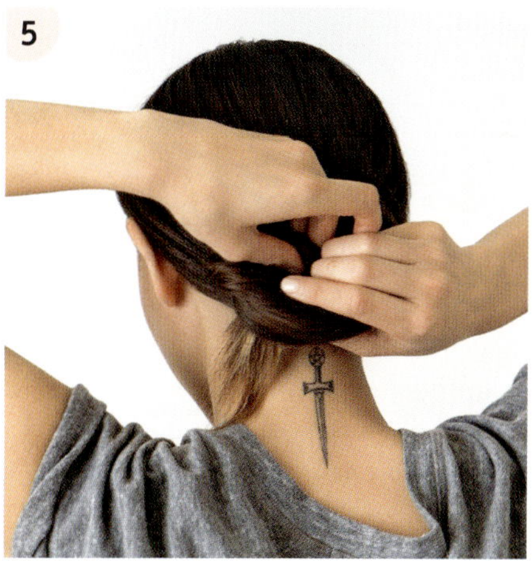

DU BRAUCHST
- Trockenshampoo
- Kleines Haargummi
- Haarklemmen

OPTIONAL
- Salzspray

HÜBSCH FIXIERT MIT EINEM Fischgrätenzopf

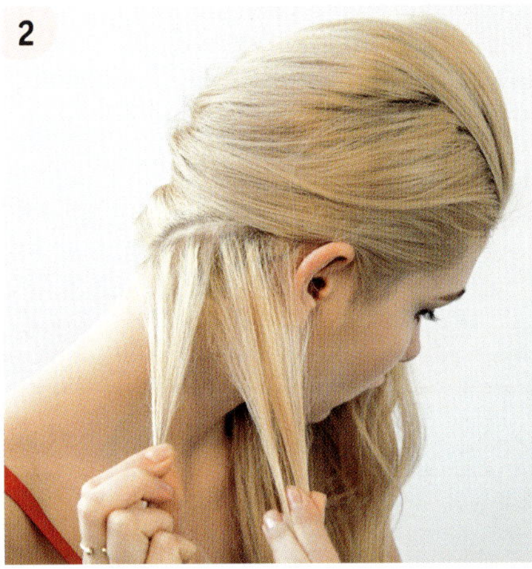

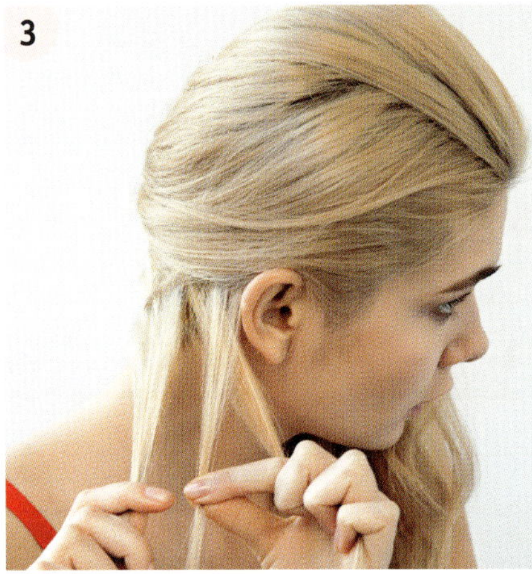

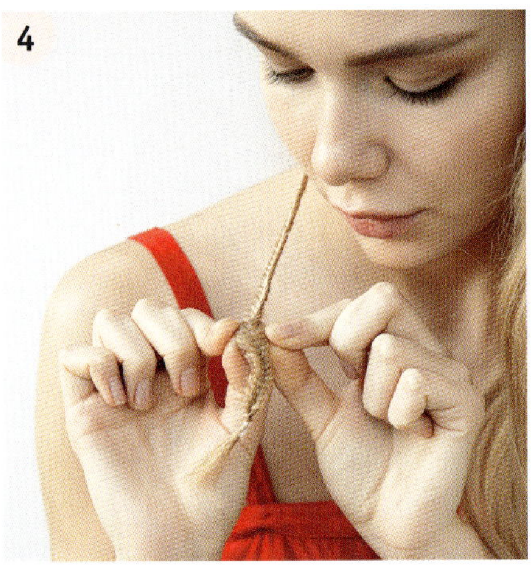

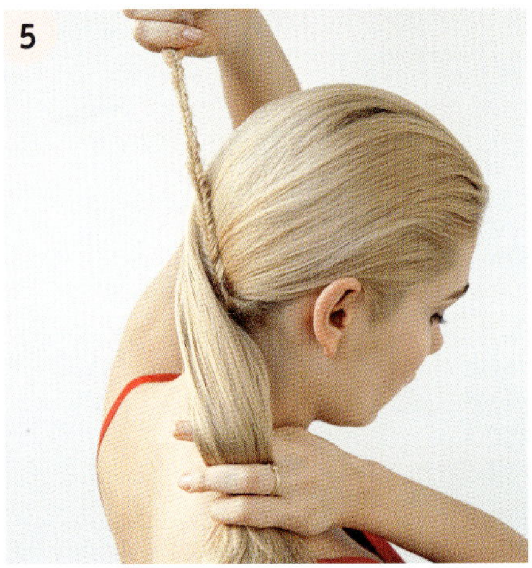

Es muss nicht immer Haargummi sein! Befestige diesen Pferdeschwanz doch mit einem schmalen Flechtzopf.

1 Trockenshampoo ins trockene Haar geben. Das Haar nach hinten und aus dem Gesicht kämmen.

2 Eine lange schmale Haarpartie nehmen, die von hinter dem Ohr bis zum Nacken am Haaransatz entlang verläuft. Die Haarpartie in zwei Stränge teilen.

3 Eine Strähne von der Außenseite eines Stranges hinüber zum zweiten legen und ihm hinzufügen. (Für eine genaue Anleitung zum Fischgrätenzopf siehe Seite 90.)

4 Abwechselnd Strähnen von beiden Strängen hinzufügen. Das Zopfende mit einem kleinen Haargummi sichern, dann den Zopf von unten beginnend auf beiden Seiten auseinanderziehen. Dadurch wird er breiter und wirkt lässiger und weicher.

5 Das Haar im Nacken zum Schwanz zusammenfassen, den Zopf auslassen. Den Zopf mehrmals um den Schwanz wickeln. Mit ein, zwei starken Haarklemmen befestigen.

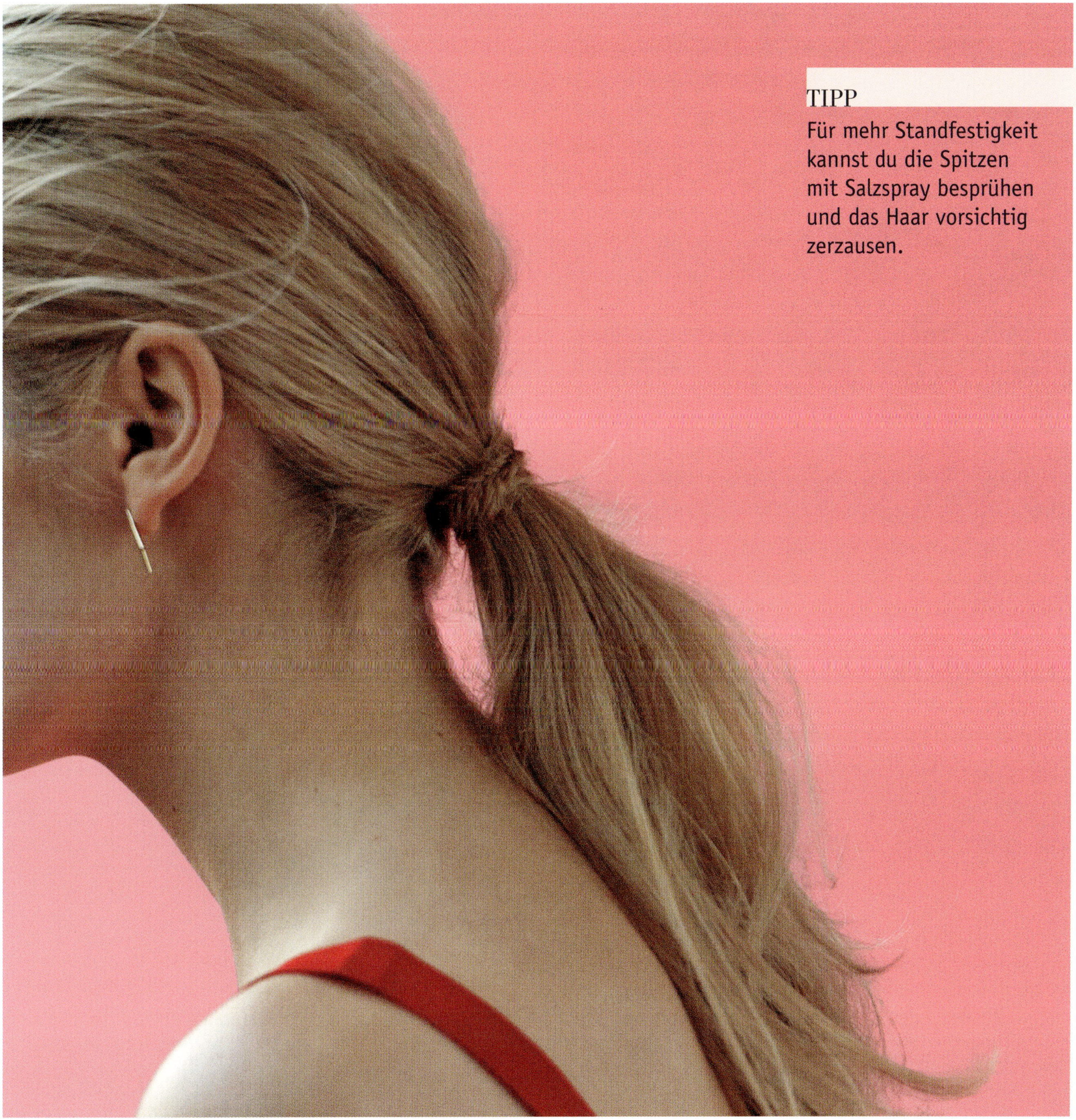

TIPP

Für mehr Standfestigkeit kannst du die Spitzen mit Salzspray besprühen und das Haar vorsichtig zerzausen.

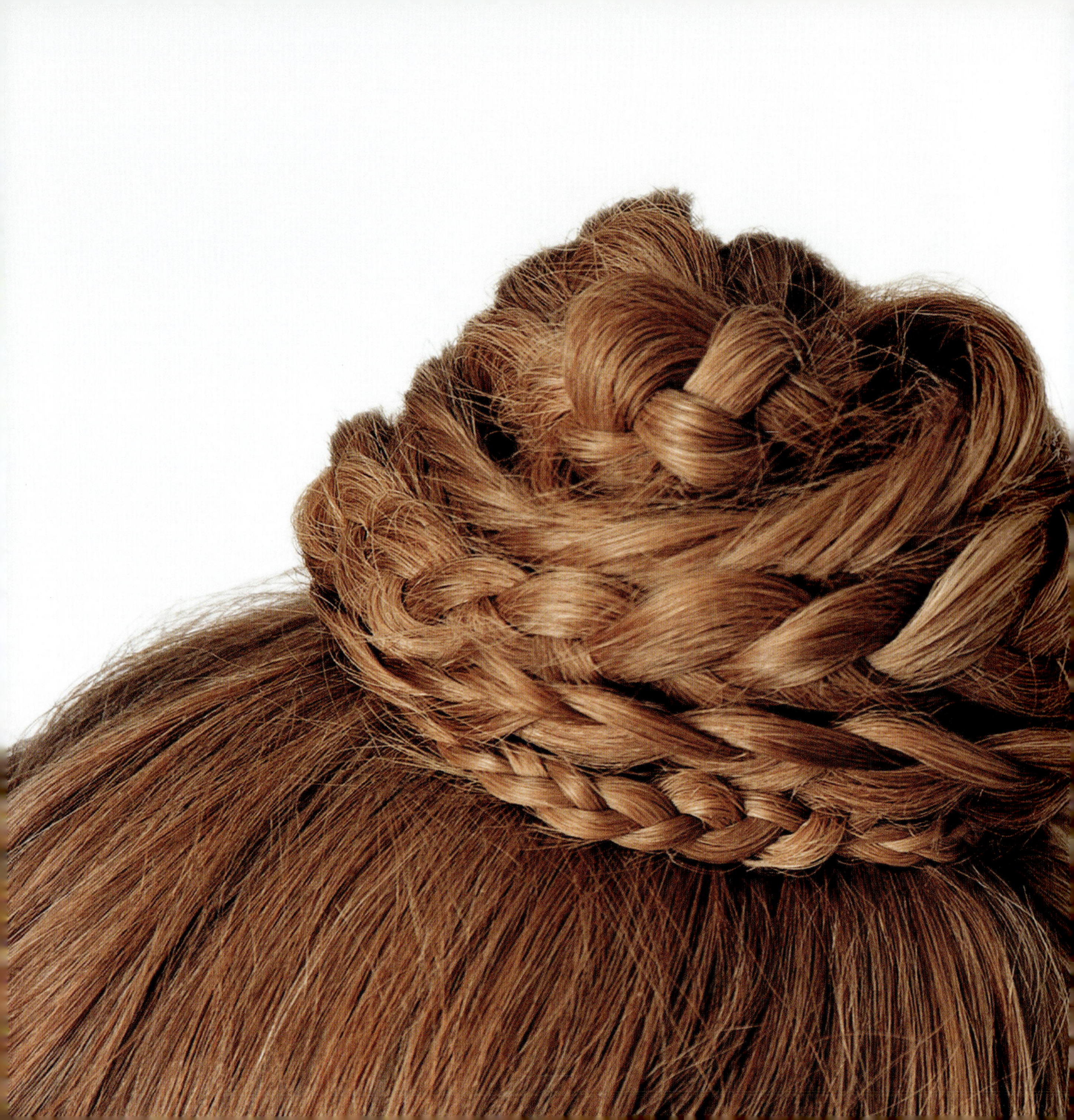

Dutts + Chignons

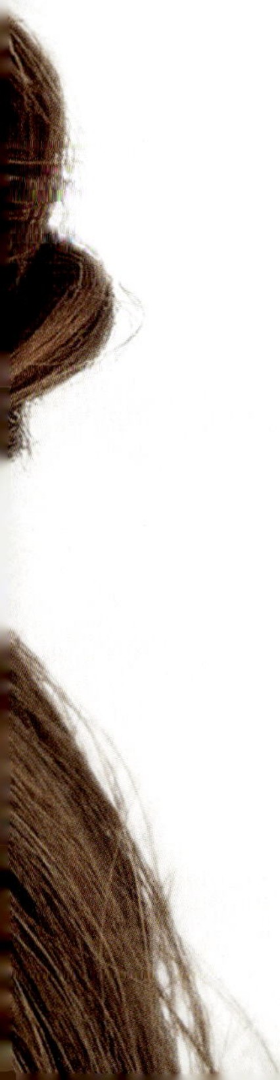

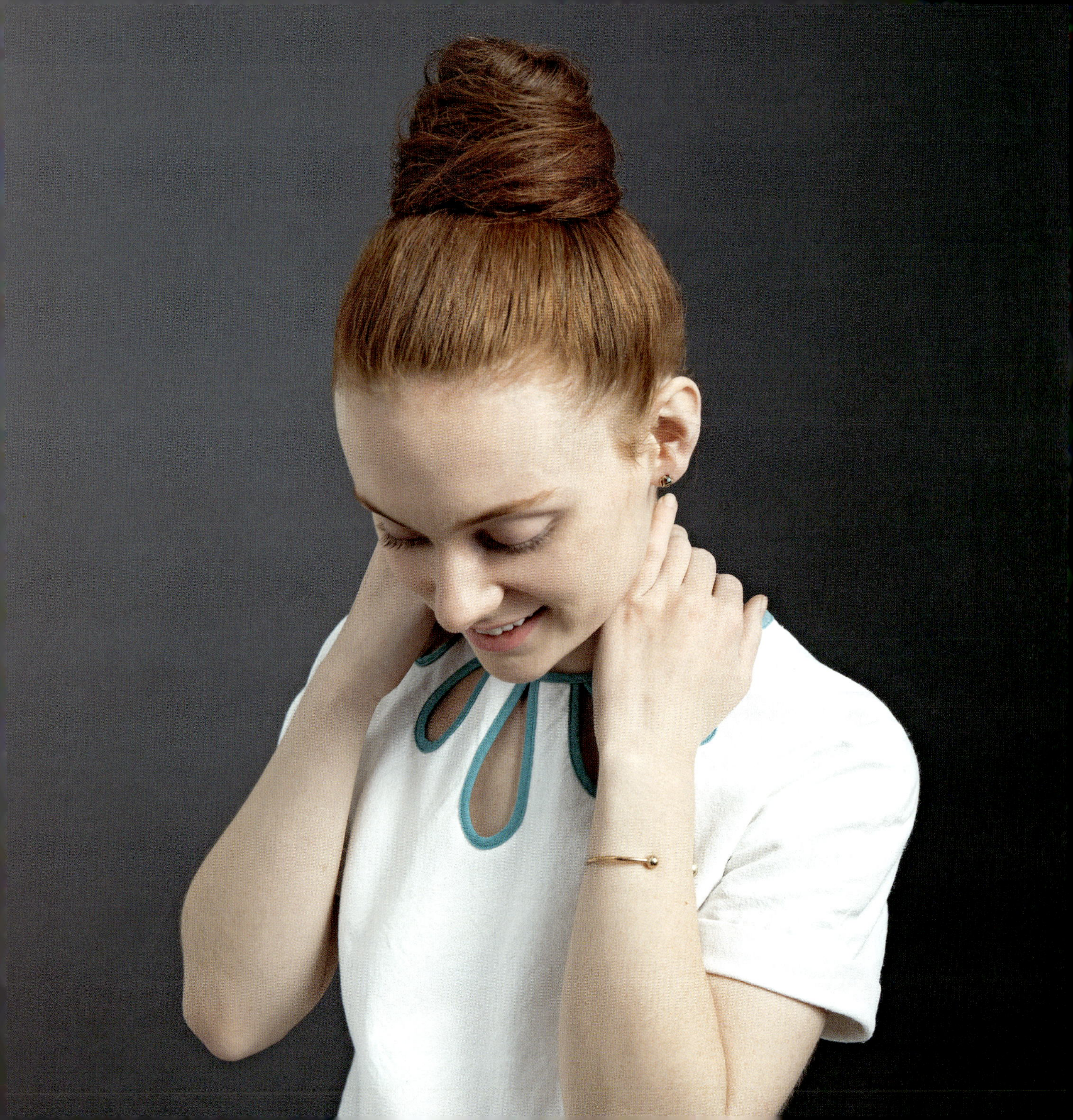

GEWUSST WIE *Dutt*

Lass dich von den Ballerinas inspirieren – mit einem schicken, vielseitigen Dutt. Wenn du erst einmal den Dreh heraus hast, wirst du unendliche Variationsmöglichkeiten entdecken!

DU BRAUCHST

- **Flachbürste mit gemischten Borsten**
- **Haarbinder mit Haken**
- **Haarspray**
- **Flachbürste mit Wildschweinborsten**
- **Große Haarnadeln**

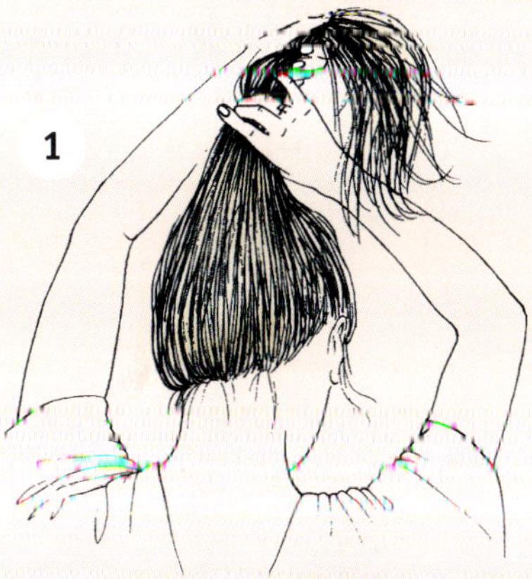

1

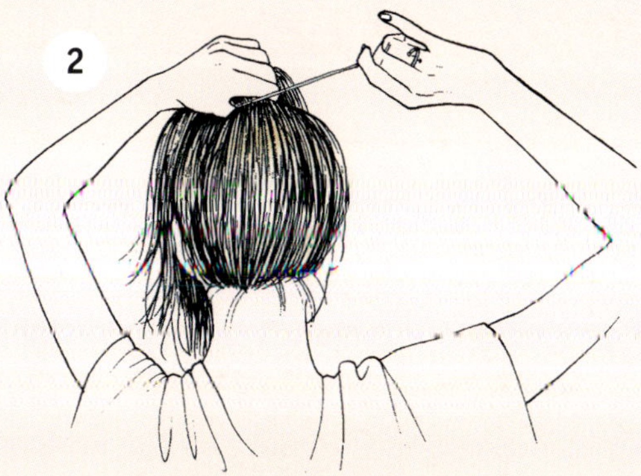

2

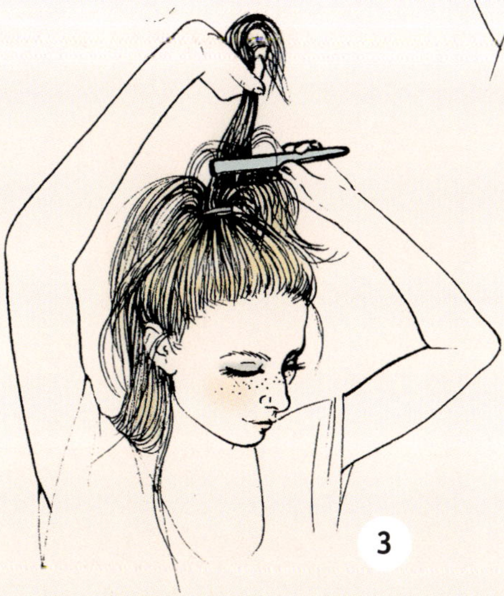

3

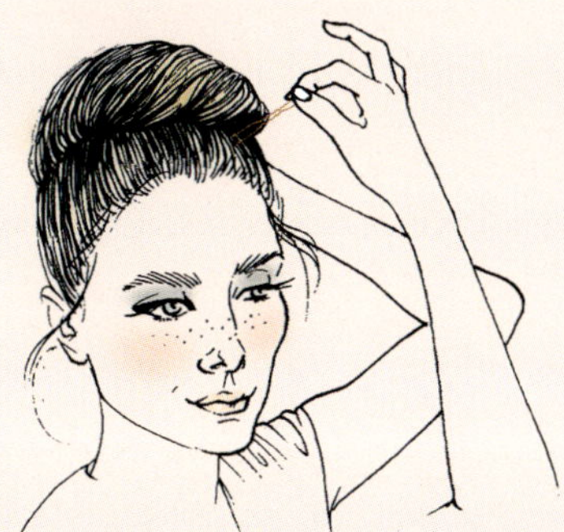

4

1 Das Haar mit der Flachbürste glätten und oben am Kopf zu einem Pferdeschwanz zusammenfassen (siehe Seite 33 für Tipps zum Pferdeschwanz).

2 Ein Ende des Haarbinders im Haar einhaken, das Gummi um den Pferdeschwanz wickeln und das andere Ende am Gummi einhaken. Mit Haarspray aufplustern.

3 Das Haar gleichmäßig um den Ansatz des Pferdeschwanzes auffächern, sodass eine kleine Mulde in der Mitte entsteht. Nun das Haar am Schwanzansatz rundum in einzelnen Partien mit der Flachbürste mit Wildschweinborsten leicht toupieren. Nur den unteren Teil des Haares toupieren – er verschwindet im Inneren des Dutts, während die Außenseite relativ glatt bleibt.

4 Vorsichtig das Haar um den Ansatz des Pferdeschwanzes wickeln, dabei den Fächer-Effekt nicht zerstören, die Spitzen unter den Dutt stecken. Darauf achten, dass die Außenseite des Dutts glatt bleibt und die gewünschte Größe behält. Den Dutt rundum an vier Stellen mit Haarnadeln befestigen.

DU BRAUCHST
- **Haarbinder mit Haken**
- **Kleine Haarnadeln**
- **Haarklemmen**
- **Haarspray**

OPTIONAL
- **Stielkamm**

REIZ-VOLLER Schlingen-Updo

Ich liebe den Dutt genauso wie jede andere Frau, doch manche Klassiker schreien geradezu nach einer zusätzlichen Prise Raffinesse! Wie wäre es also mit einem kunstvollen Gebilde aus mehreren Haarpartien?

1 Das Haar sollte sauber oder am Vortag gewaschen worden sein. Haare am Oberkopf zusammenbinden, den Pferdeschwanz in drei bis vier Stränge unterteilen. (Bei feinem Haar die Stränge leicht mit einem Stielkamm toupieren.)

2 Einen Strang hochhalten und zur Hälfte auf den Oberkopf legen, sodass von selbst eine hübsche Schlinge entsteht.

3 Zum Fixieren eine kleine Haarnadel in der Mitte der Schlinge unters Haar stecken. Möglichst alle Nadeln verbergen!

4 Das lose Strangende zum Schwanzansatz führen und wieder feststecken. Spitzen entweder hervorblitzen lassen oder unter dem nächsten Strang verbergen.

5 Das Ganze wiederholen und die Stränge nach Möglichkeit ineinander verschlingen. Mit Haarklemmen befestigen und mit etwas Haarspray besprühen.

1
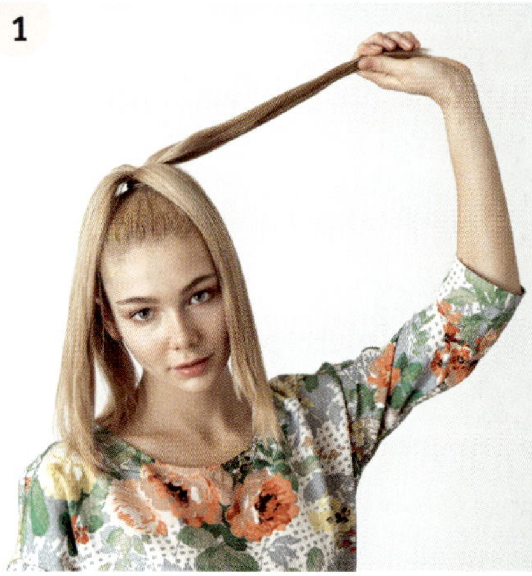

2
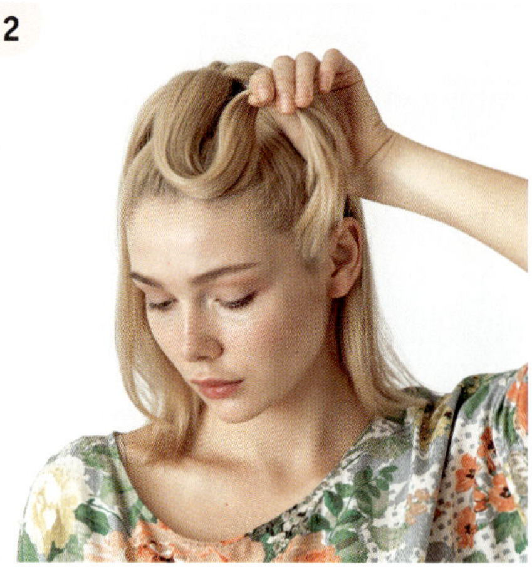

3
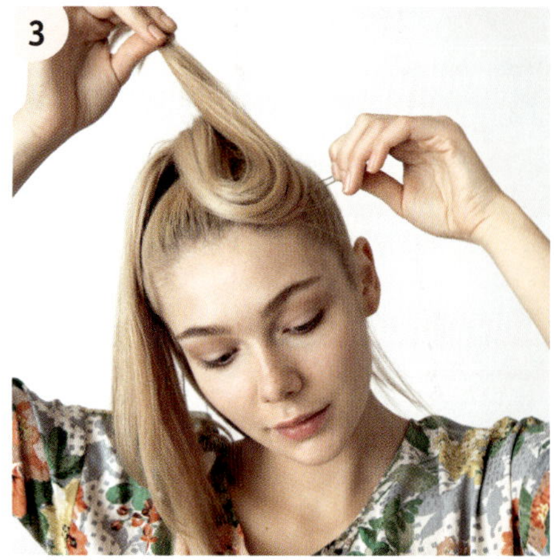

4
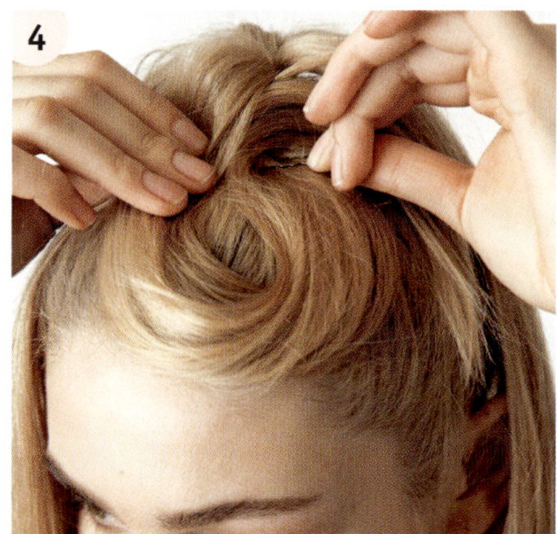

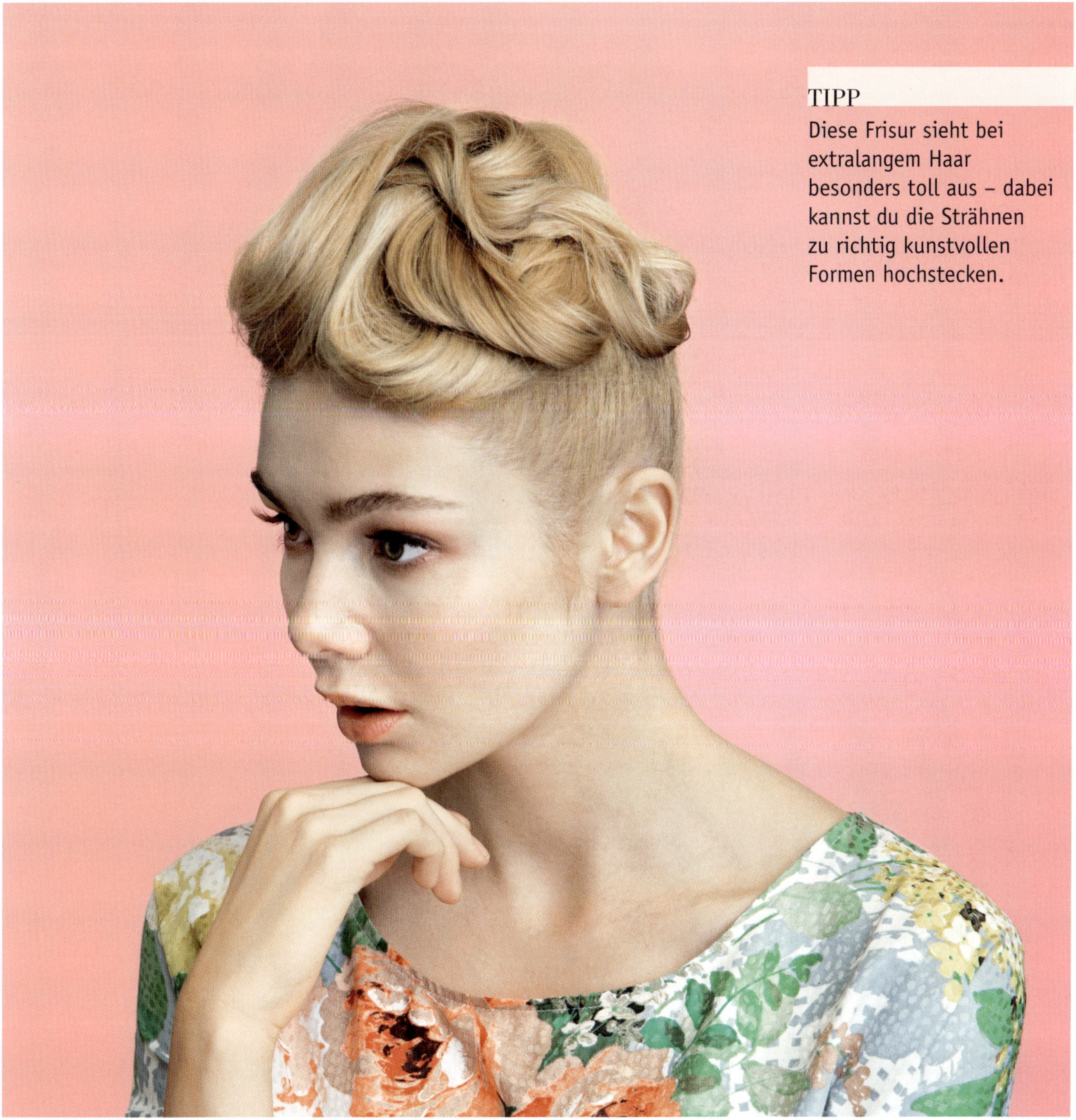

TIPP

Diese Frisur sieht bei extralangem Haar besonders toll aus – dabei kannst du die Strähnen zu richtig kunstvollen Formen hochstecken.

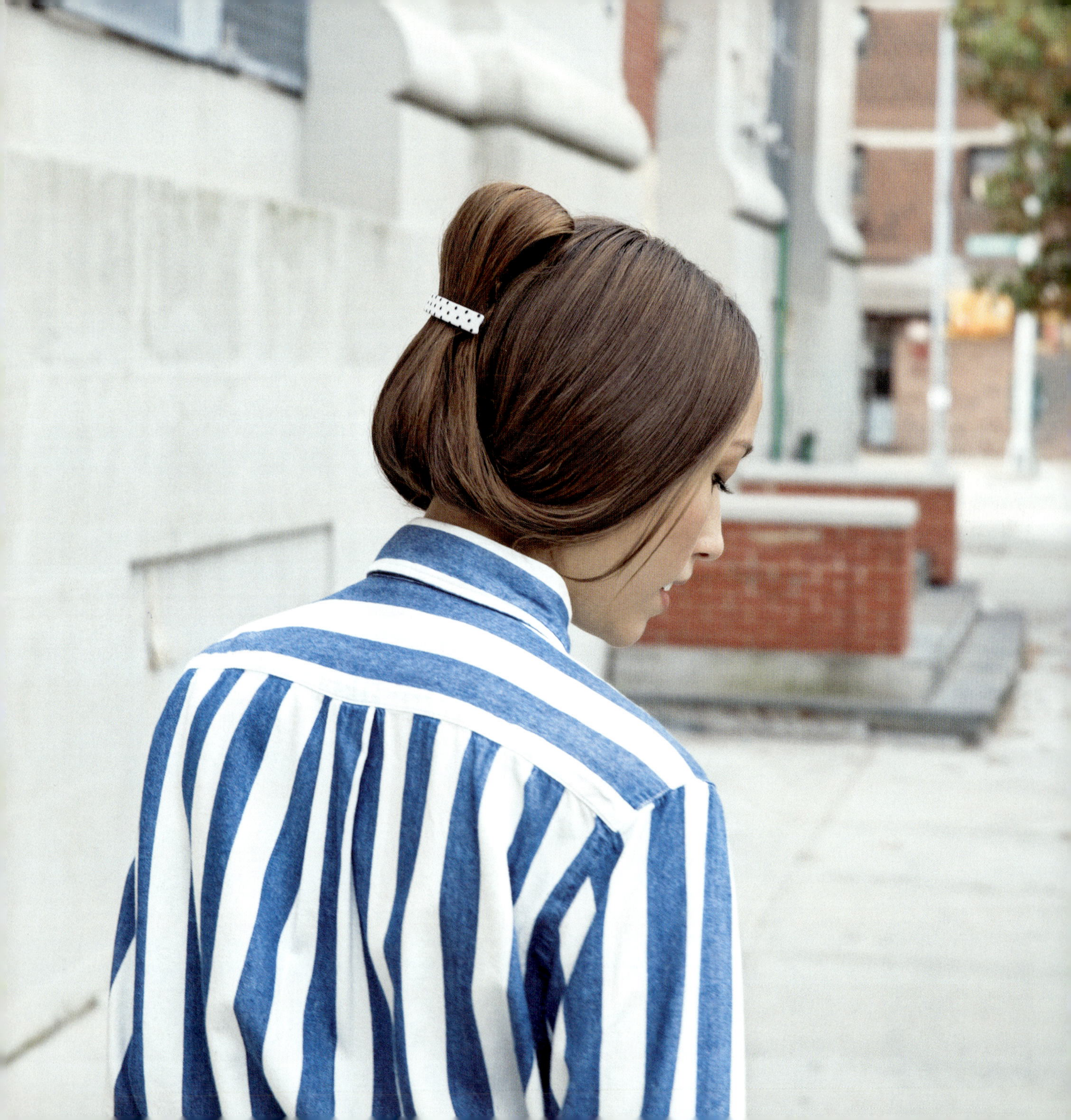

DU BRAUCHST

- Stielkamm
- Haarspray
- Flachbürste mit Wildschweinborsten
- Lange Haarspange
- Glatte Haarklemmen

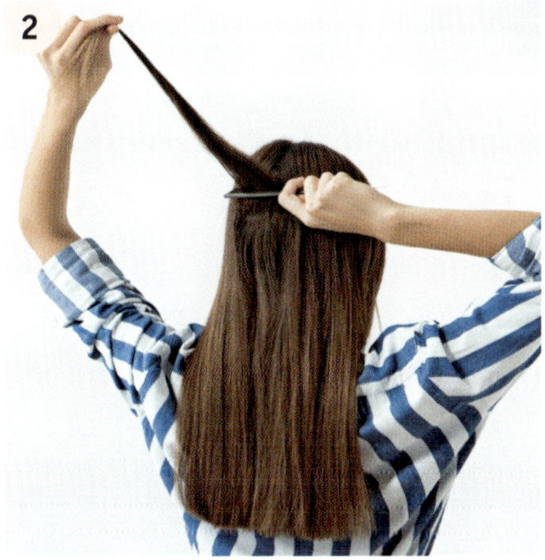
2

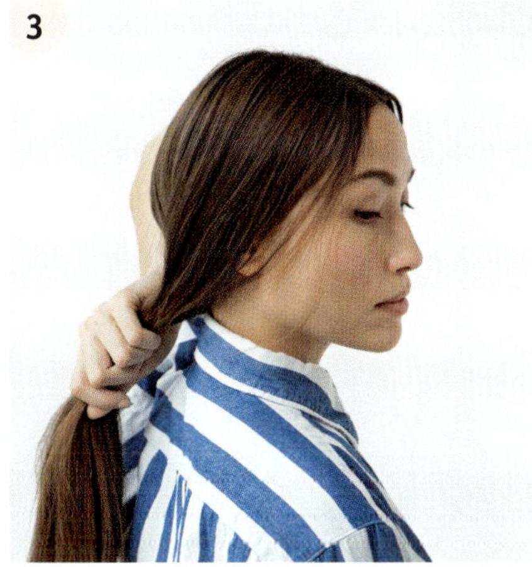
3

EXZENTRISCHE Haarschlinge

Im Filmklassiker „Der Stadtneurotiker" machte Diane Keaton alias Annie Hall schlichte Hochsteckfrisuren zum Modetrend.

1 Das Haar sollte sauber, trocken und glatt sein. Mit dem Stielkamm einen sauberen Mittelscheitel vom vorderen Haaransatz bis zum Hinterkopf ziehen. Das Haar leicht mit Haarspray einsprühen, dann mit der Flachbürste glätten.

2 Eine große Haarpartie in der Mitte des Hinterkopfes nehmen und mit dem Stielkamm toupieren. So entsteht ein kleines Polster, an dem sich später die Haarspange befestigen lässt. Danach das Haar über der toupierten Partie glätten.

3 Alle Haare etwa 7–8 cm vom Nacken entfernt lose zusammenfassen, als ob du einen tiefen, lockeren Pferdeschwanz binden wolltest. Ein paar Strähnchen rund um den vorderen Haaransatz herausziehen.

4 Den Pferdeschwanz am Hinterkopf nach oben biegen, sodass eine Schlinge entsteht. Die Spitzen in die Unterseite der Schlinge stecken – das verhindert, dass die Frisur später auseinanderfällt.

5 Schlinge festhalten und mit der Haarspange an der toupierten Partie befestigen. Haarklemmen sorgen für zusätzlichen Halt.

6 Die Frisur mit einem Hauch Haarspray fixieren und ab ins Großstadtgetümmel.

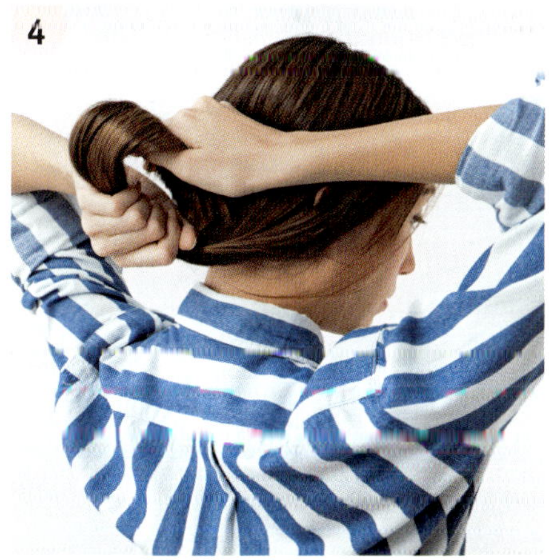
4

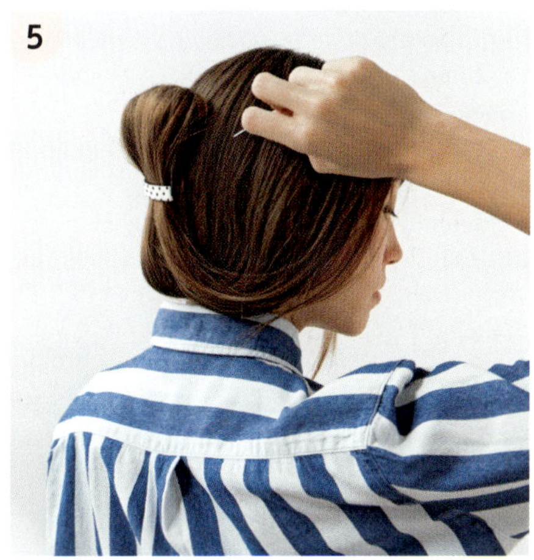
5

DU BRAUCHST
- Flachbürste mit gemischten Borsten
- Haarbinder mit Haken
- Mehrere kleine Haargummis
- Kleine Haarnadeln

GEFLOCHTEN UND HOCHGESTECKT

Stylisher Dutt

Verleih einem gewöhnlichen Dutt mit unterschiedlich dicken Flechtzöpfen mehr Pfiff.

1 Das Haar mit der Flachbürste zu einem hohen Pferdeschwanz am Hinterkopf bürsten, dann mit dem Haarbinder sichern. Etwa ein Sechstel des Schwanzes abteilen und bis zu den Spitzen flechten. Mit einem kleinen Haargummi zusammenbinden.

2 Einen weiteren Strang nehmen und diesen zur Abwechslung zu einem Fischgrätenzopf flechten. Dazu den Strang in zwei weitere Stränge unterteilen und eine Haarsträhne von der Außenseite zur Innenseite des anderen Strangs hinzufügen. So bis zu den Haarspitzen weiter verfahren und den Zopf wieder mit einem Haargummi sichern. (Siehe Seite 90 für nähere Details zum Fischgrätenzopf.)

3 Wiederholen, bis der Pferdeschwanz aus mehreren unterschiedlichen Flechtzöpfen besteht. Die Zöpfe seitlich etwas auseinanderziehen, damit sie mehr Volumen und eine weichere Textur erhalten und nicht so brav wirken. (Wenn du's natürlich sauber und adrett möchtest, überspringe diesen Schritt.)

4 Die Zöpfe um den Pferdeschwanz wickeln und die Enden unter dem Dutt mit kleinen Haarnadeln verschwinden lassen.

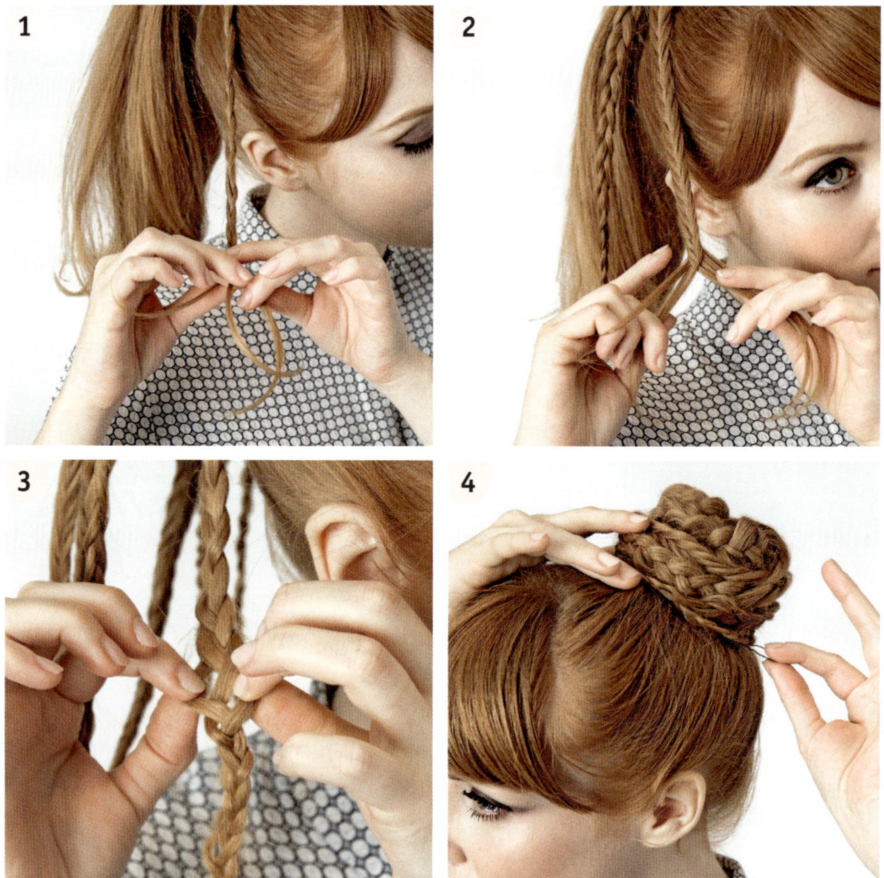

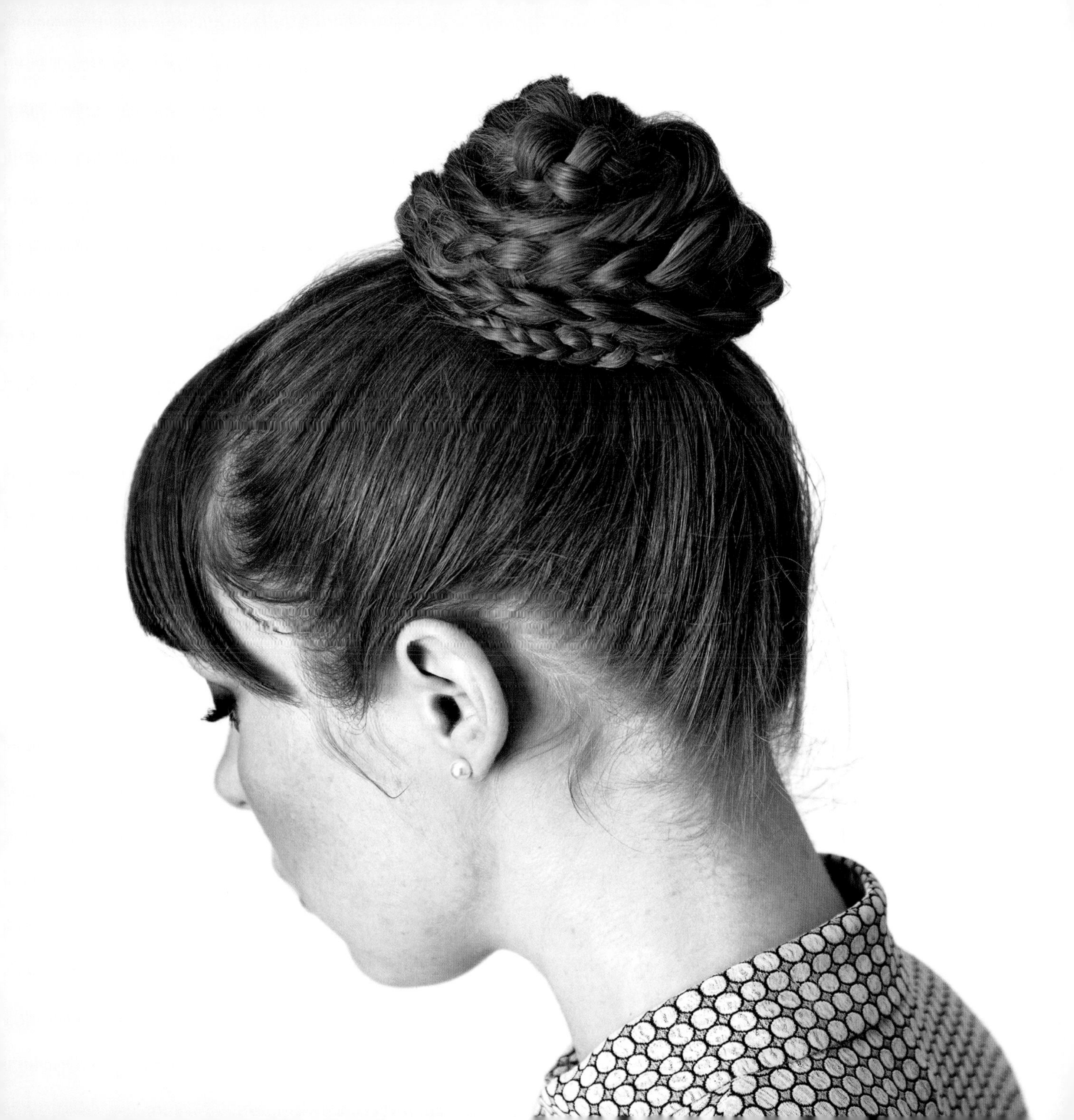

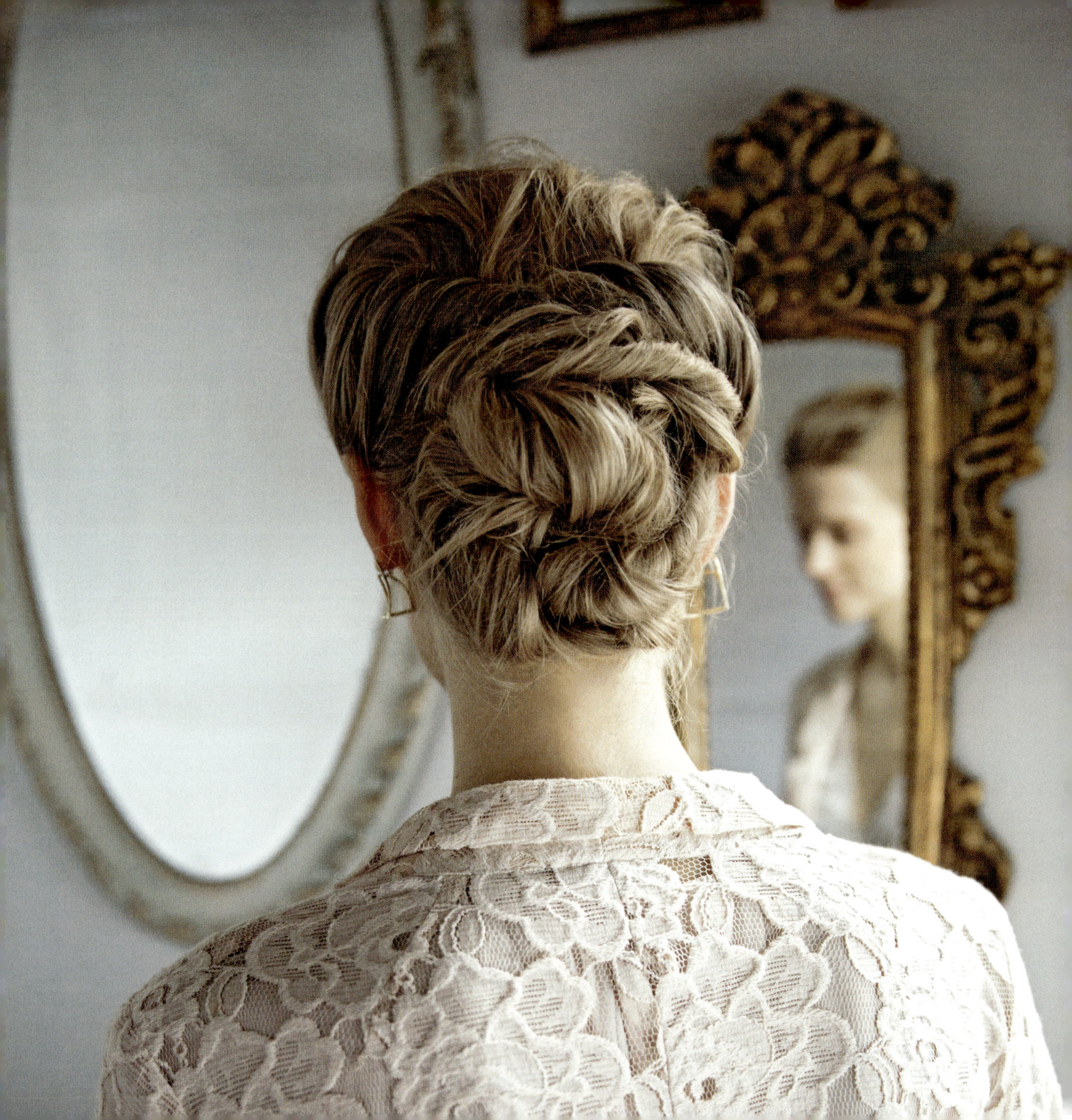

DU BRAUCHST
- Mousse
- Salzspray
- Föhn mit Diffusor
- Lockenstab (25 mm Durchmesser)
- Stielkamm
- große Haarnadeln
- kleine Haarnadeln
- Haarspray

ELEGANTE Hochsteckfrisur

Mit diesem lässig schicken Haarstyle punktest du auf jeder Hochzeit – ob als Braut, Brautjungfer oder Brautmutter. Noch etwas Glitzerndes oder Goldenes dazu und los geht's.

1 Mousse großzügig und gleichmäßig vom Haaransatz bis zu den Spitzen verteilen, dann partienweise Salzspray vom Haaransatz bis zu den Spitzen einsprühen. Das Haar mit dem Diffusor nach hinten föhnen und dabei mit den Fingern Wellen einarbeiten. Ist das Haar zu 80 Prozent trocken, noch einmal mit Salzspray besprühen und weiterföhnen.

2 Wenn das Haar ganz trocken ist, mit dem Lockenstab ein paar lose Locken formen. Diese Locken sollen für Bewegung und Textur sorgen, also keine Hemmungen!

3 Eine Haarpartie am vorderen Haaransatz mit einem Stielkamm toupieren. (Bei einem Pony das Haar direkt dahinter nach hinten toupieren und dann den Pony in das toupierte Haar einarbeiten.)

1

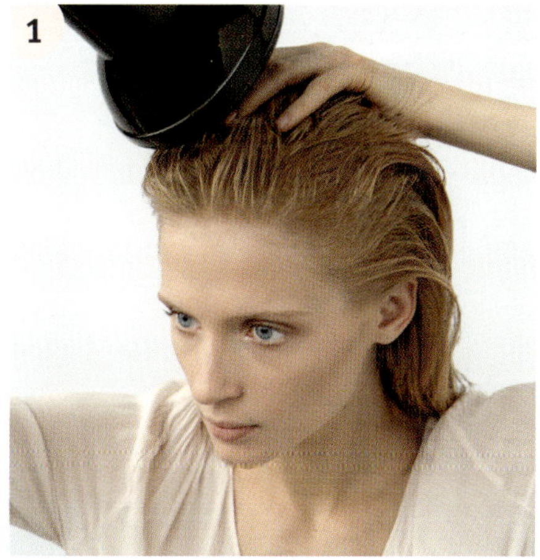

2

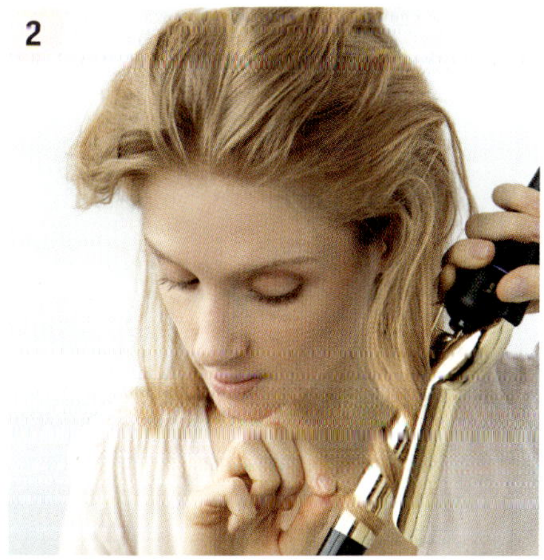

3

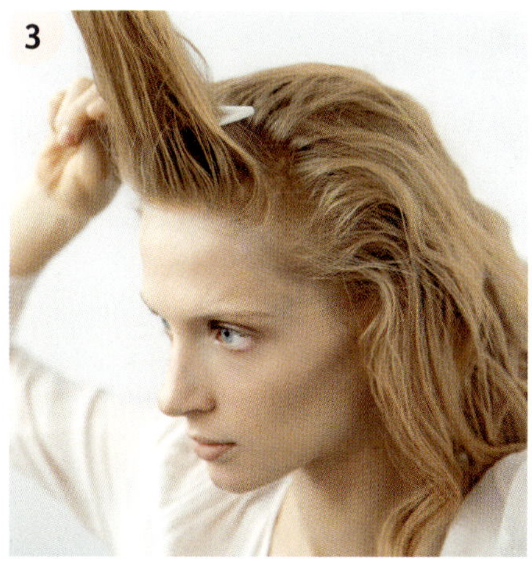

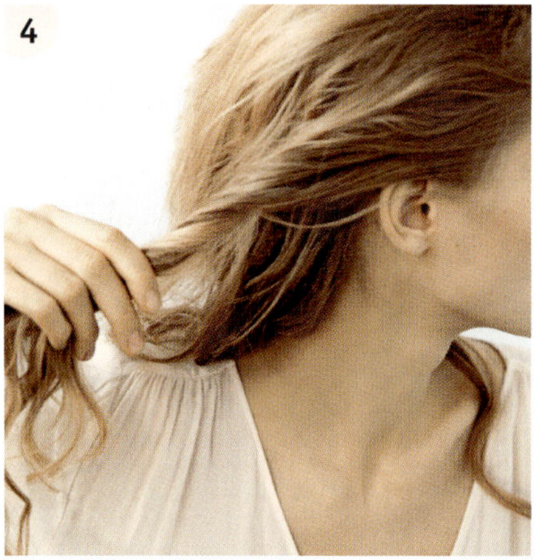

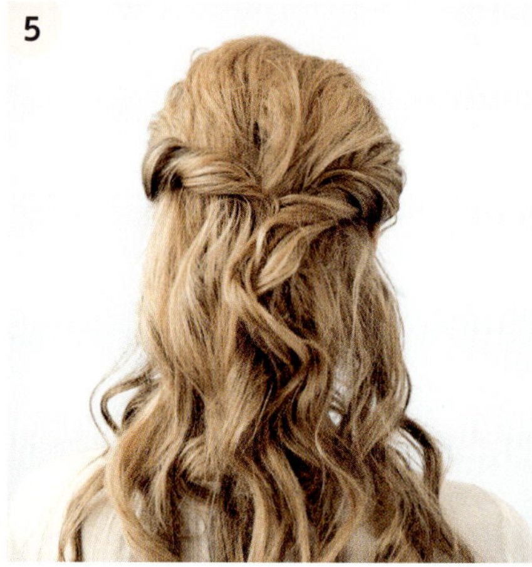

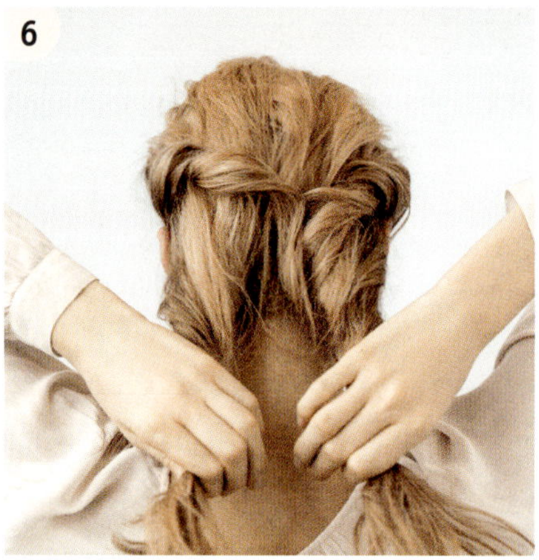

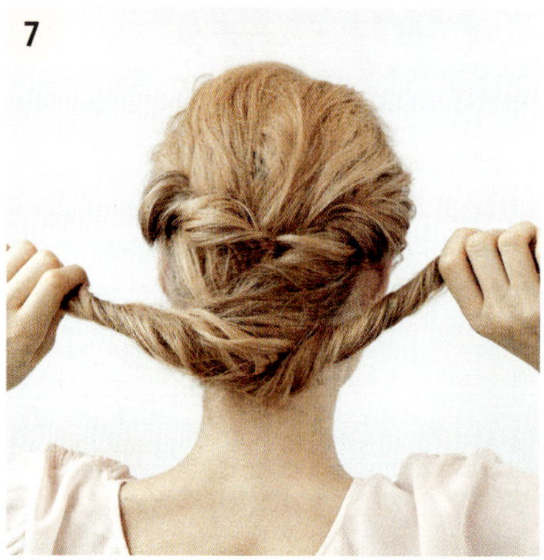

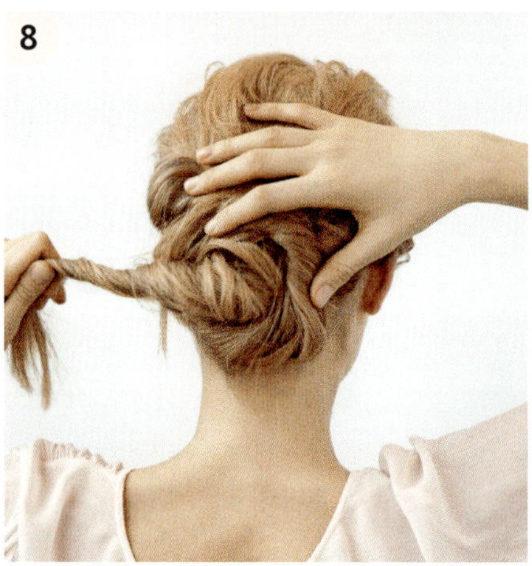

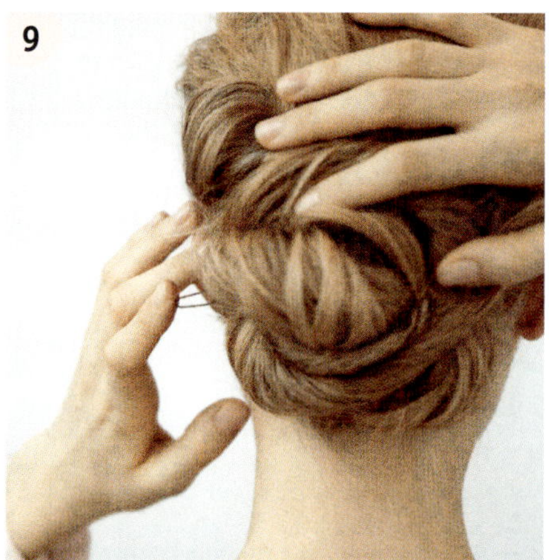

4 Auf einer Seite das Haar über dem Ohr und unter dem vorderen Haaransatz fassen, dann zur Hinterkopfmitte hin zwirbeln.

5 Auf der anderen Seite wiederholen und die beiden gezwirbelten Stränge am Hinterkopf und auf den Seiten mit kleinen Haarnadeln feststecken. Dabei immer schön locker bleiben – das Ganze darf ruhig etwas undone wirken.

6 Das Haar in der Hinterkopfmitte in zwei Partien teilen. Mit jeweils einer Partie in jeder Hand die Partien bis zu den Spitzen nach innen zwirbeln.

7 Die Stränge im Nacken überkreuzen und nach oben führen.

8 Einen Strang um die Basis des anderen wickeln, bis kein Haar mehr übrig ist, der Dutt sollte dabei unter den beiden seitlichen Strängen bleiben, die du in Schritt 5 festgesteckt hast. Den Dutt mit großen Haarnadeln fixieren.

9 Mit dem zweiten Strang wiederholen, dabei die erste Spirale umkreisen. Alles mit kleinen Haarnadeln feststecken. Sitzt die Frisur zu lose, zusätzlich ein paar große Haarnadeln einschieben. Sie sollte aber auch nicht zu straff sitzen – dieser Style besticht durch sein loses Volumen und seine weiche, romantische Textur. Für langen Halt mit Haarspray besprühen.

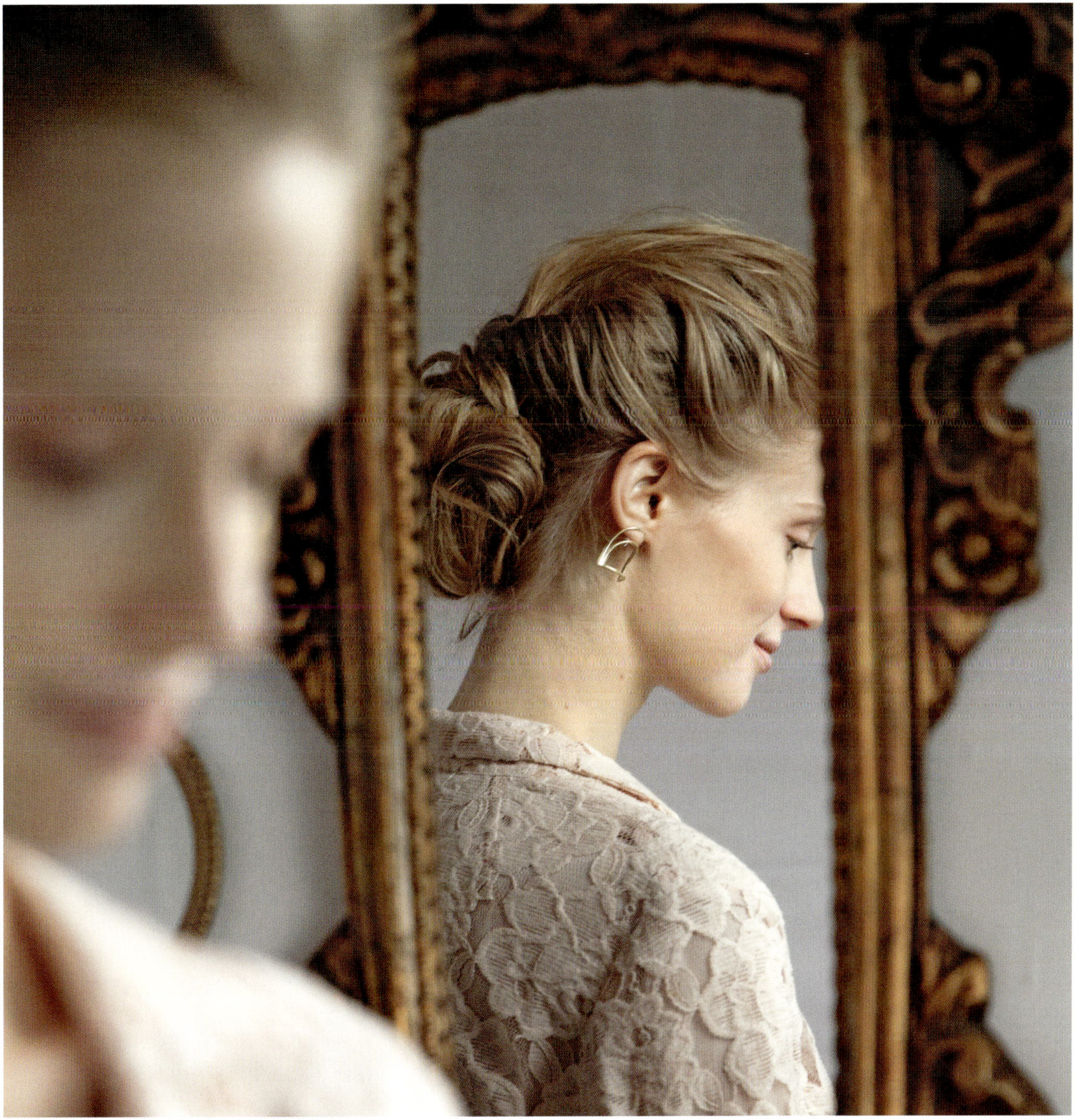

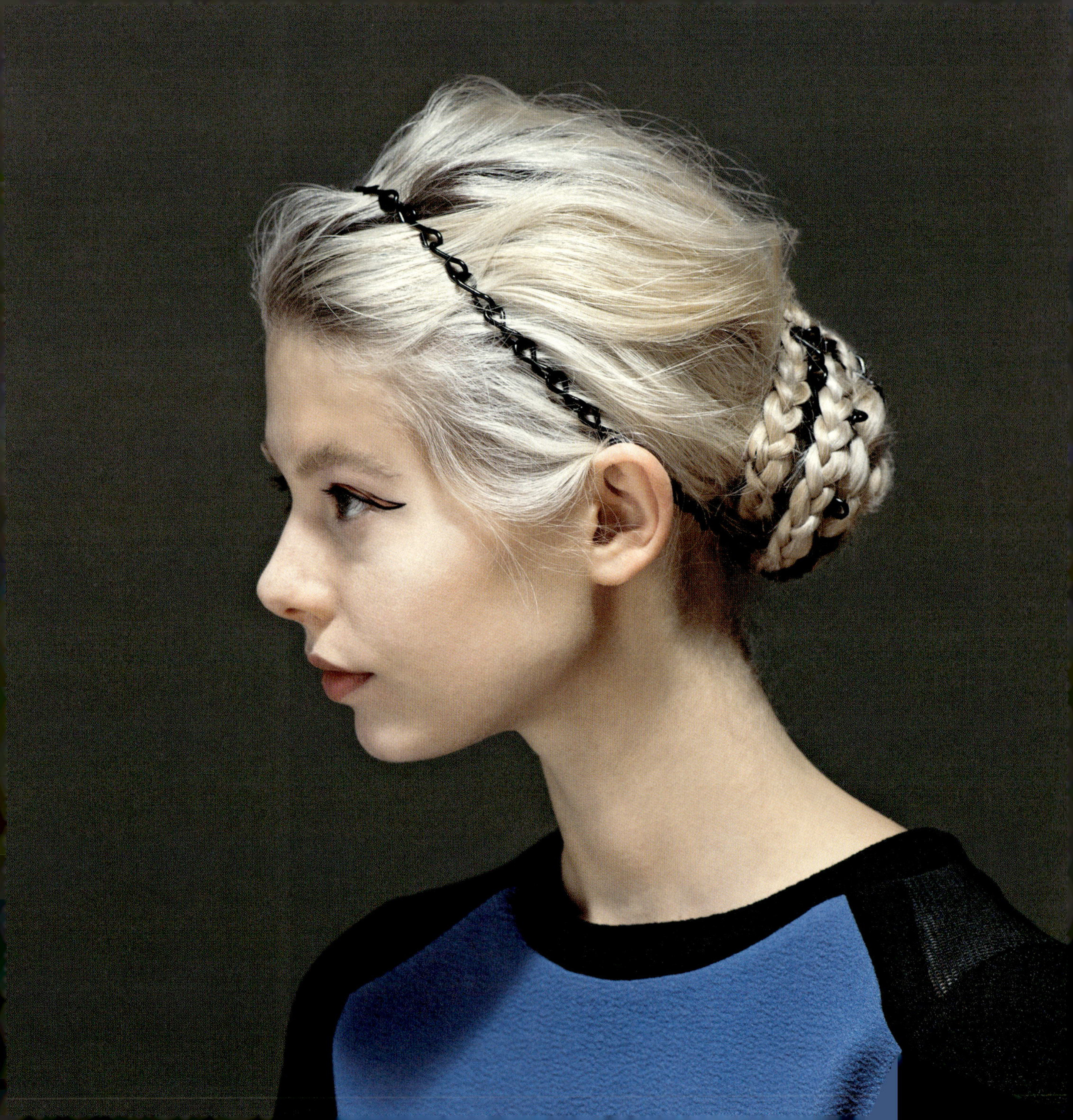

DU BRAUCHST

- Trockenshampoo
- Lockenstab mit 19 mm Durchmesser
- Crocodile Clip
- Dünne Kette in doppelter Länge deines Haares
- Kleine Haarnadeln

HIPPER Ketten-Chignon

Als Kind begleitete ich meinen Vater immer in den Baumarkt und so kam es, dass ich eines Tages Haarband gegen Metallkette eintauschte – das Ergebnis ist ausgefallen und dennoch elegant.

1 Reichlich Trockenshampoo vom Ansatz bis in die Spitzen geben. Dann mit dem Lockenstab das Haar wahllos zu lockeren Partien eindrehen. Dabei darauf achten, das Haar am Haaransatz vom Gesicht weg einzudrehen. Die Locken, so lange sie noch warm sind, leicht auseinanderziehen – so wirken sie schön unordentlich.

2

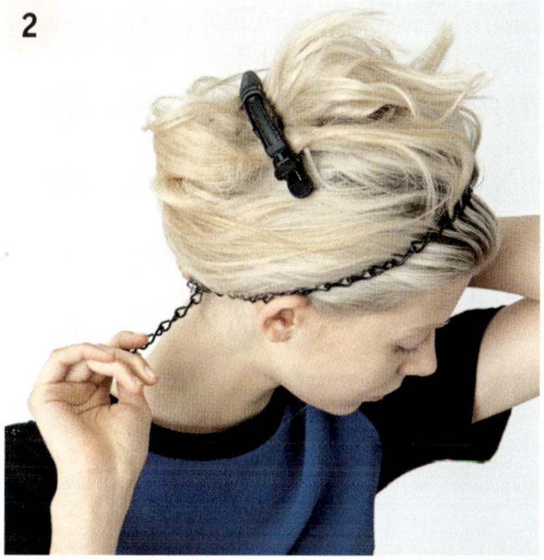

2 Das Haar mit dem Clip hochstecken. Die Kette wie ein Haarband um den Kopf wickeln und im Nacken verknoten, sodass zwei gleich lange Stränge herabhängen. Kleine Haarnadeln durch die Glieder hindurch ins Haar schieben.

3

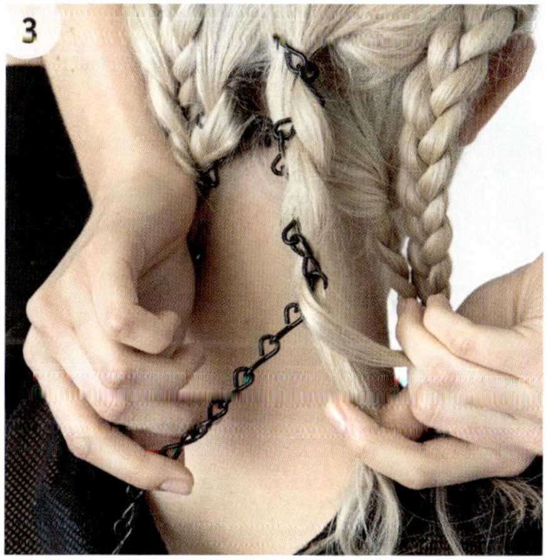

3 Clip entfernen und das Haar in drei bis fünf Stränge unterteilen. Jeden Strang flechten, doch bei zwei Zöpfen einen der Stränge durch eine Kette ersetzen.

4

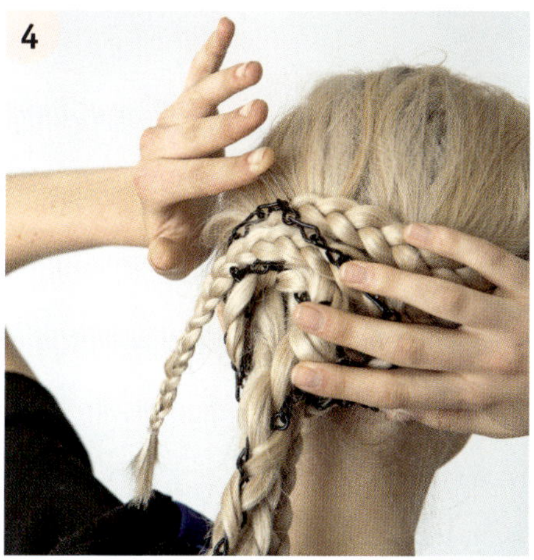

4 Als Basis für den Chignon einen Zopf zu einem flachen Dutt wickeln und mit Haarnadeln befestigen. Ein paar Zöpfe rund um die Basis feststecken.

5

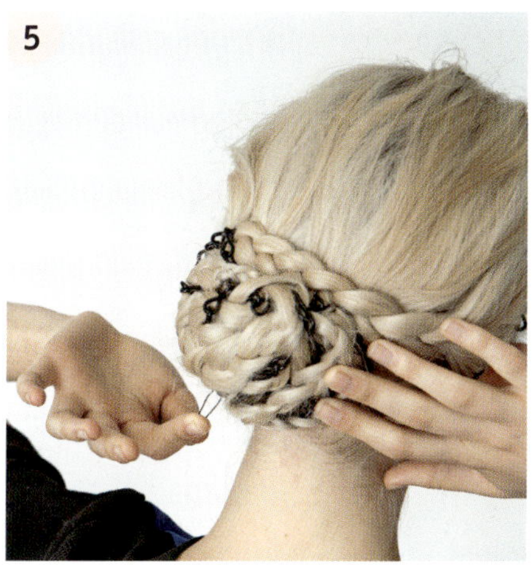

5 Die restlichen Zöpfe zu einem Chignon drapieren. Die Enden hineinstecken und den Chignon außen herum mit Haarnadeln fixieren.

DU BRAUCHST
- Trockenshampoo
- Haarspray
- Stielkamm
- Metall-Abteilklammern
- Crocodile Clip
- Flachbürste mit Wildschweinborsten
- Kleine Haarnadeln oder Haarklemmen
- Lockenstab mit 19 oder 25 mm Durchmesser

TURMHOHER
60er-Jahre-Beehive

Immer wenn ich Fotos von Frauen aus den Sixties mit ihren riesigen Beehives sehe, bekomme ich den Song „Be My Baby“ von den Ronettes nicht mehr aus dem Kopf! Und so zauberst du dir den Style *auf* den Kopf.

1 Trockenes Haar zuerst mit Trockenshampoo und dann mit Haarspray einsprühen.

2 Mit dem Stielkamm am Hinterkopf vom einen Ohr zum anderen einen Bogen ziehen. Ein Haardreieck bilden, das vom einen Brauenende zum Ohr verläuft; mit einer Abteilklammer fixieren. Auf der anderen Seite wiederholen, das restliche Haar hochklammern.

3 Die bogenförmige Partie mit einer Abteilklammer fixieren, das Haar vom Bogen bis zum vorderen Haaransatz toupieren. Achtung: Das nimmt einige Zeit in Anspruch. Beginnend vom Scheitel 2–3 cm dicke Partien vom Ansatz bis zu den Spitzen toupieren. Bis zum vorderen Haaransatz vorarbeiten, dabei vom Gesicht weg toupieren, um Volumen und eine runde Form zu erzeugen.

4 Das toupierte Haar mit Abteilklammern fixieren und das Dreieck auf der rechten Seite toupieren.

2

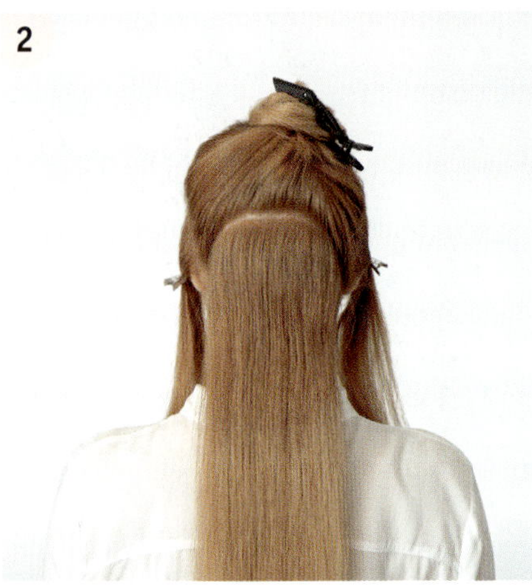

3

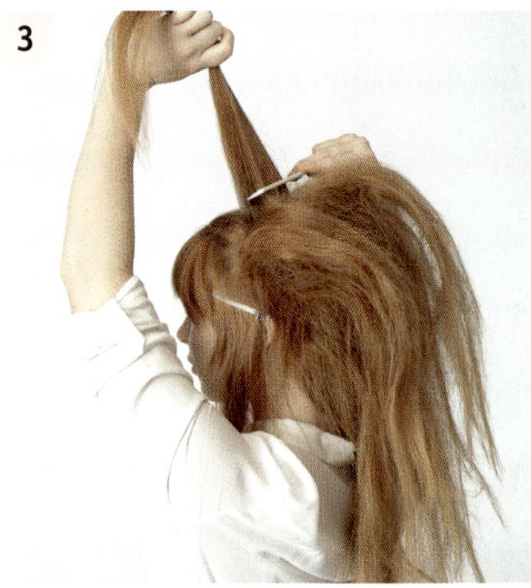

4

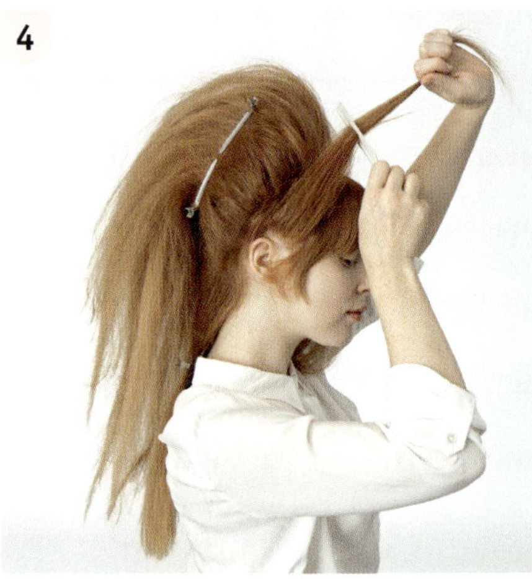

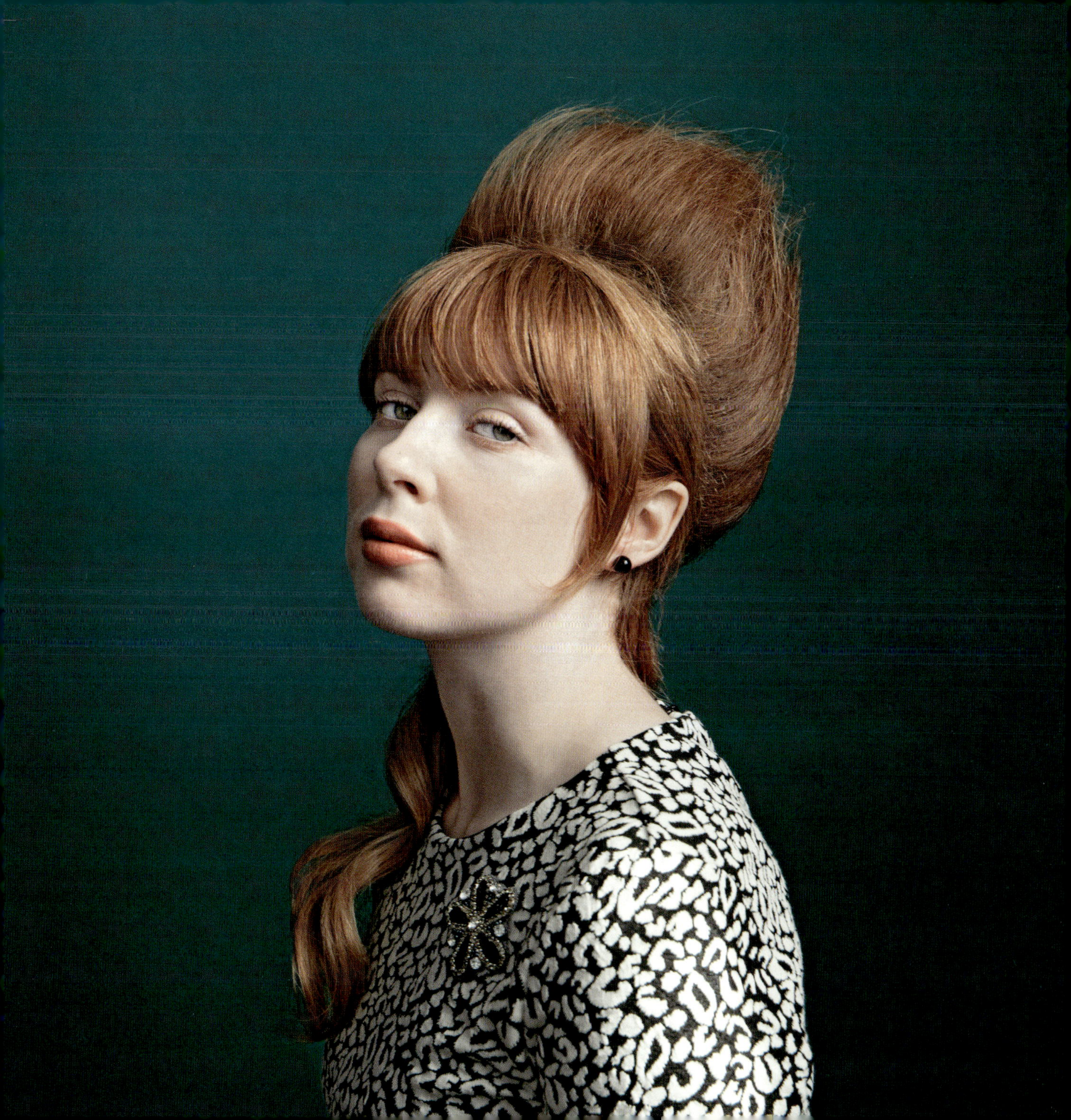

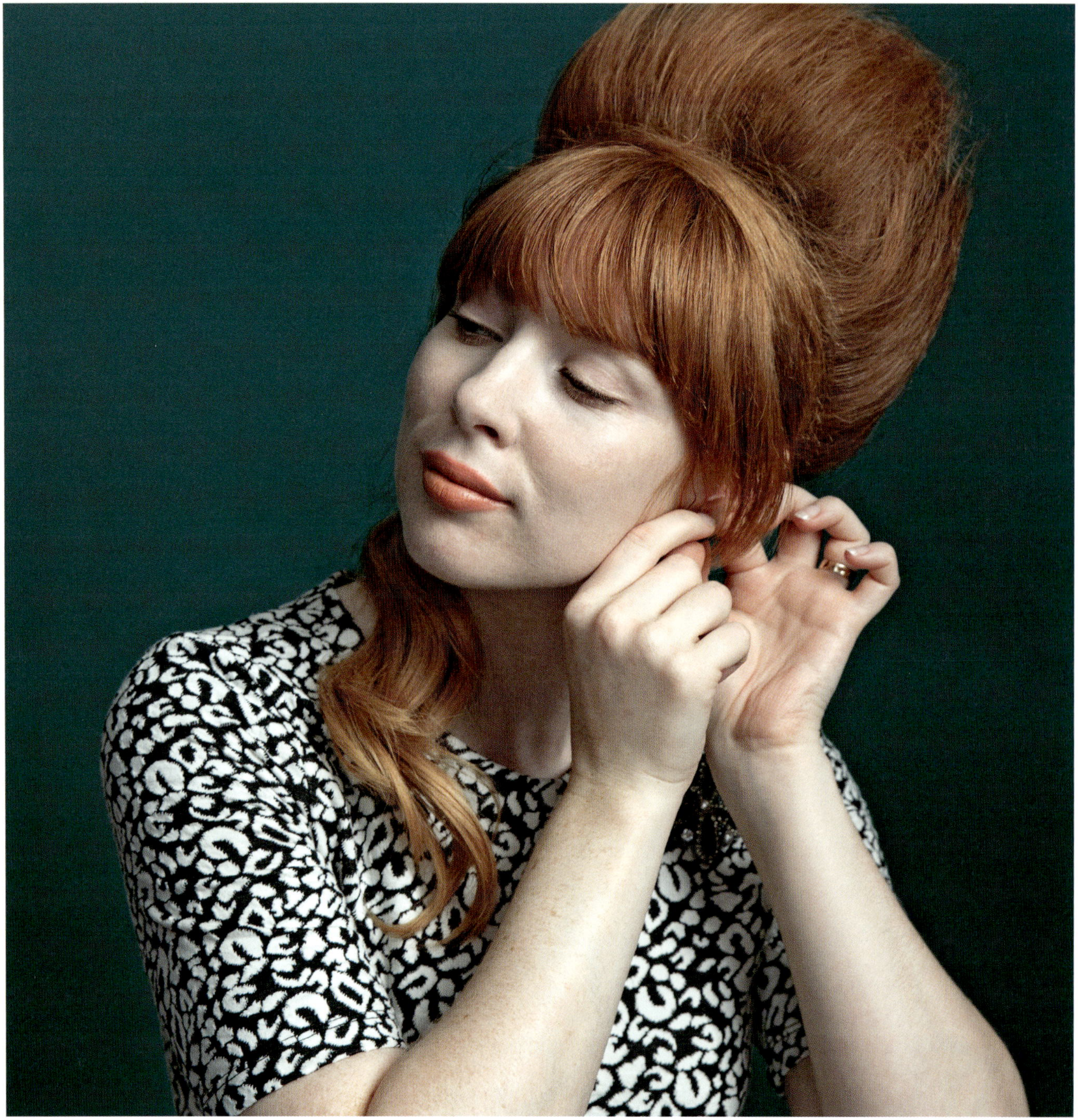

5

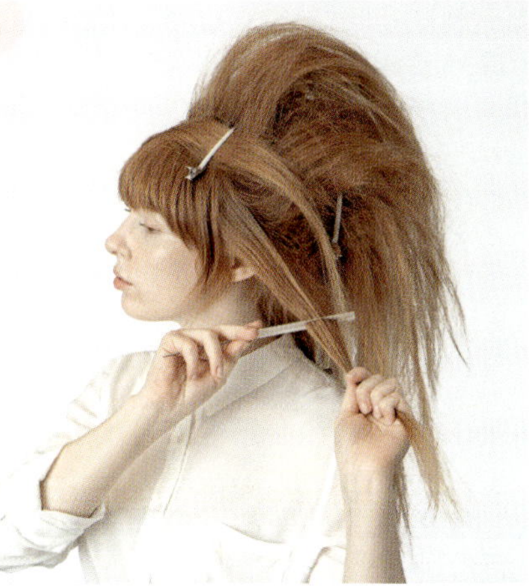

TIPP

Du willst es nicht ganz so spektakulär? Toupiere einfach nur deinen Hinterkopf. Gemeinsam mit einer Freundin geht das Stylen schneller und macht auch viel mehr Spaß.

6

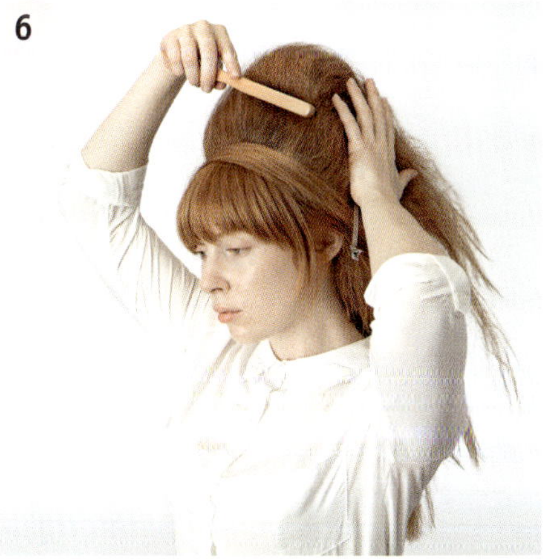

7

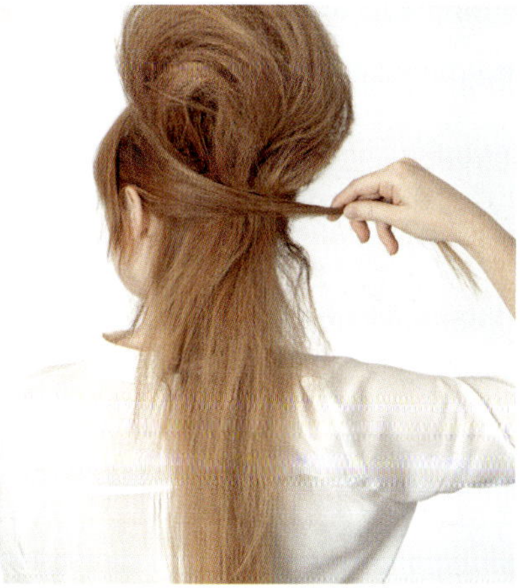

8

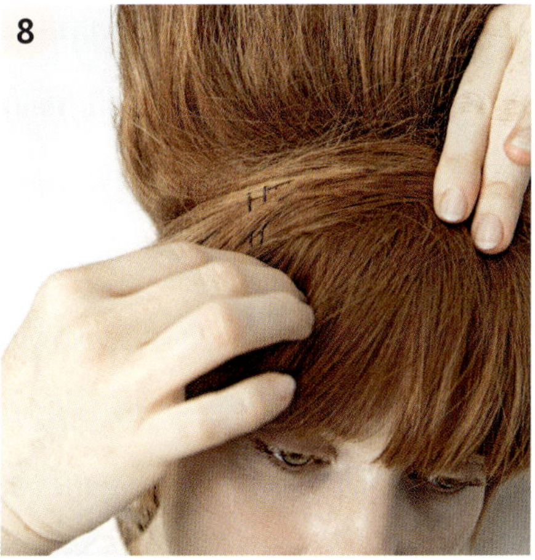

9

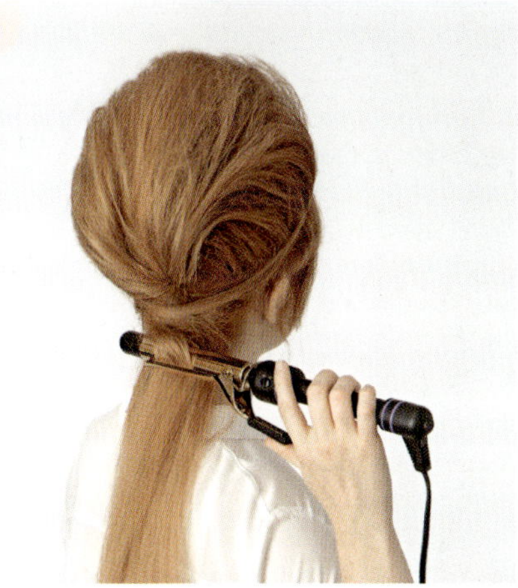

5 Das rechte Dreieck wie ein Haarband vorn um den Kopf wickeln und mit einer Abteilklammer befestigen – bei besonders langen Haaren kann das „Band" bis hinter das Ohr verlaufen. (Bei einem Pony das Haarband hinter dem Pony aber vor der toupierten Partie platzieren.) Dann den Ansatz der linken Haarpartie toupieren und beide Haarpartien zusammenklippen.

6 Mit der Flachbürste die Oberseite des Beehive und die Oberseite des Haarbands glatt streichen.

7 Die linke Haarpartie um den Hinterkopf wickeln und dann mit der rechten Haarpartie – nun das Haarband – am Vorderkopf überlappen.

8 Mit Haarspray die überlappenden vorderen Haarpartien zusammenkleben und mit kleinen Haarnadeln oder -klemmen befestigen. Für zusätzlichen Halt ein paar Nadeln am Hinterkopf feststecken, dann den Beehive noch einmal mit Haarspray einsprühen.

9 Mit dem Lockenstab die U-förmige Haarpartie unter dem aufgebauschten Haar locker eindrehen und über eine Schulter legen – und ab geht's auf die Tanzfläche!

DU BRAUCHST

- Pomade
- Stielkamm
- Drei Crocodile Clips
- Drei kleine Haargummis
- Kleine Haarnadeln

EINLADUNG ZUM TAGTRÄUMEN

Romantischer Chignon

1 Eine haselnussgroße Menge Pomade in den Händen verreiben, damit keine störrischen Härchen aus den Zöpfen stehen. Bei Bedarf mehr in den Händen verreiben.

2 Mit dem Stielkamm das Haar in drei Partien teilen: jeweils eine auf beiden Seiten des Mittelscheitels am Oberkopf und eine für das gesamte Haar hinter den Ohren. Jede Partie mit einem Clip befestigen.

3 Beginnend in Scheitelnähe drei schmale Stränge vom Haaransatz aufnehmen und einen holländischen Zopf beginnen. Dabei die äußeren Haarpartien unter der mittleren kreuzen und auf beiden Seiten lose Haarsträhnen aufnehmen. (Nähere Details dazu auf Seite 74, 77 und 97.)

4 Weiterhin nah an der Kopfhaut flechten. Wenn kein Haar mehr zum Aufnehmen übrig ist, im klassischen dreisträngigen Zopf fortsetzen und das Ganze mit einem Haargummi fixieren. Auf der anderen Seite wiederholen.

Bei dieser Frisur werden holländische Zöpfe am Hinterkopf zu einem aufwendigen, femininen Updo hochgesteckt. Ein wunderschöner klassischer Style für alle Haartypen – und das im Handumdrehen.

2

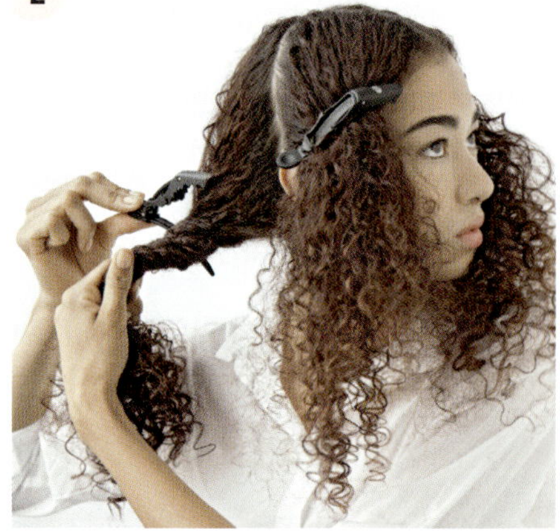

3

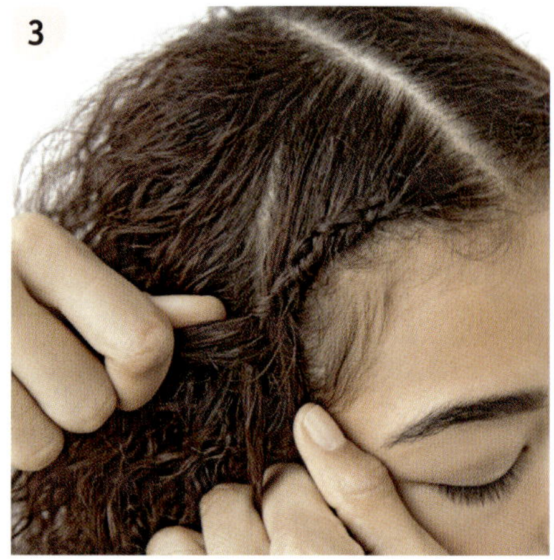

4

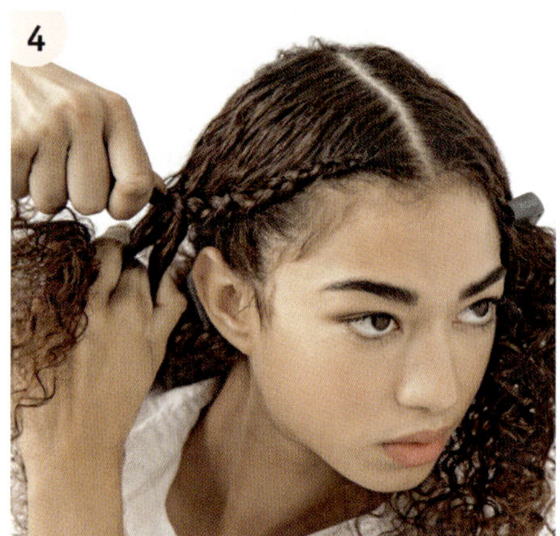

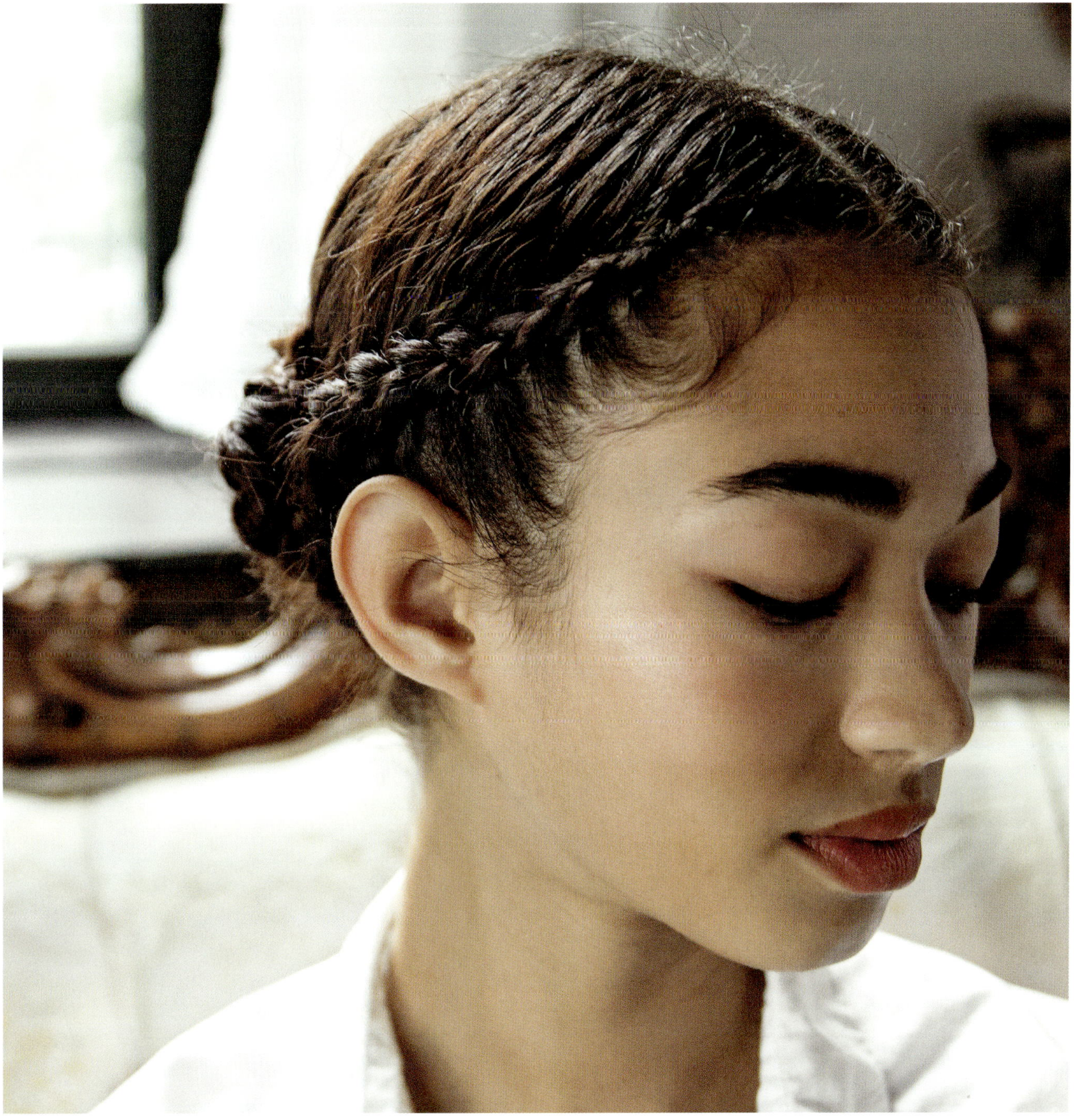

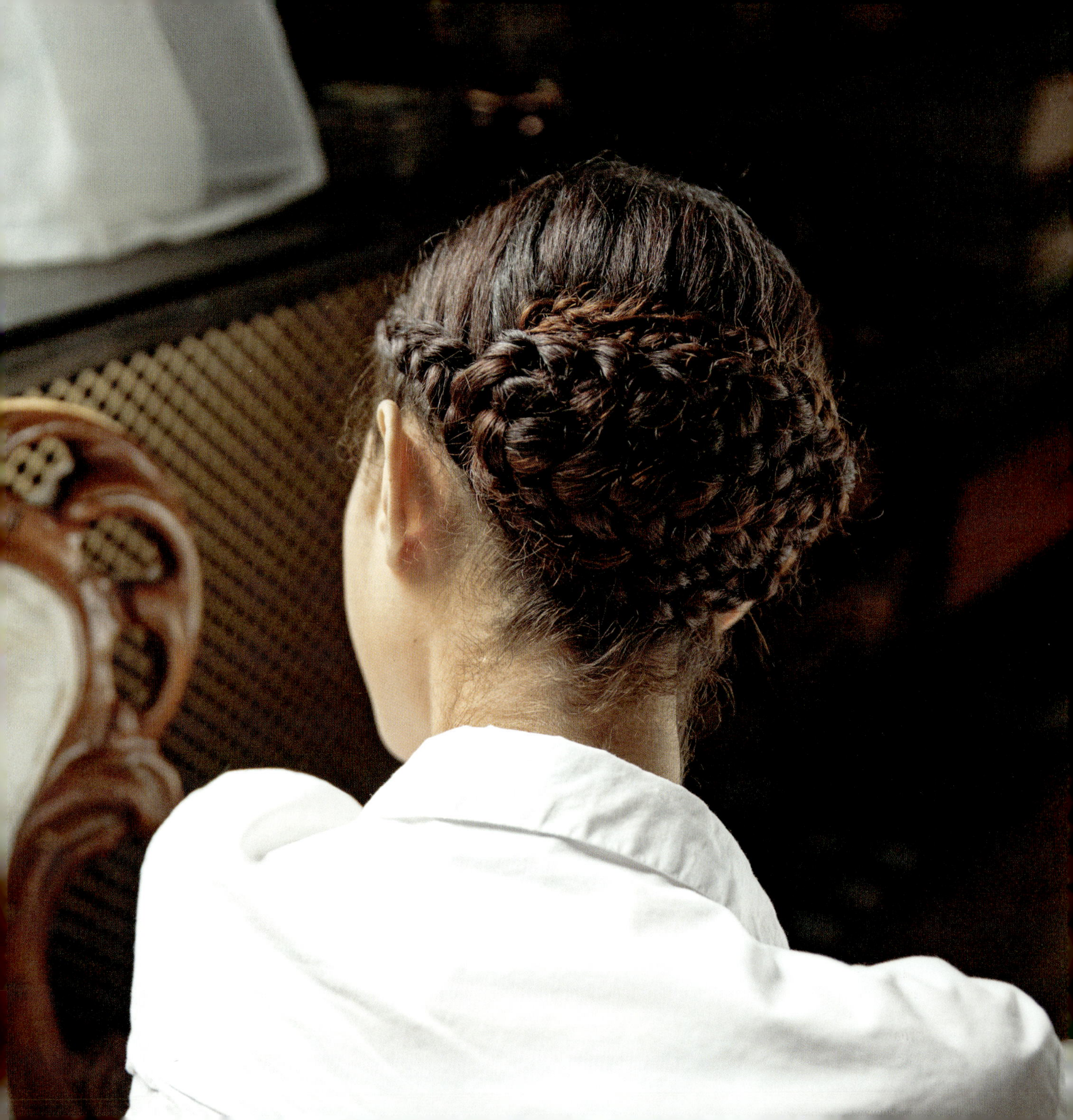

5 Nun ist die Partie am Hinterkopf dran. In dem Bereich, wo ein Zopf auf die Ohrspitze trifft, drei schmale Stränge aufnehmen und einen holländischen Zopf von einer Seite des Kopfes zur anderen flechten, nah an der Kopfhaut arbeiten, bis alle Haare eingeflochten sind.

6 Weiterflechten, bis keine Haare mehr übrig sind. Mit einem Haargummi fixieren.

7 Das Zopfende nehmen und den losen Teil über dem Hinterkopf zu einer Schleife legen. Er sollte eine Reihe direkt unter der ersten Hälfte des Zopfes bilden. Den Zopf auf ganzer Länge und besonders an der Biegung mit Haarnadeln feststecken.

8 Den restlichen Zopf oberhalb des Mittelteils drapieren und auf ganzer Länge sowie an der Biegung feststecken. Die Enden unter den Zopf stecken und befestigen. Mehrere Haarnadeln zwischen den Zöpfen einstecken, um sie zu verbinden.

9 Mit dem Zopf auf der linken Seite wiederholen und über dem Hinterkopf drapieren, sodass er auf dem ersten Zopf liegt. Zur Schleife legen und das Ende über den Kopf zurückführen. Den Zopf auf ganzer Länge mit Haarnadeln feststecken, die Enden unter den Zopf stecken. Kleine Haarnadeln zwischen diesem und dem anderen Zopf einarbeiten.

10 Den Zopf auf der rechten Seite gerade über den Hinterkopf führen und auf den anderen Zöpfen drapieren. Zur Schleife legen und feststecken, dann das Ende unter den Zopf wickeln und feststecken. Zum Fixieren Haarnadeln zwischen diesen Zopf und die anderen stecken.

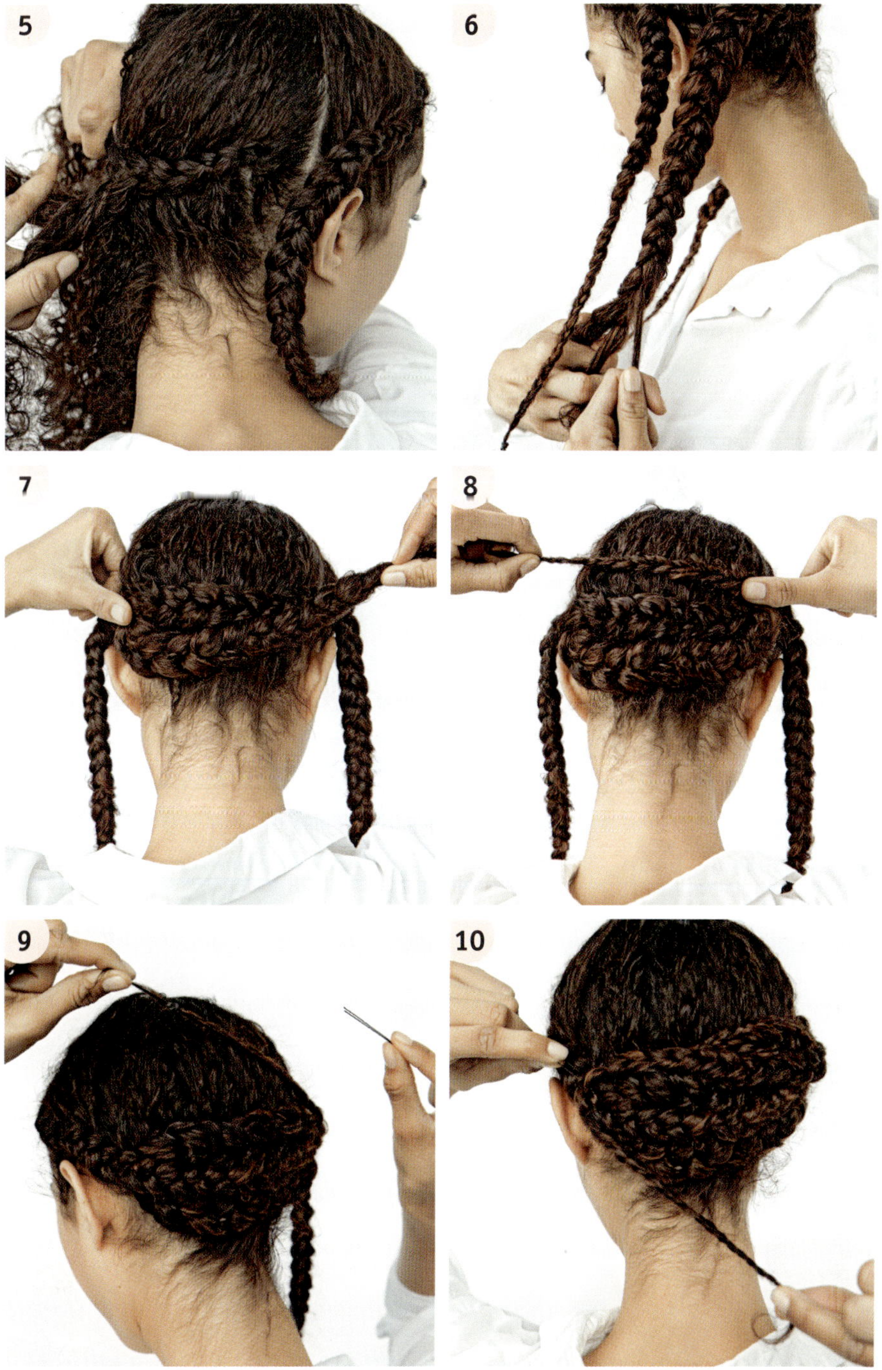

2

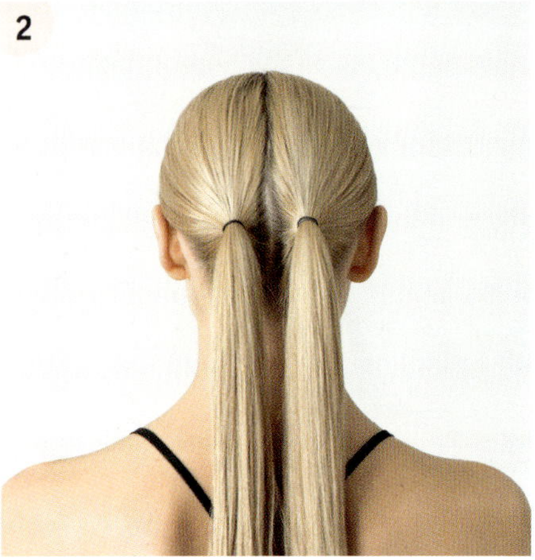

3

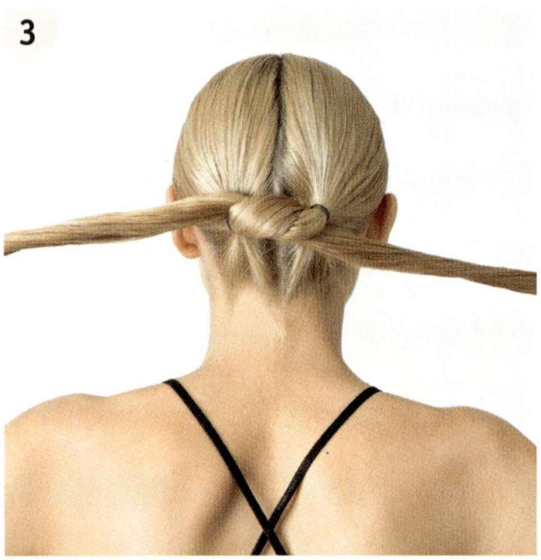

4

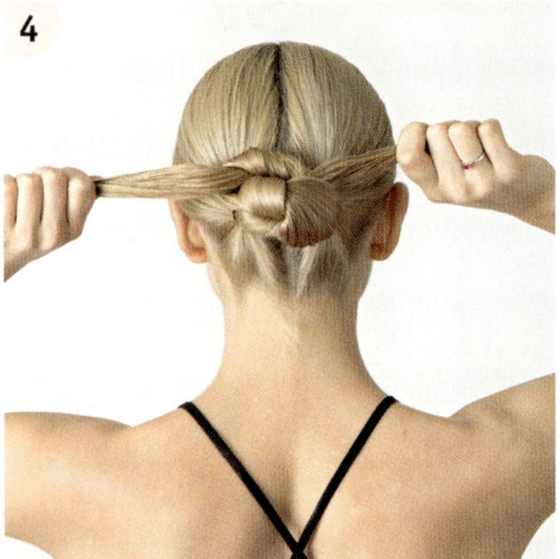

5

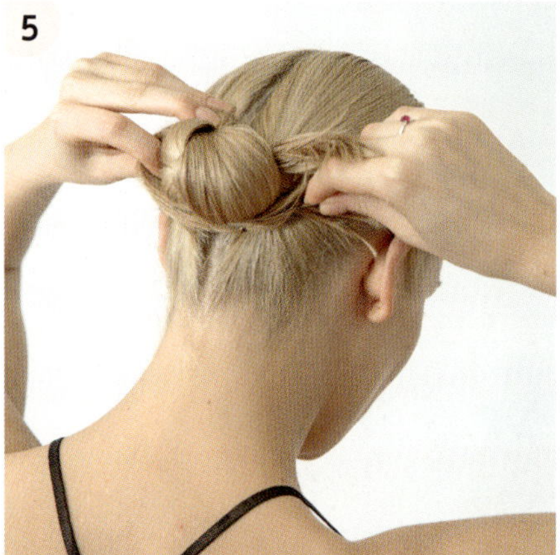

DU BRAUCHST
- Stylingcreme
- Föhn mit Düse
- Flachbürste mit gemischten Borsten
- Stielkamm
- Zwei kleine Haargummis
- Haarspray
- Haarklemmen
- Kleine Haarnadeln

OPTIONAL
- Zwei Haarbinder mit Haken

KREIERT AUS ZWEI ZÖPFEN

Trendy Chignon

Verknote zwei schlichte Zöpfe zu einem schicken, geometrischen Chignon. Benutze ruhig jede Menge Stylingcreme – sie macht das Haar glatt und gut modellierbar.

1 Reichlich dicke Stylingcreme auf das gesamte feuchte Haar auftragen und mit der Flachbürste föhnen, sodass das Haar glatt, aber modellierbar ist. (Siehe Seite 21 für Tipps zum kräuselfreien Föhnen.)

2 Mit dem Stielkamm einen sauberen Mittelscheitel bis zum Hinterkopf hinab ziehen. Dann beide Haarpartien zurückbürsten und zu zwei Zöpfen auf Ohrenhöhe zusammenfassen. Ordentlich mit Haargummis zusammenbinden. (Bei dickem Haar Haarbinder mit Haken verwenden.)

3 Die Zöpfe durchbürsten und die glatte Struktur mit Haarspray versiegeln. Zöpfe so miteinander verknoten, dass der Knoten möglichst nah an der Kopfhaut liegt.

4 Zöpfe abermals verknoten, die Enden straff spannen. Weiter verknoten, bis fast kein Haar mehr übrig ist, dabei die neuen Knoten um die ersten beiden platzieren, um eine vollere Form zu erzeugen.

5 Die Zopfenden um die Außenränder der Knoten wickeln, nach und nach mit Haarklemmen befestigen. Die Enden unter den Knoten feststecken, abstehende Härchen mit Haarnadeln fixieren. Für perfekten Halt mit Haarspray besprühen.

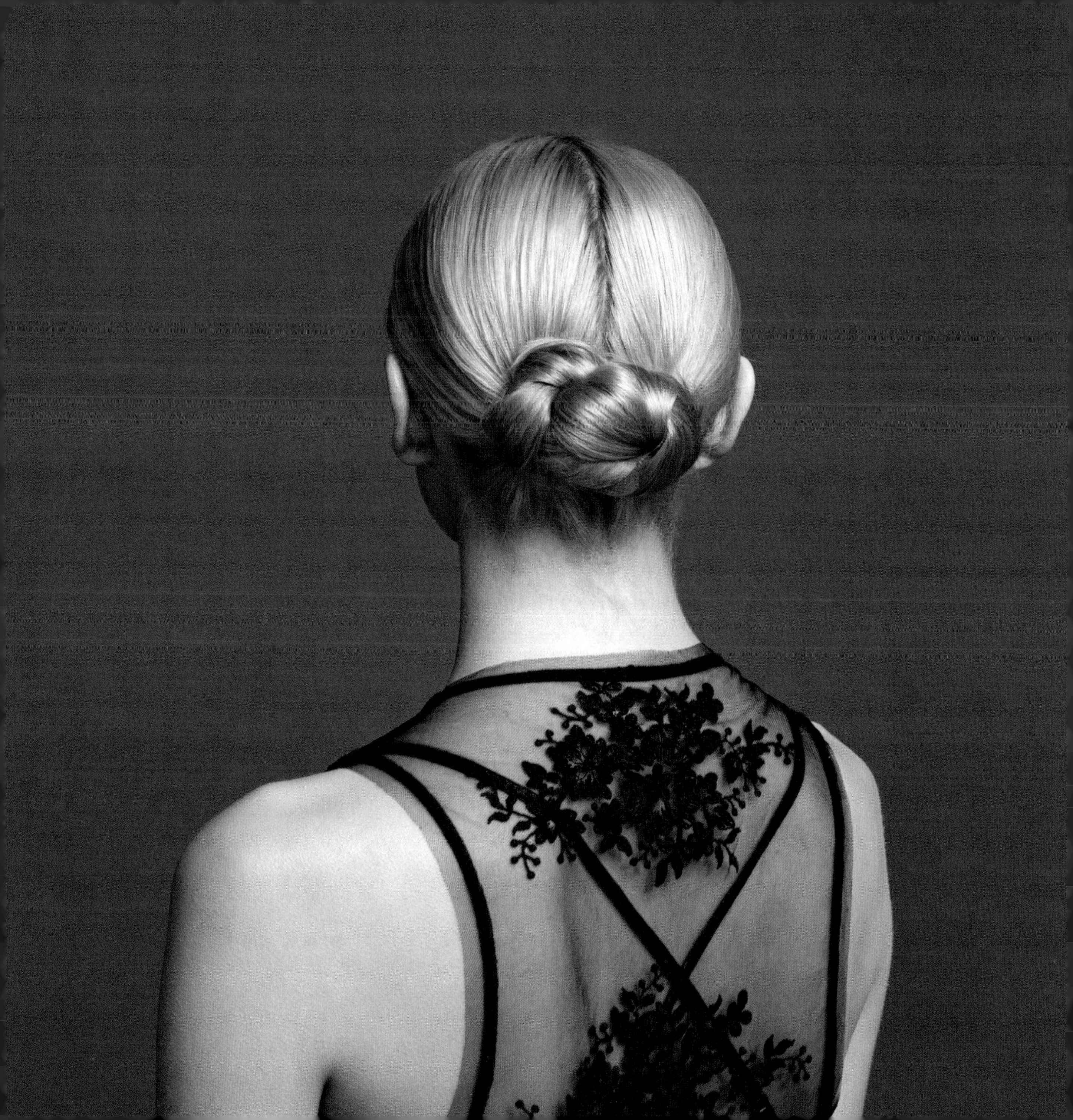

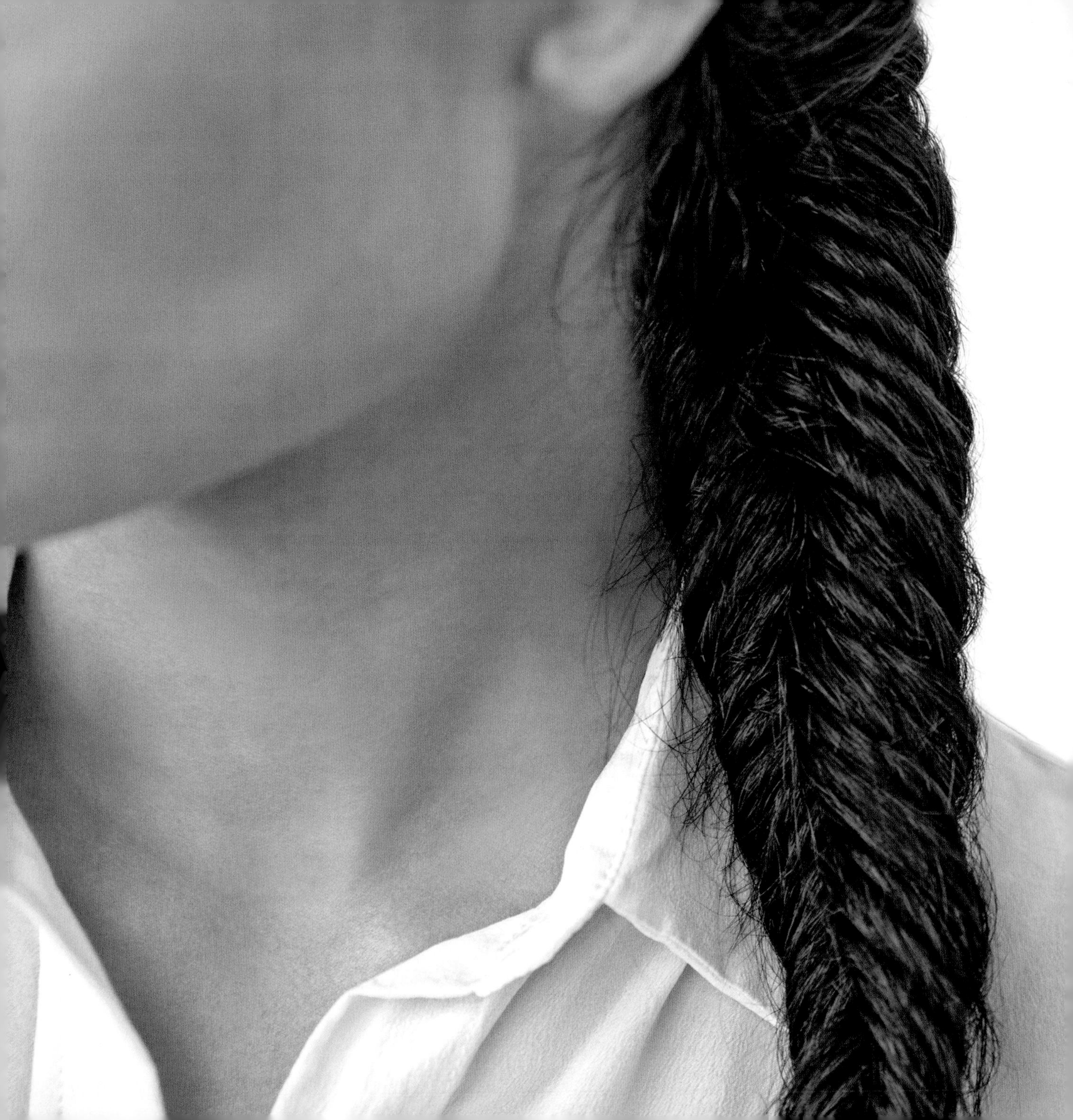

Zöpfe

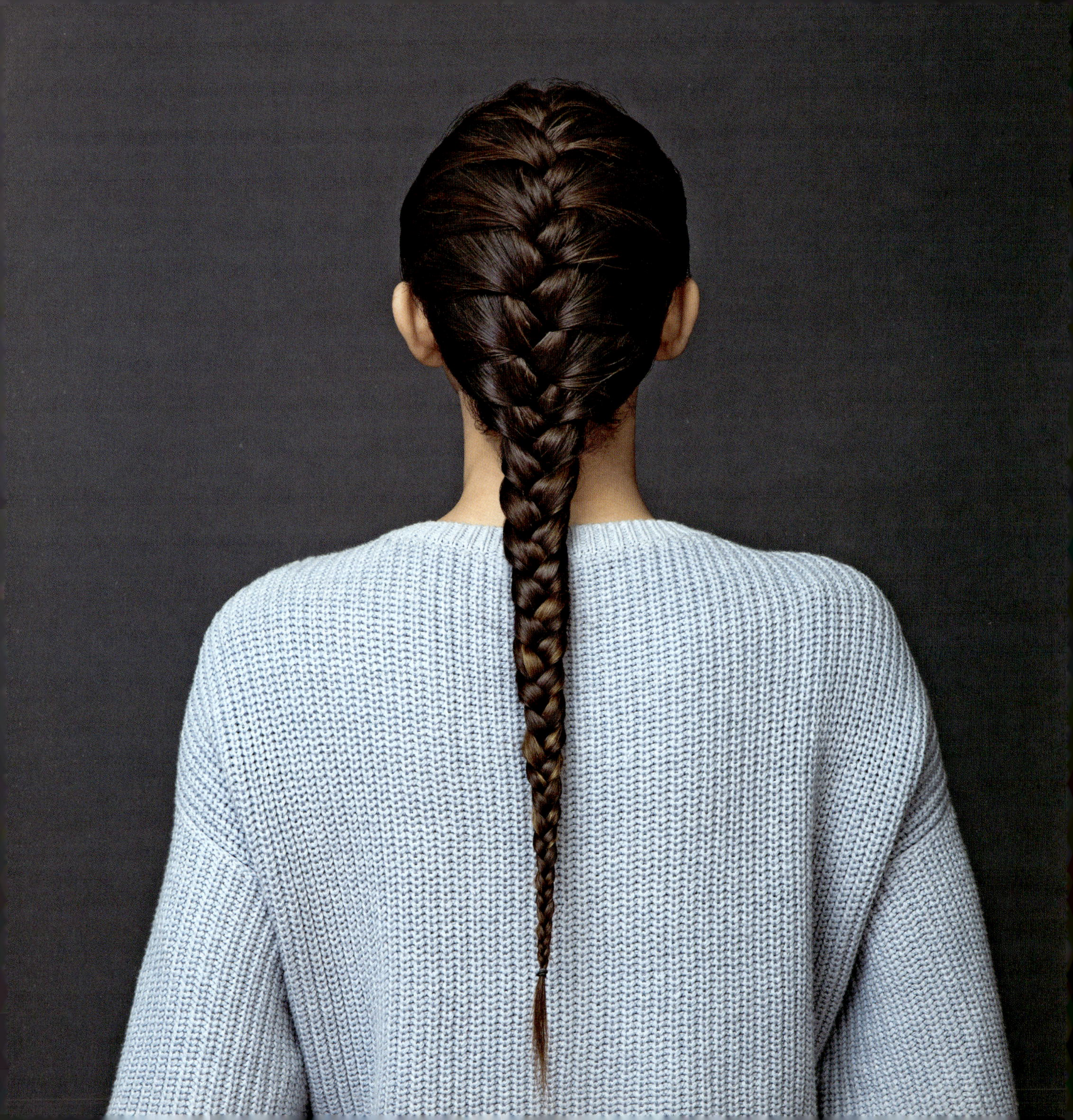

DU BRAUCHST
- Kleines Haargummi

GEWUSST WIE

Französischer Zopf

Für diesen Klassiker nimmst du stets ein wenig Haar von einer Seite des Zopfes auf und fügst es dem Haarstrang hinzu, bevor du ihn über den mittleren Strang legst. Das Ergebnis ist so schick, dass es die Franzosen für sich beanspruchten.

1 Eine Haarpartie über der Stirn nehmen und in drei gleiche Stränge unterteilen. Mit dem Daumen und Zeigefinger der linken Hand den linken Strang halten. Den rechten Strang zwischen Daumen und Zeigefinger der rechten Hand halten, den mittleren zwischen Mittel- und Zeigefinger.

2 Nun den linken Strang über den mittleren legen, sodass dieser in der Mitte ist, und zwischen dem rechten Mittel- und Zeigefinger fassen.

3 Den rechten Strang über den mittleren legen, sodass dieser nun die Mitte bildet.

4 Schritt 2 wiederholen, aber diesmal zuerst eine Haarsträhne von der linken Seite aufnehmen und den ganzen Strang über die Mitte legen. Zum Aufnehmen mit dem Finger eine Linie vom Haaransatz zum Zopf ziehen und dabei die Fingerspitze über die Kopfhaut gleiten lassen. Die so aufgenommene Strähne zum Strang hinzufügen. Die Stränge sollten immer möglichst gleich dick sein.

5 Weiterflechten, bis der Nacken erreicht und kein Haar mehr zum Aufnehmen da ist. Dann das restliche Haar einfach wie üblich mit drei Strängen bis zum Ende weiterflechten. Mit einem Haargummi sichern.

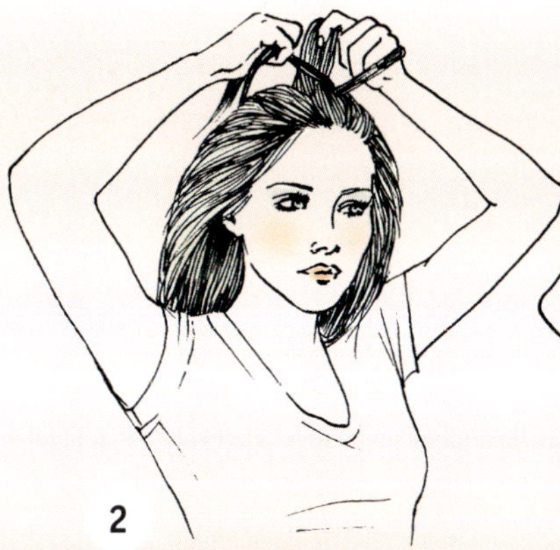
2

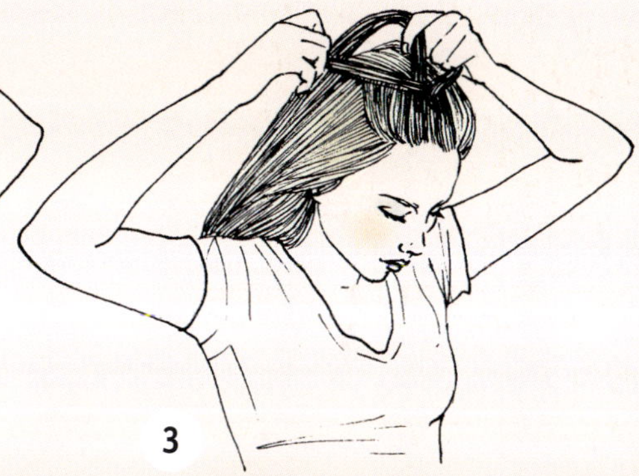
3

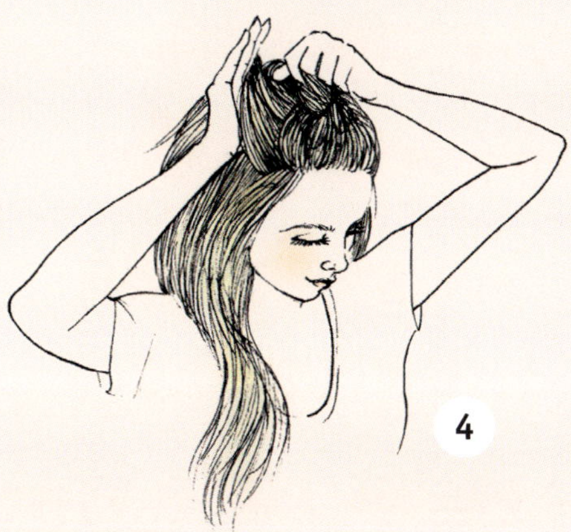
4

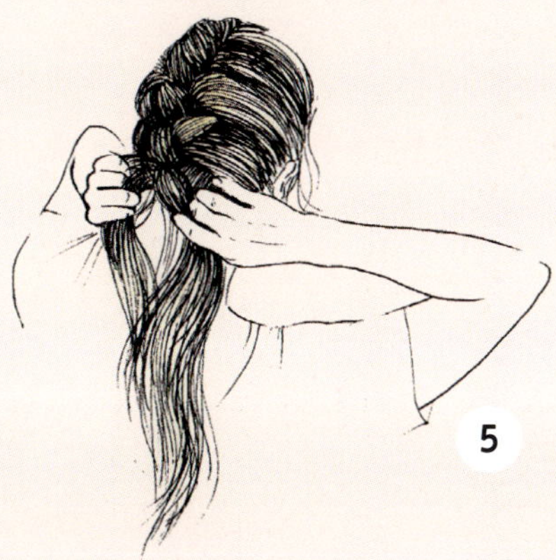
5

2

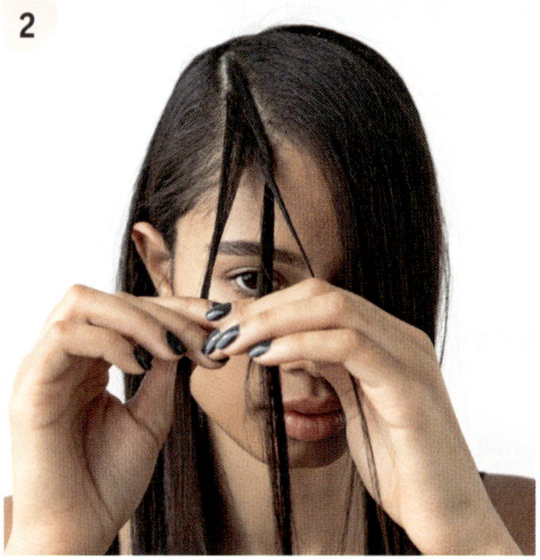

3

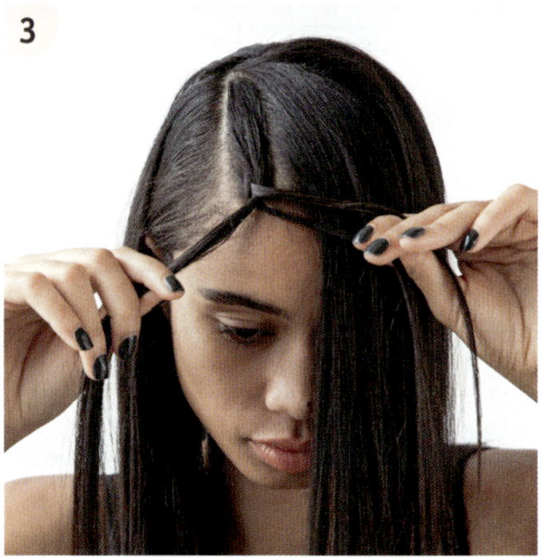

4

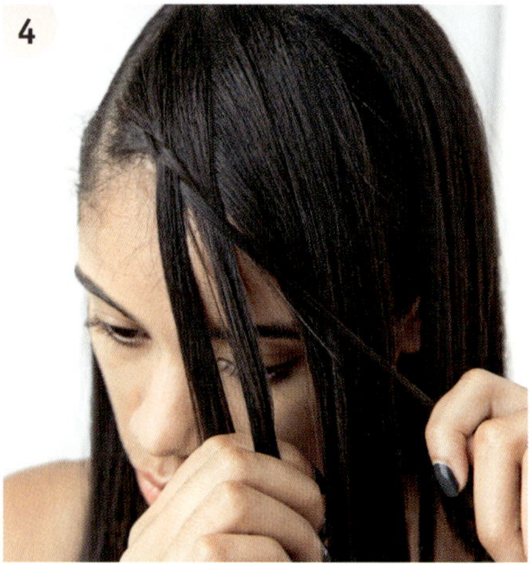

5

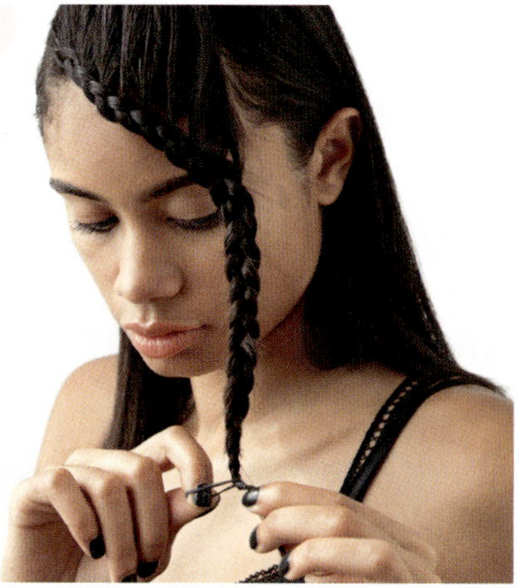

DU BRAUCHST
- **Stielkamm**
- **Kleines Haargummi**

GEFLOCHTENER Boho-Pony

Du willst deinen Pony wachsen lassen? Kaschiere ihn doch mit einem holländischen Zopf, der dein Gesicht hübsch umspielt.

1 Mit dem Stielkamm einen tiefen Seitenscheitel ziehen, dann ein Dreieck bilden, das vom Hinterkopf bis zum Punkt zwischen den beiden Brauen verläuft. Eine 2–3 cm dicke Strähne, die direkt am Scheitel liegt, abteilen.

2 Diese Strähne in drei Stränge teilen. Den hinteren Strang unter den mittleren legen, sodass er nun zur Mitte wird. (Das ist der Unterschied zwischen französischem und holländischem Zopf: Die Stränge werden untereinander-, nicht übereinandergelegt!)

3 Beim vorderen Strang wiederholen und ihn unter den mittleren Strang legen. Das Haar sollte nah an der Kopfhaut anliegen.

4 Eine schmale spitz zulaufende Strähne zusammenfassen, die von der Kopfmitte bis zum vorderen Haaransatz verläuft, dann zum hinteren Strang hinzufügen und das Haar unter den mittleren Strang legen. Entlang des Haaransatzes arbeiten, sodass der Zopf die Seite des Gesichtes hinab verläuft.

5 Weitere spitz zulaufende Strähnen zum hinteren Strang hinzufügen und unter die Mitte legen, bis kein Haar mehr im Dreieck ist. Den Zopf mit drei Strängen weiterflechten; mit einem Haargummi fixieren.

6 Für mehr Textur den Zopf von unten beginnend auseinanderziehen.

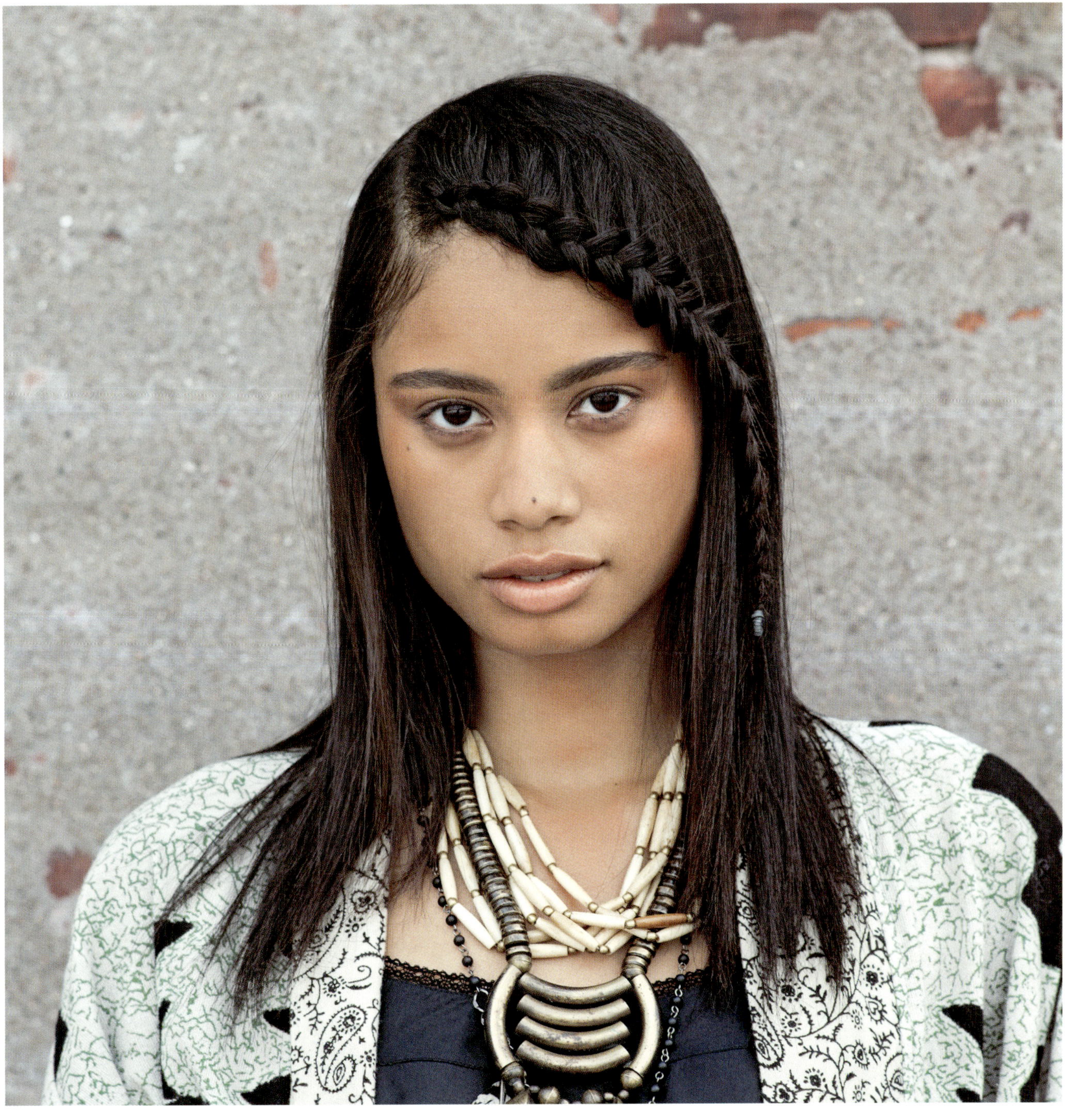

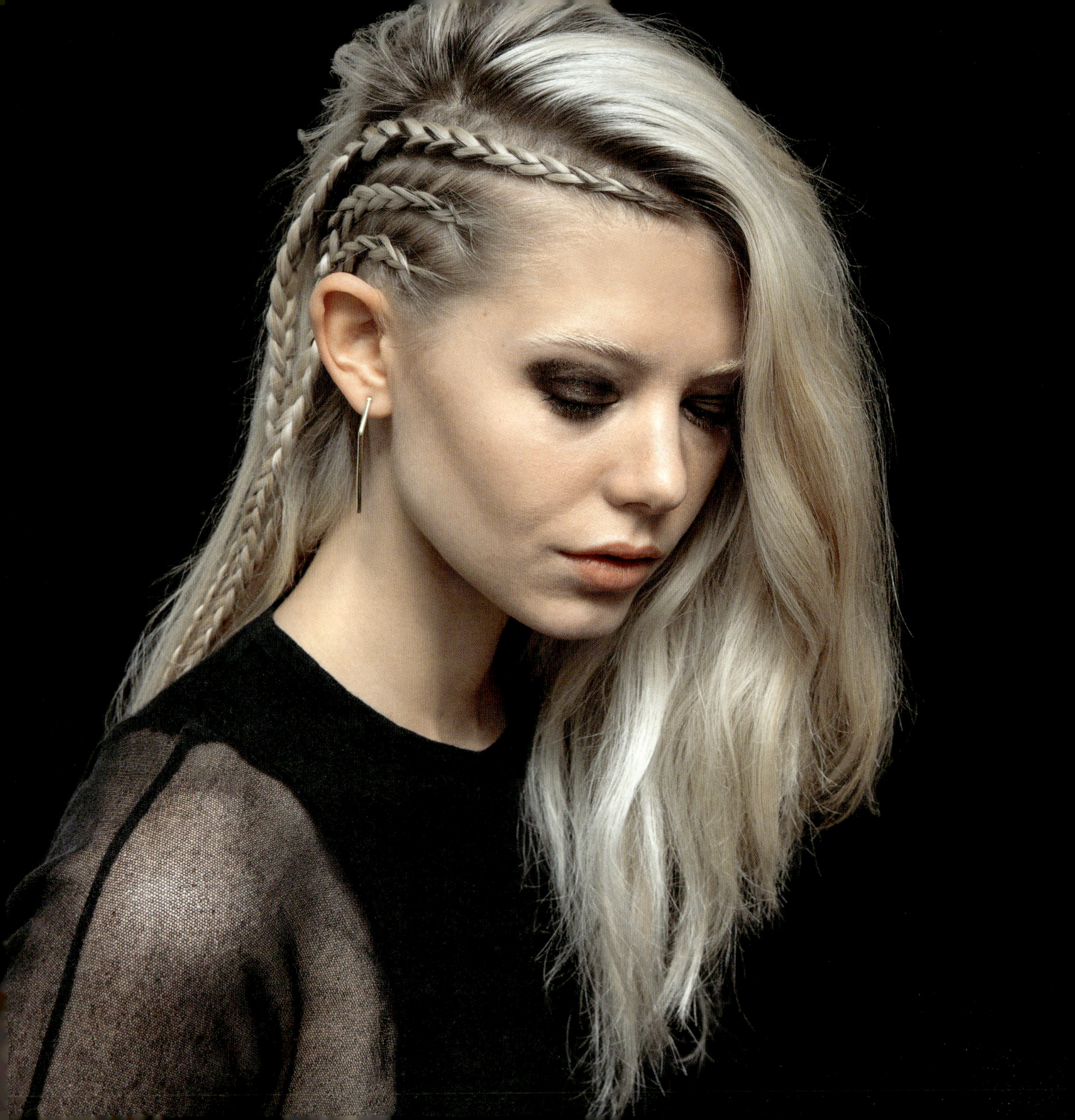

DU BRAUCHST
- Stielkamm
- Zwei Metall-Abteilklammern
- Wachs
- Drei kleine Haargummis
- Salzspray
- Föhn ohne Düse

OPTIONAL
- Lockenstab mit 25 mm Durchmesser
- Texturspray

Coole Cornrows

MIT ZERZAUSTEN WELLEN

Schmale Cornrows – auch holländische Zöpfe genannt – sorgen für eine toughen Look. Um Zeit zu sparen (und einen interessanten Kontrast zu erzeugen), flicht einfach nur ein paar davon und lass das restliche Haar offen.

1 Mit dem Stielkamm einen sauberen diagonalen Scheitel ziehen, der in der Mitte des vorderen Haaransatzes beginnt und an einem Punkt zwischen Oberkopf und rechtem Ohr endet.

2 Mit dem Stielkamm drei schmale Haarpartien auf der rechten Seite des Kopfes abteilen und zwei davon mit Abteilklammern fixieren. Die dem Ohr am nächsten liegende Haarpartie nehmen und in drei Mini-Stränge teilen.

3 Vor dem Flechten für mehr Griffigkeit Wachs in die Finger geben. Dann einen Seitenstrang unter den mittleren legen.

1

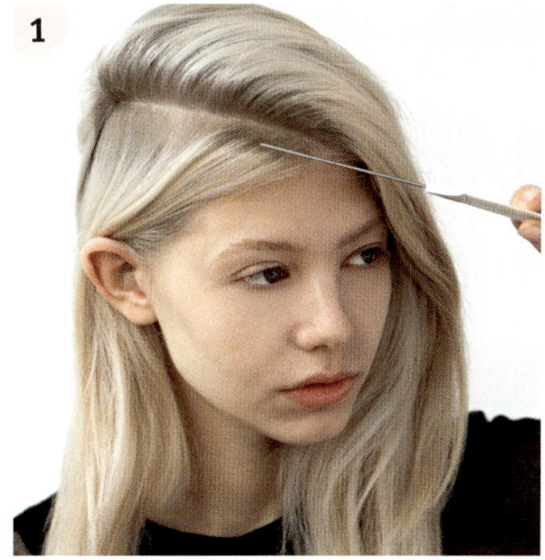

2

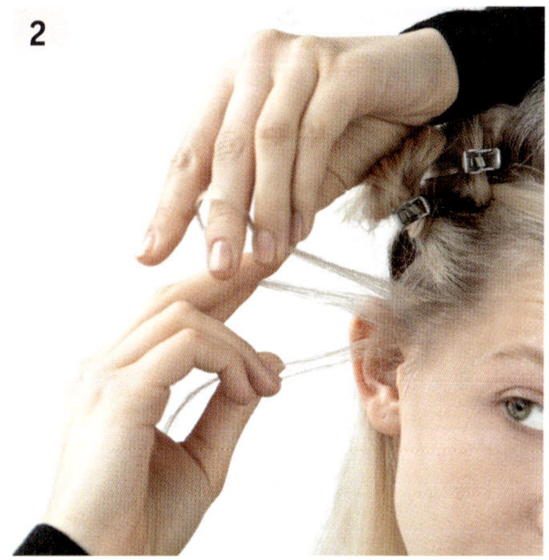

3

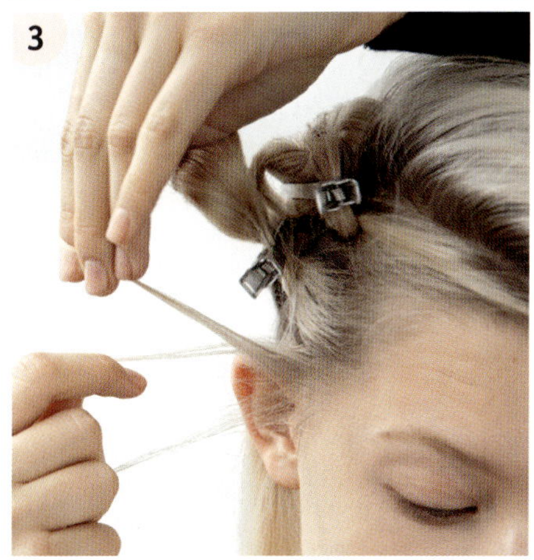

4

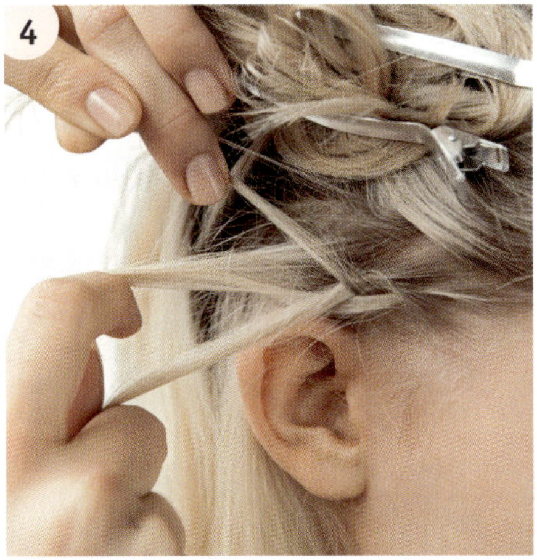

5

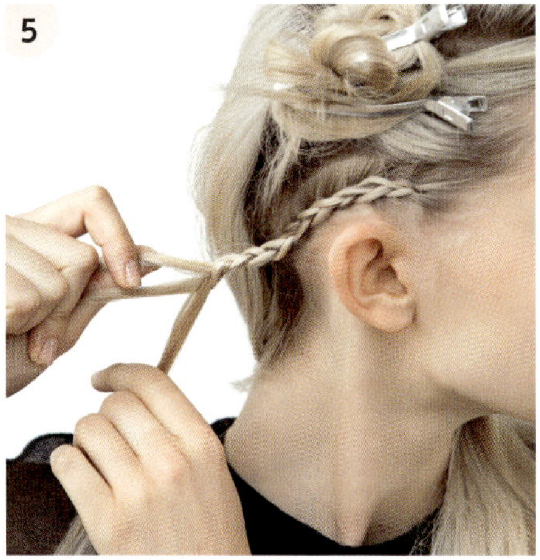

TIPP

Wenn du vor dem Flechten Wachs auf deinen Fingern verteilst, verbessert das die Griffigkeit und glättet abstehende Härchen. Gib etwas davon auf den Handrücken, sodass es bei Bedarf gleich zur Stelle ist.

6

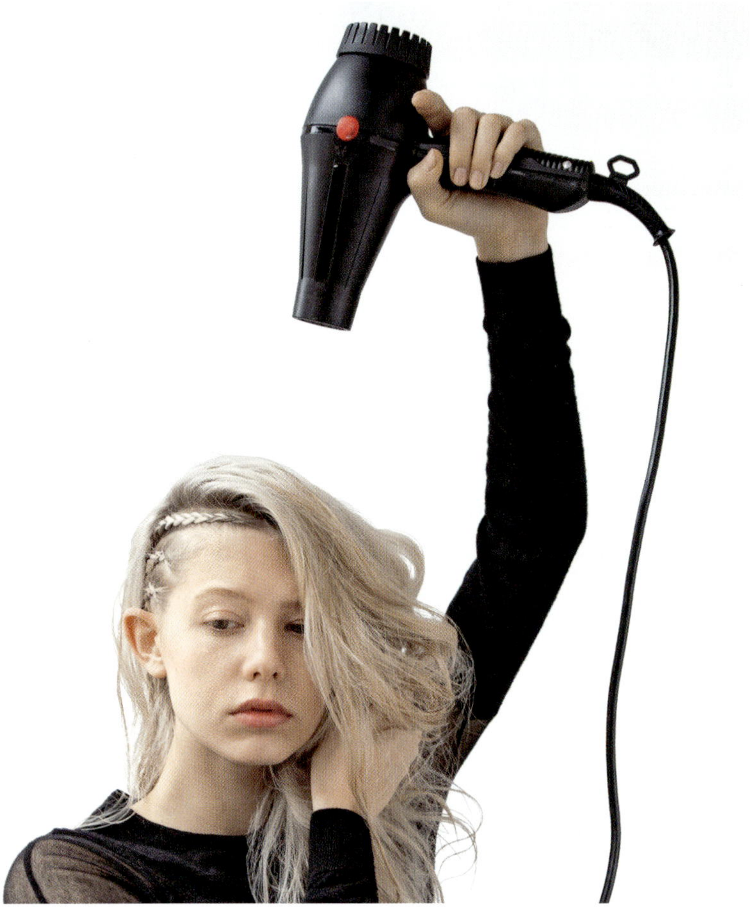

4 So abwechselnd auf jeder Seite weiter verfahren und dabei immer eine Strähne von der Seite aufnehmen. Nah am Haaransatz flechten und den Kopf entlang nach hinten arbeiten. (Wenn das Haar beim Flechten so weit absteht, dass du es sehen kannst, wird die Cornrow nicht ordentlich am Kopf anliegen.)

5 Wenn alle Haare am Haaransatz eingeflochten sind, einen herkömmlichen Zopf weiterflechten, dabei die Körperposition beibehalten, sodass der Zopf hinter dem Ohr bleibt, anstatt vorn ins Gesicht zu fallen. Mit einem Haargummi fixieren.

6 Die zwei restlichen Haarpartien wie die erste flechten. Dann Salzspray vom Ansatz bis in die Spitzen ins lose Haare sprühen und ohne Düse föhnen, dabei das Haar mit der Hand zusammendrücken. (Bei extrem lockigem Haar, das sich im feuchten Zustand kräuselt, diesen Schritt überspringen und mit dem Lockenstab die Naturlocken betonen – siehe Seite 121.) Oder stattdessen glatt föhnen und dann mit dem Lockenstab eine sanfte Welle kreieren. Mit einem Hauch Texturspray fixieren.

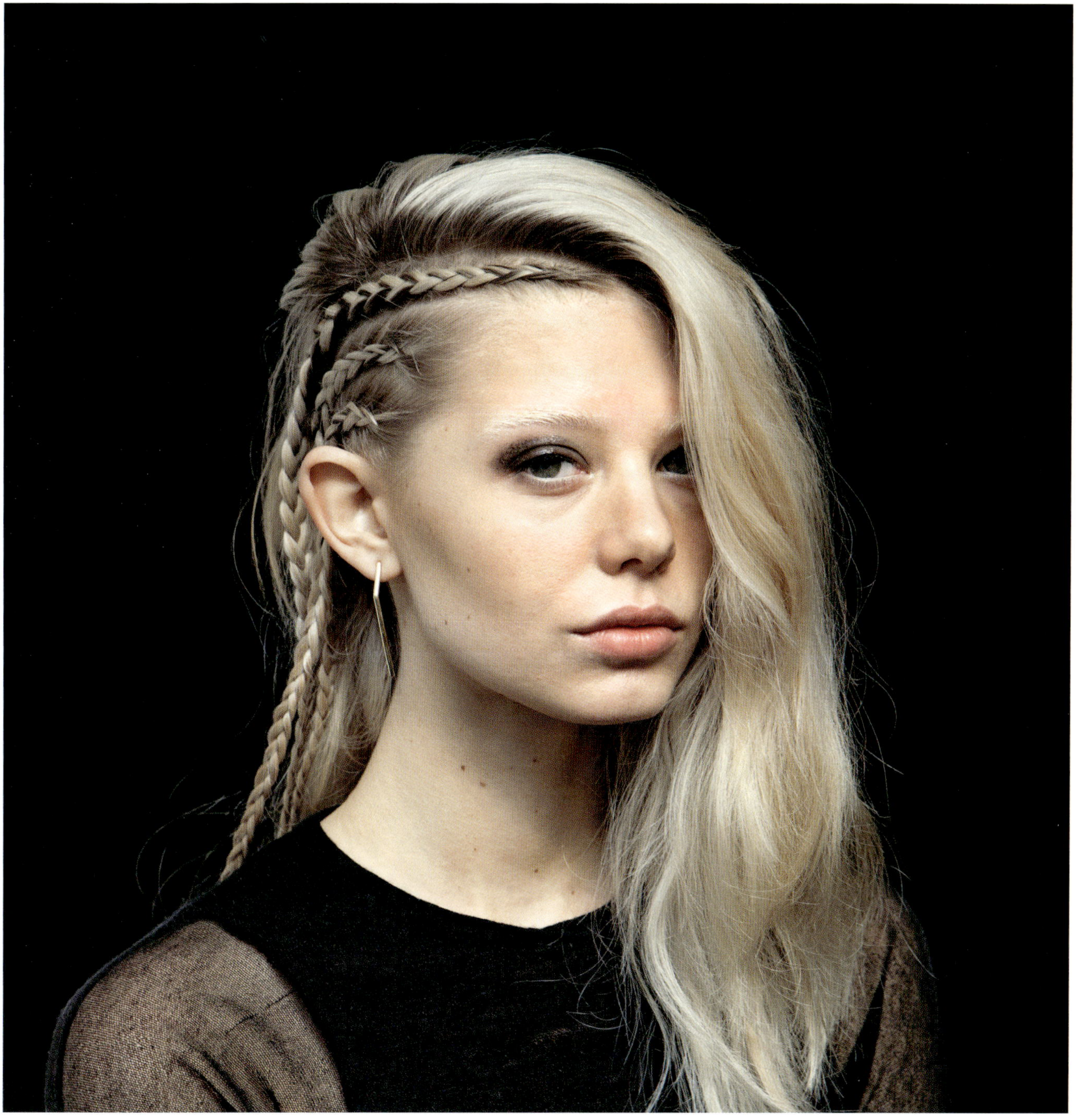

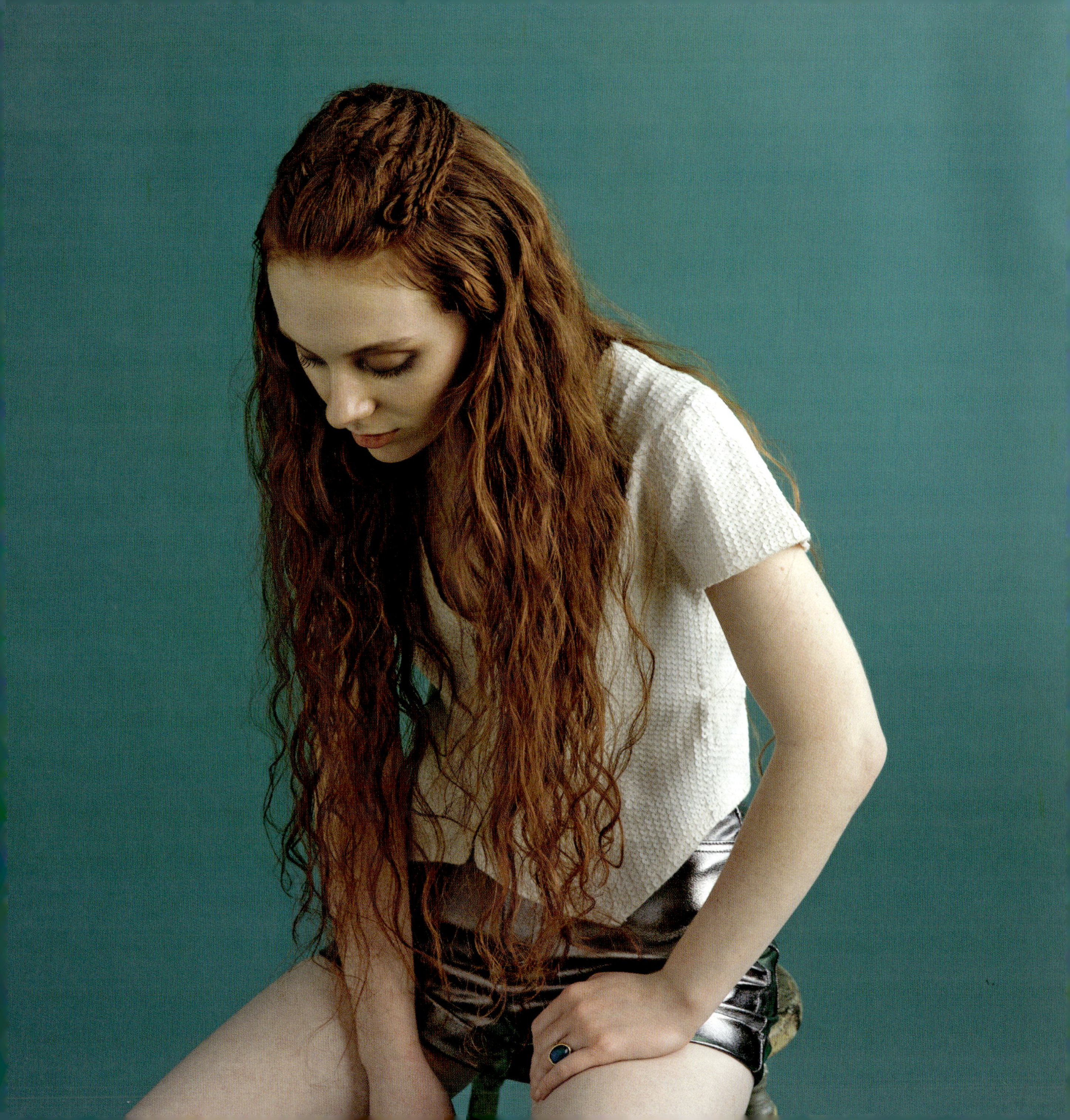

2

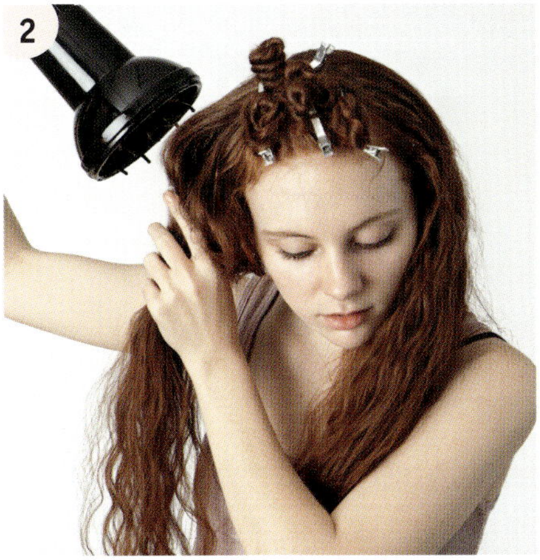

3

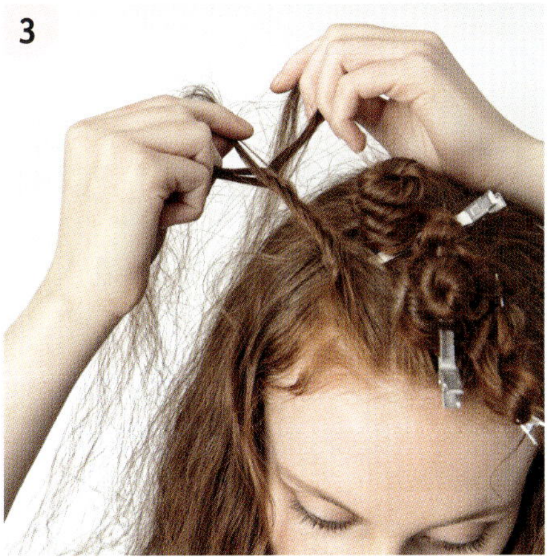

4

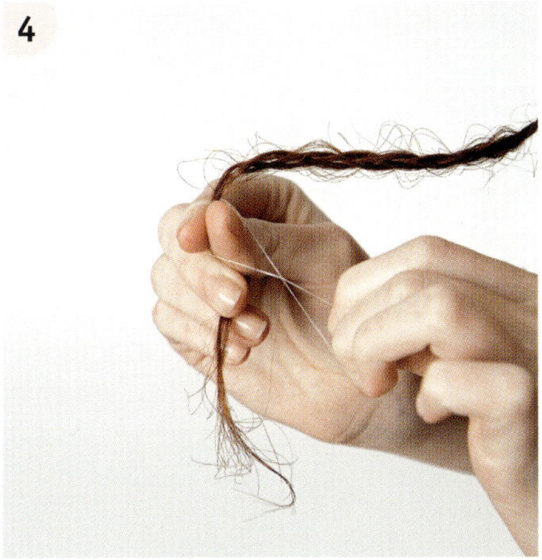

5

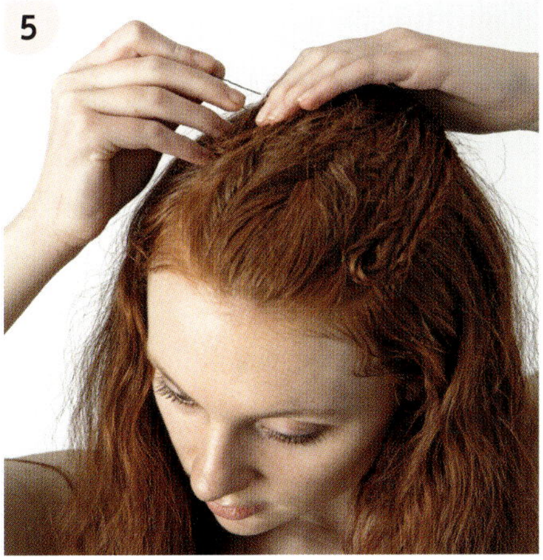

DU BRAUCHST
- **Salzspray**
- **Vier Metall-Abteilklammern**
- **Föhn mit Diffusor**
- **Kleine Haargummis**
- **Kleine Haarnadeln**

MEERESFEELING PUR

Arielle-Zöpfe

Wer möchte nicht wie eine Meerjungfrau aussehen? Mit langen, welligen Haaren und ein paar romantischen Ringellocken. Lockere Fischgrätenzöpfchen runden den Look ab.

1 Salzspray vom Ansatz bis in die Spitzen ins feuchte Haar sprühen. Drei quadratische Haarpartien am vorderen Haaransatz fixieren. Dahinter eine vierte, längere und horizontale Partie, die über den Oberkopf verläuft, abteilen und feststecken.

2 Das gesamte Haar mit dem Diffusor föhnen. Große Haarpartien mit der Hand eindrehen, um Textur zu erzeugen.

3 Nun jede der vier Partien zu einem losen Fischgrätenzopf flechten: Eine Partie in zwei Stränge teilen. Eine Haarsträhne von der Außenseite eines Strangs aufnehmen, über die Mitte legen und zum zweiten Strang hinzufügen. (Die Anleitung findest du auf Seite 90.) Weiterflechten und den Zopf nach hinten Richtung Hinterkopf ziehen.

4 Mit den anderen Haarpartien wiederholen. Die Zöpfe jeweils mit einem Haargummi fixieren und seitlich auseinanderziehen.

5 Einen Zopf um den Hinterkopf, dann nach vorn zum vorderen Haaransatz legen, eine flache Schlinge bilden und je nach Länge wieder nach hinten drapieren. Mit einer Haarnadel feststecken, Zopfenden lose herabhängen lassen. Mit den anderen Zöpfen wiederholen, dabei immer die Seite wechseln. Nun die Zopfenden in den Spalten zwischen den Schlingen feststecken.

DU BRAUCHST
- Stielkamm
- Zwei kleine Haargummis
- Glatte Haarklemmen

1

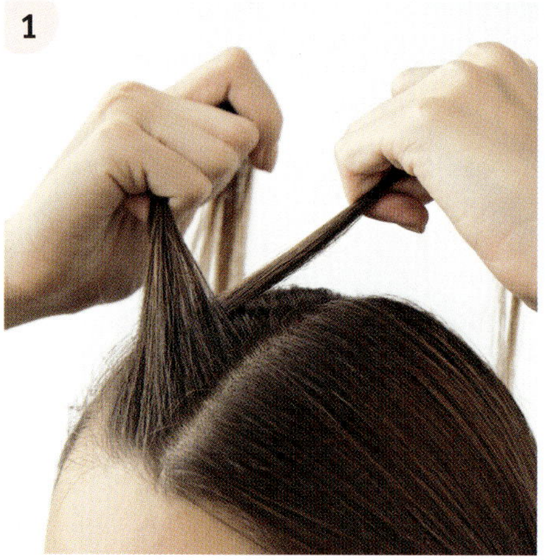

2

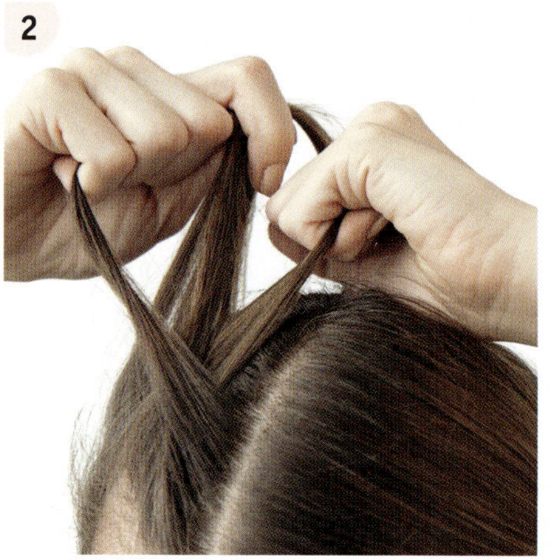

FRECHE Schlaufenzöpfe

Mit diesen hochgesteckten verkehrten Fischgrätenzöpfen bleibt das Gesicht schön frei.

3

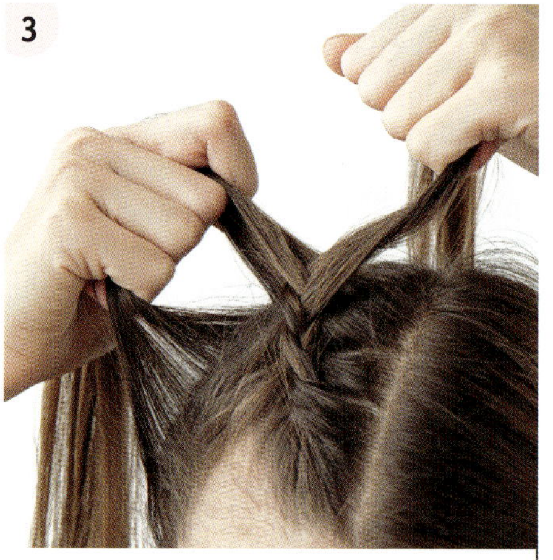

4

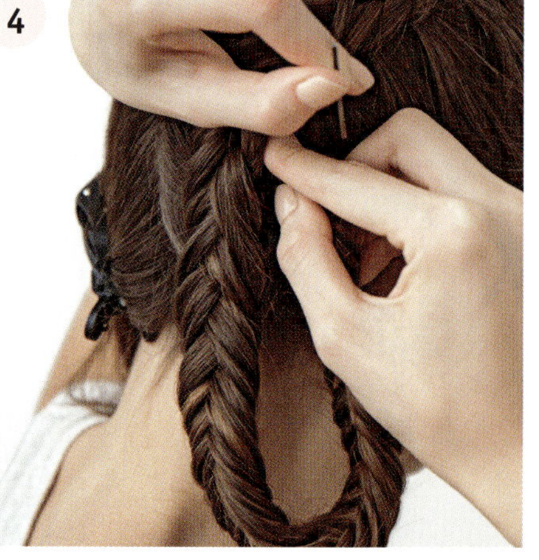

1 Mit dem Stielkamm einen Mittelscheitel ziehen. Zwei Haarpartien vom vorderen Haaransatz nehmen und so überkreuzen, dass die dem Scheitel am nächsten liegende oben liegt. Die Arme so halten, dass der Zopfanfang zum Hinterkopf zeigt.

2 Eine schmale Strähne von der oberen Partie nehmen, unter die Partie legen und zur unteren Partie hinzufügen. Dann für den verkehrten Fischgrätenzopf-Effekt eine Strähne vom losen Haar in Ohrennähe nehmen, unter der oberen Partie hindurch zur unteren Partie hinzufügen.

3 Auf der anderen Seite wiederholen, eine schmale Haarsträhne von der Außenseite der unteren Partie aufnehmen, unterhalb kreuzen und zur oberen Partie hinzufügen. Dann eine Strähne außerhalb des Zopfes aufnehmen, die Strähne unterhalb kreuzen und zur anderen Partie hinzufügen. So weiter verfahren, bis alle Haare nahe der Kopfhaut eingeflochten sind.

4 Ab dem Nacken mit einem verkehrten Fischgrätenzopf fortfahren; mit einem Haargummi fixieren. Das Zopfende auf Ohrenhöhe mit starken Haarklemmen feststecken, auf der anderen Seite wiederholen.

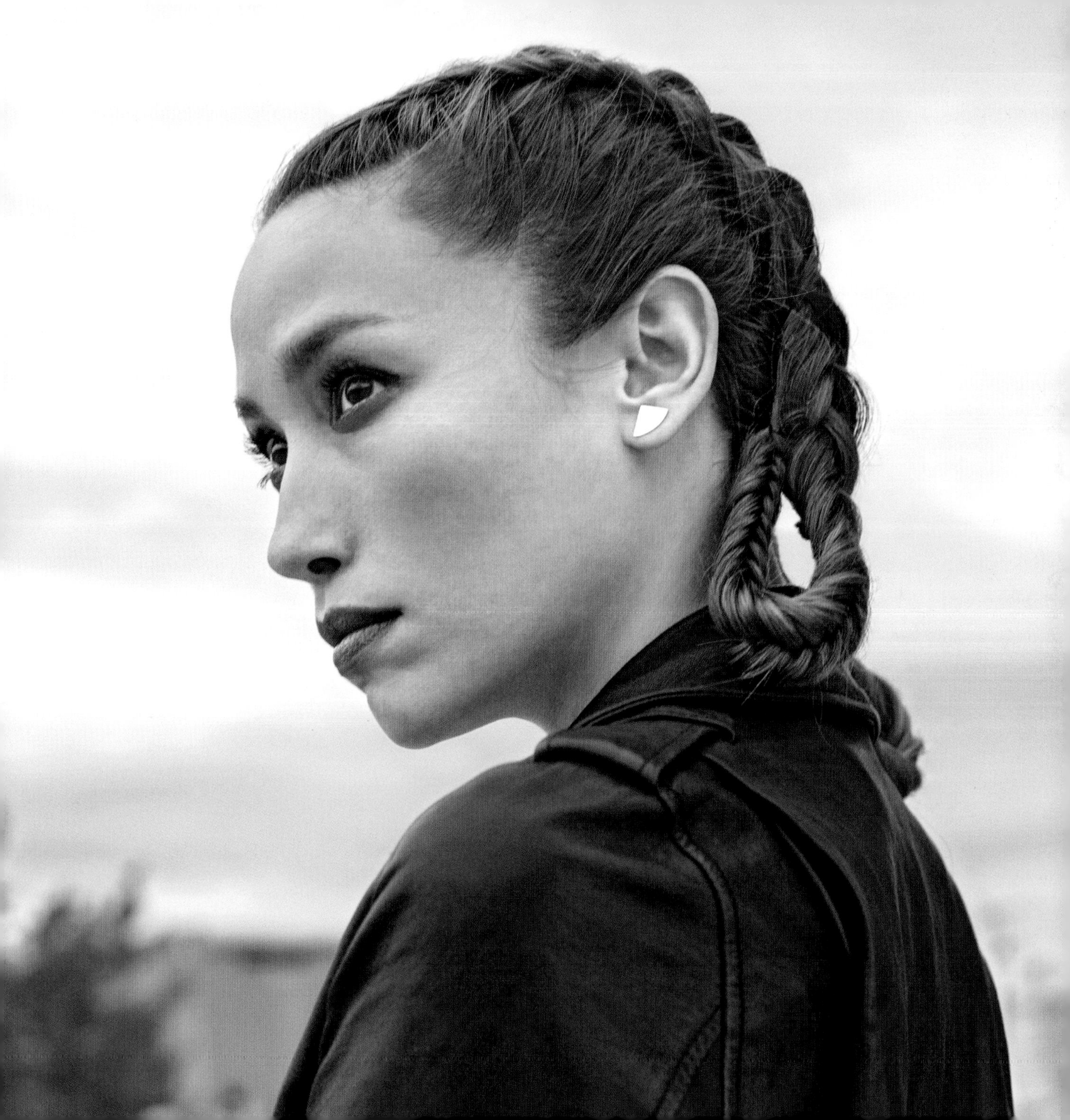

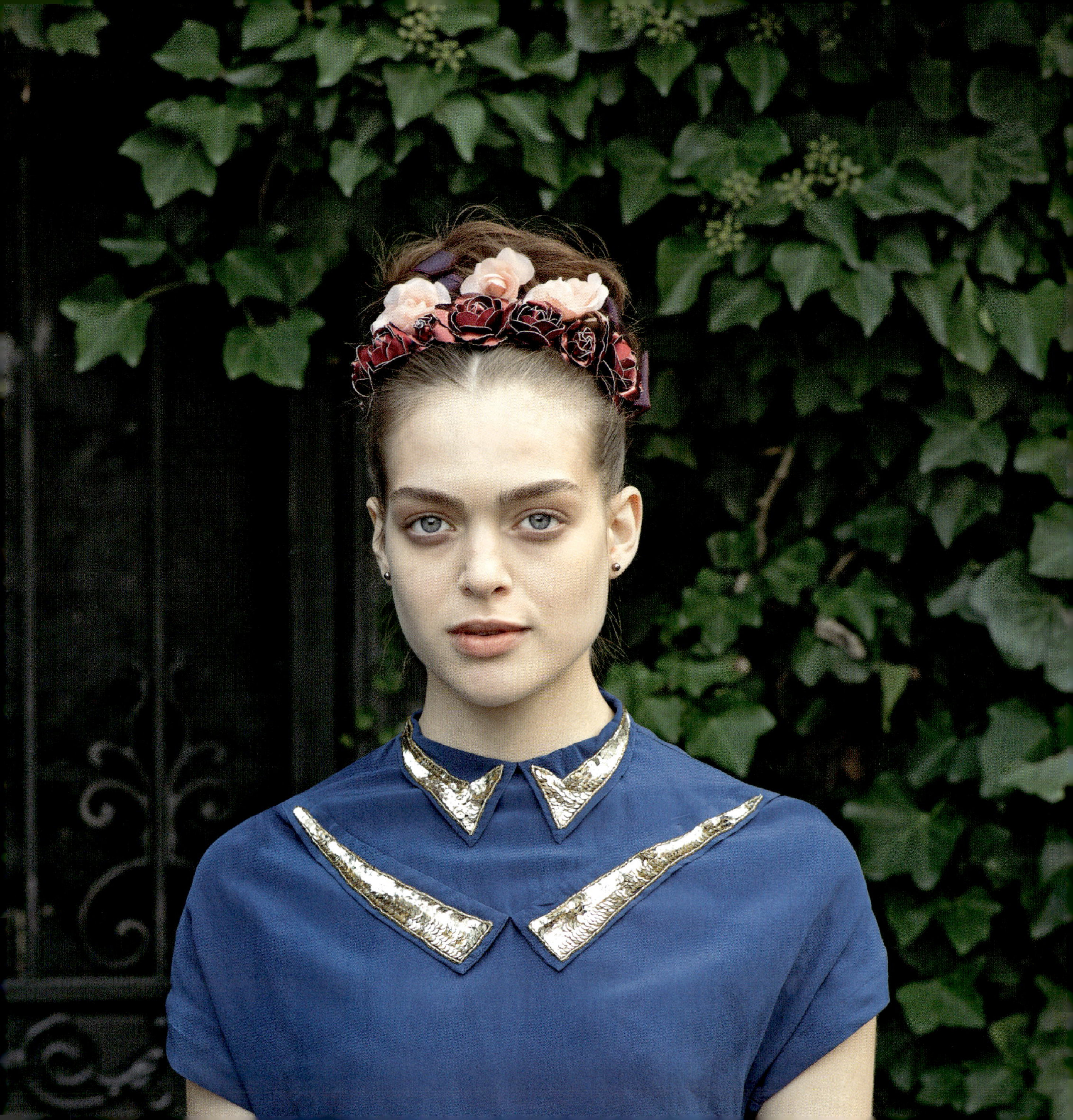

DU BRAUCHST
- Stielkamm
- Zwei Crocodile Clips
- Haarspray für leichten Halt
- Flachbürste mit Wildschweinborsten
- Zwei Haarbinder mit Haken
- Haarband in der doppelten Länge deines Haares
- Metall-Abteilklammer
- Zwei kleine Haargummis
- Kleine Haarnadeln
- Blütenhaarbänder

VARIATION
- Blumen mit mindestens 5 cm langem Stiel
- Große Haarnadeln

Frida-Zöpfe

Frida Kahlos Geschichte hat mich seit jeher inspiriert und ich bewundere ihre kühne, unkonventionelle Weiblichkeit. Kein Wunder, dass ich ihre unverkennbare Frisur ebenso liebe.

1 Mit dem Stielkamm einen Mittelscheitel ziehen und das Haar in zwei gleiche Partien unterteilen. Mit zwei Crocodile Clips fixieren.

2 Eine Partie direkt unter dem höchsten Punkt des Hinterkopfes und 25 mm vom Mittelscheitel entfernt zu einem Schwanz zusammenfassen. Die Partie gut mit Haarspray einsprühen, mit der Flachbürste glatt bürsten und fest mit einem Haarbinder zusammenbinden. Auf der anderen Seite wiederholen.

3 Das Band so auf den Oberkopf legen, dass es den Freiraum zwischen den Schwänzen überdeckt. Das Haarband zu den Schwänzen hinzufügen.

1

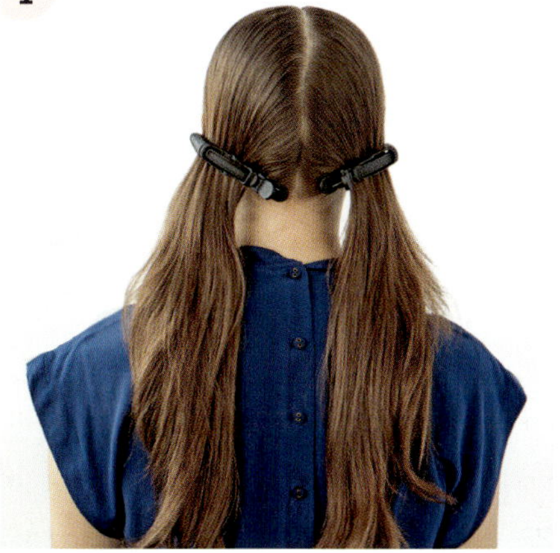

2

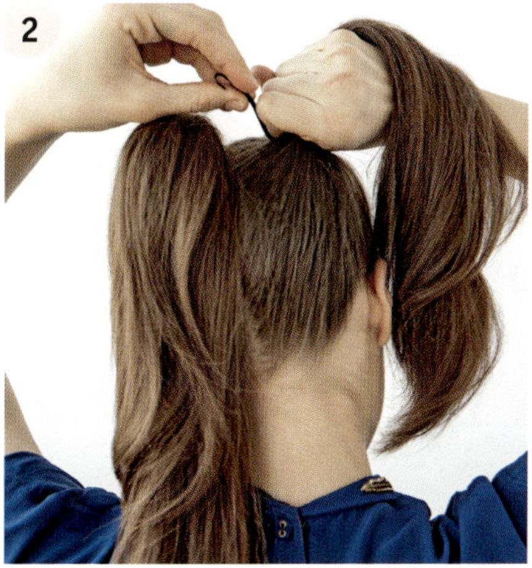

3

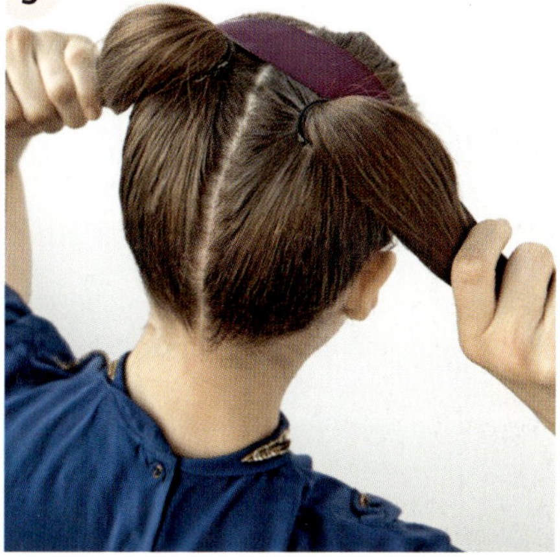

4

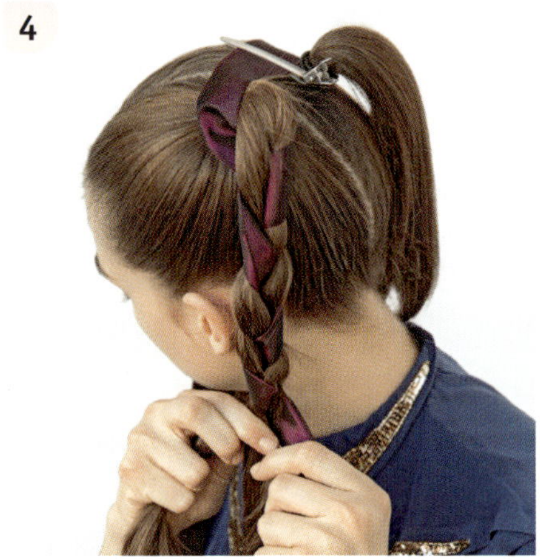

5

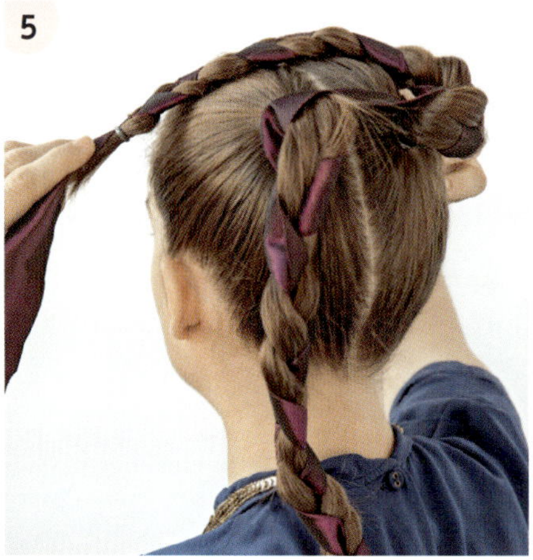

6

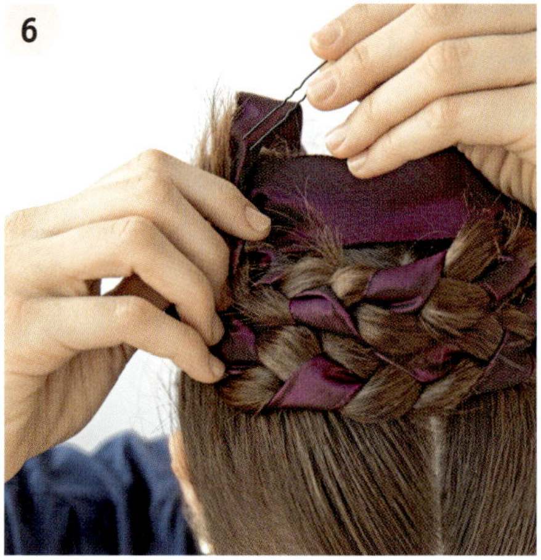

7

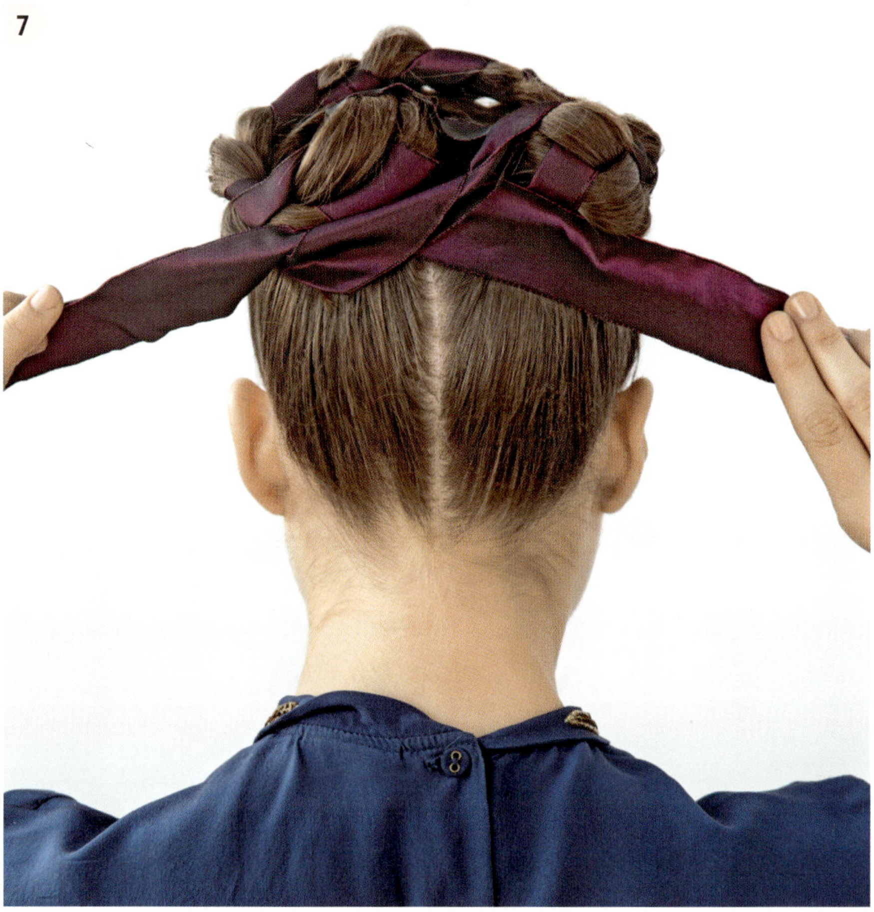

4 Mit der Abteilklammer das Haarband vorübergehend auf einer Seite des Kopfes befestigen, dann den anderen Schwanz in zwei Stränge teilen, das Band liegt in der Mitte. Einen klassischen dreisträngigen Zopf flechten und mit einem kleinen Haargummi zusammenbinden. Mit dem anderen Schwanz wiederholen.

5 Einen Zopf wie ein Haarband über den Vorderkopf und den Scheitel legen. (Je nach Länge muss das Haar unter Umständen mehrmals herumgewickelt werden.) Mit Haarnadeln befestigen.

6 Mit dem anderen Zopf wiederholen, mit Haarnadeln befestigen. Die Enden gut feststecken und im Haar verschwinden lassen.

7 Das überschüssige Haarband am Hinterkopf verknoten oder zu einer Schleife binden und die Enden wie hier abgebildet herabhängen lassen oder zurückschneiden und zusammenbinden.

8 Als krönenden Abschluss Blumenhaarbänder vor den Zöpfen drapieren und feststecken.

VARIATION

Als Alternative frische Blumen in der Mitte des Oberkopfes in die Zöpfe stecken. Die Stiele mit großen Haarnadeln am Haar befestigen.

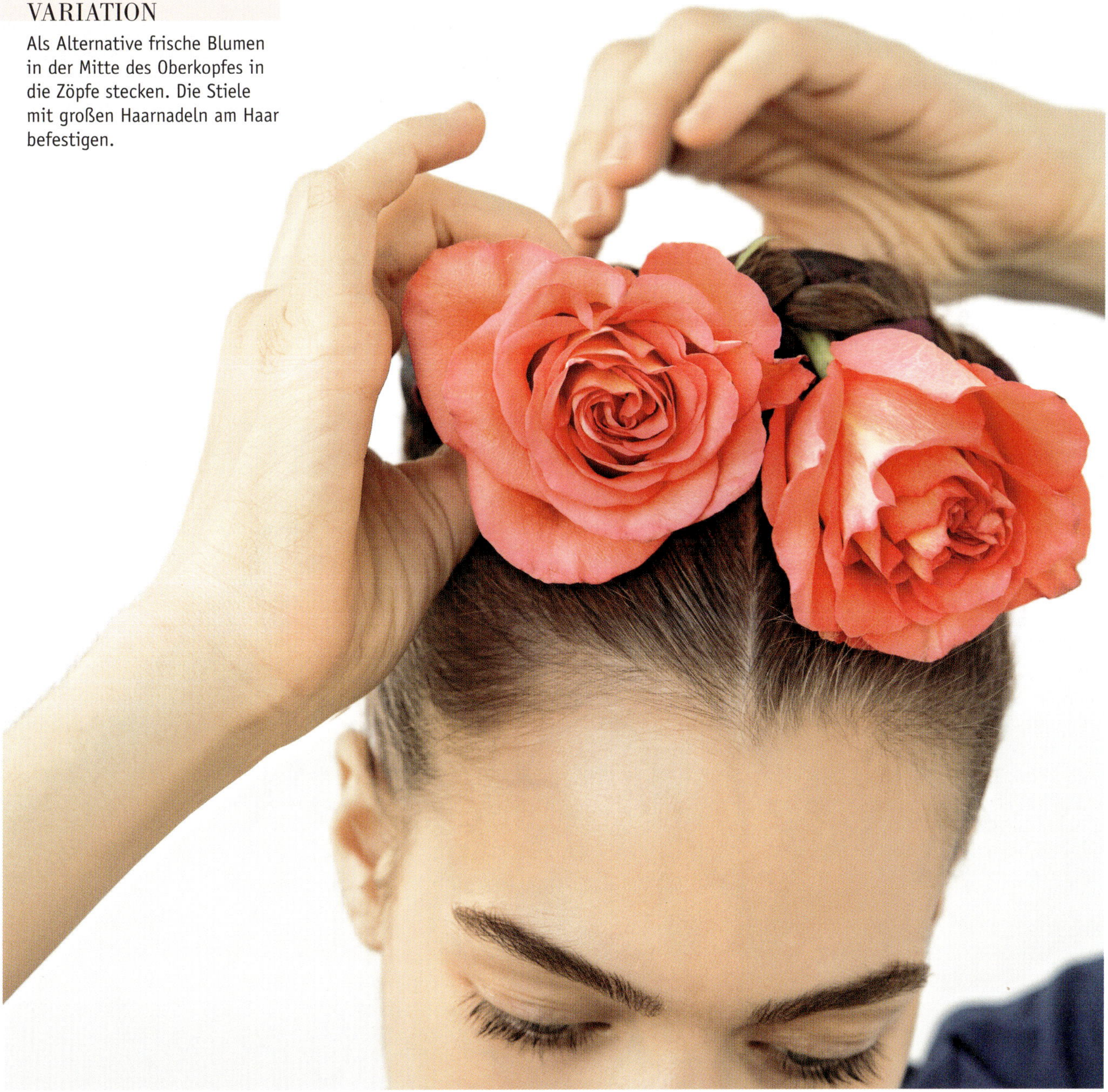

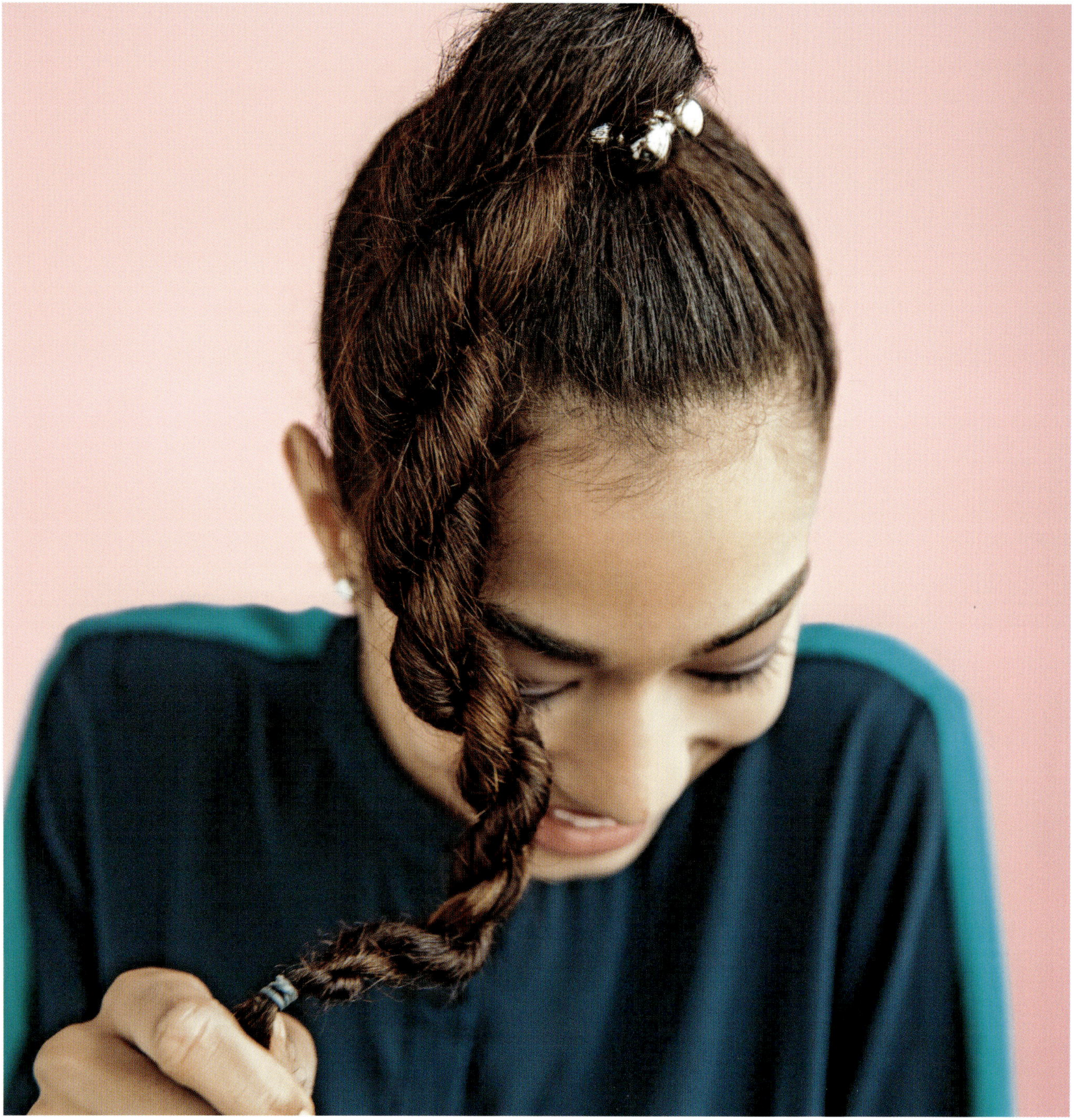

1

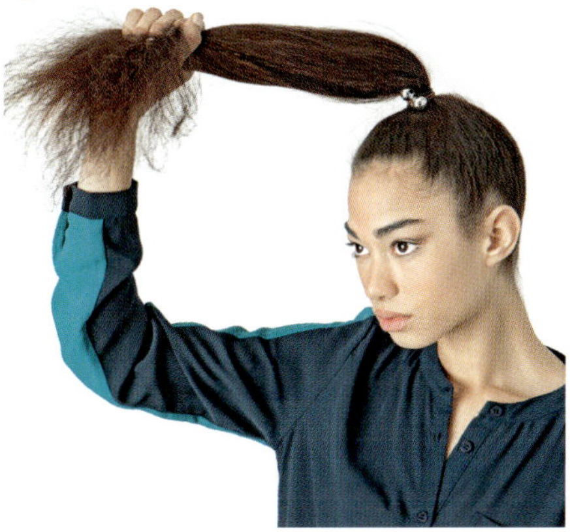

2

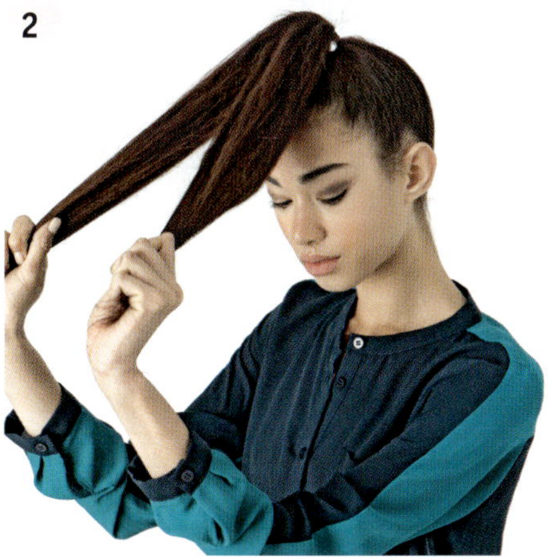

3

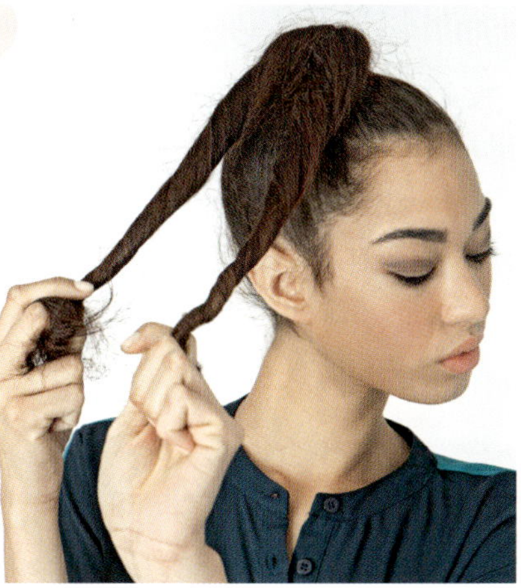

4

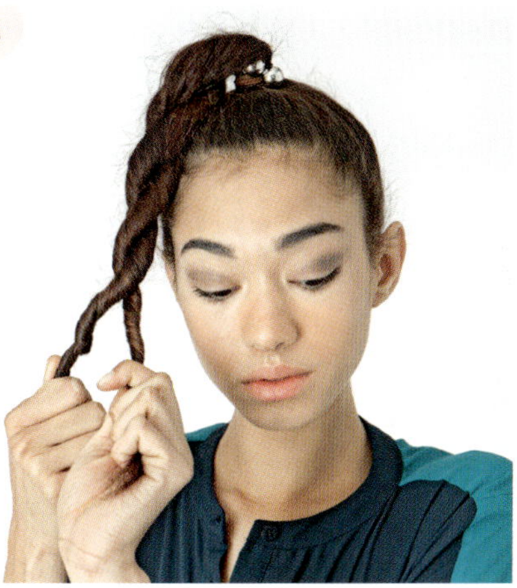

DU BRAUCHST

- Flachbürste mit gemischten Borsten
- Haarbinder mit Haken
- Trockenshampoo
- Wachs
- Kleines Haargummi

VERSPIELTER Seilzopf

Dieser hohe Pferdeschwanz bekommt einen raffinierten Dreh. Der witzige Zopfhalter aus Kindheitstagen ist ein zusätzlicher Hingucker.

1 Das gesamte Haar mit der Flachbürste am Oberkopf zu einem Pferdeschwanz bürsten, dann mit einem Haarbinder fixieren. Reichlich Trockenshampoo auf den Pferdeschwanz sprühen.

2 Den Pferdeschwanz in zwei gleich große Stränge unterteilen. (Bei stufigem Haar darauf achten, dass nicht ein Strang viel länger als der andere ist.)

3 Eine kleine Menge Wachs in den Händen verreiben, sodass sie glänzen – das vereinfacht das Flechten und bändigt abstehende Härchen. Die zwei Stränge nehmen und in dieselbe Richtung eindrehen.

4 Nun die eingedrehten Stränge umeinander wickeln: Dazu den Strang der rechten Hand in die linke Hand geben und den Strang der linken Hand mit der rechten fassen. So weiter verfahren und dabei die Stränge weiterhin eindrehen.

5 Die Enden mit einem Haargummi zusammenbinden und den Zopf für zusätzliche Textur nochmals mit Trockenshampoo einsprühen.

ROMANTISCHER

Fischgrätenzopf

DU BRAUCHST
- Texturspray
- Kleines Haargummi

VARIATION
- Langes, schmales Haarband

Dank feiner eingeflochtener Haarsträhnen entsteht dieser raffinierte Look, der aber überraschend einfach zu stylen ist.

2
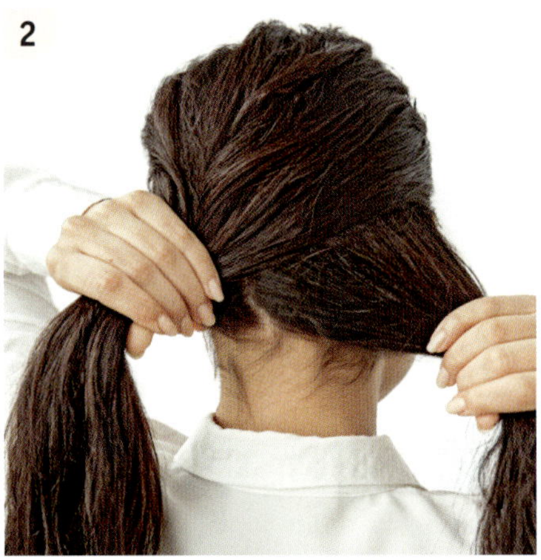

3
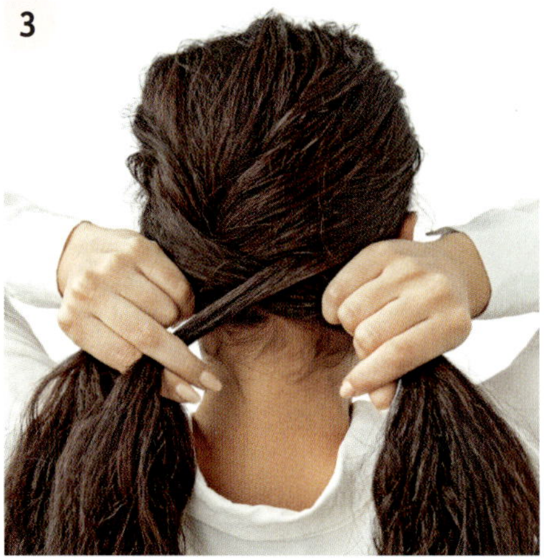

4
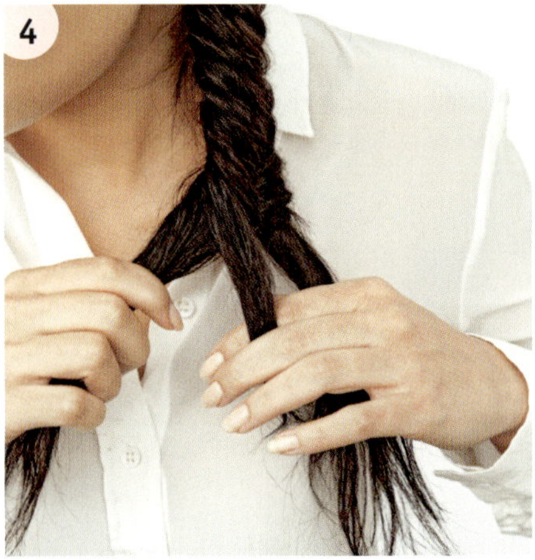

5
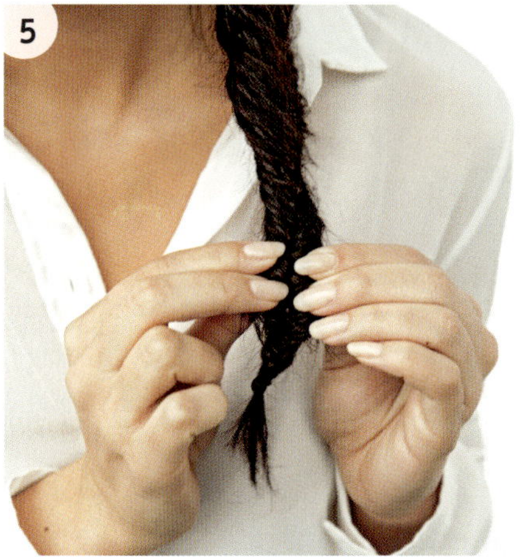

1 Etwas Texturspray ins Haar geben, dann das Haar mit den Händen hinten zusammenfassen. Das Haar in zwei Stränge unterteilen und einen in jeder Hand halten.

2 Eine dünne Strähne von der Außenseite des rechten Strangs nehmen und dem linken Strang hinzufügen.

3 Weitere Strähnen zwischen den Strängen hin- und herführen, dabei immer eine Strähne von der Außenseite eines Strangs aufnehmen, über der Lücke zwischen den zwei Strängen kreuzen und dem zweiten Strang hinzufügen. Die Strähnen sollten möglichst gleich groß sein, damit der Zopf gleichmäßig wird. Während der ersten paar Überkreuzungen das Haar an der Basis des Zopfes straff halten, damit sich der Zopf nicht lockert.

4 Sobald der Nacken erreicht ist, das Haar über eine Schulter nach vorn legen und weiterflechten. Die Stränge sollten schmaler und straffer werden.

5 Den fertigen Zopf mit einem kleinen Haargummi zusammenbinden. Für mehr Textur und damit der Zopf breiter wird, den Zopf von beiden Seiten auseinanderziehen. Dabei am Zopfende beginnen und nach oben arbeiten.

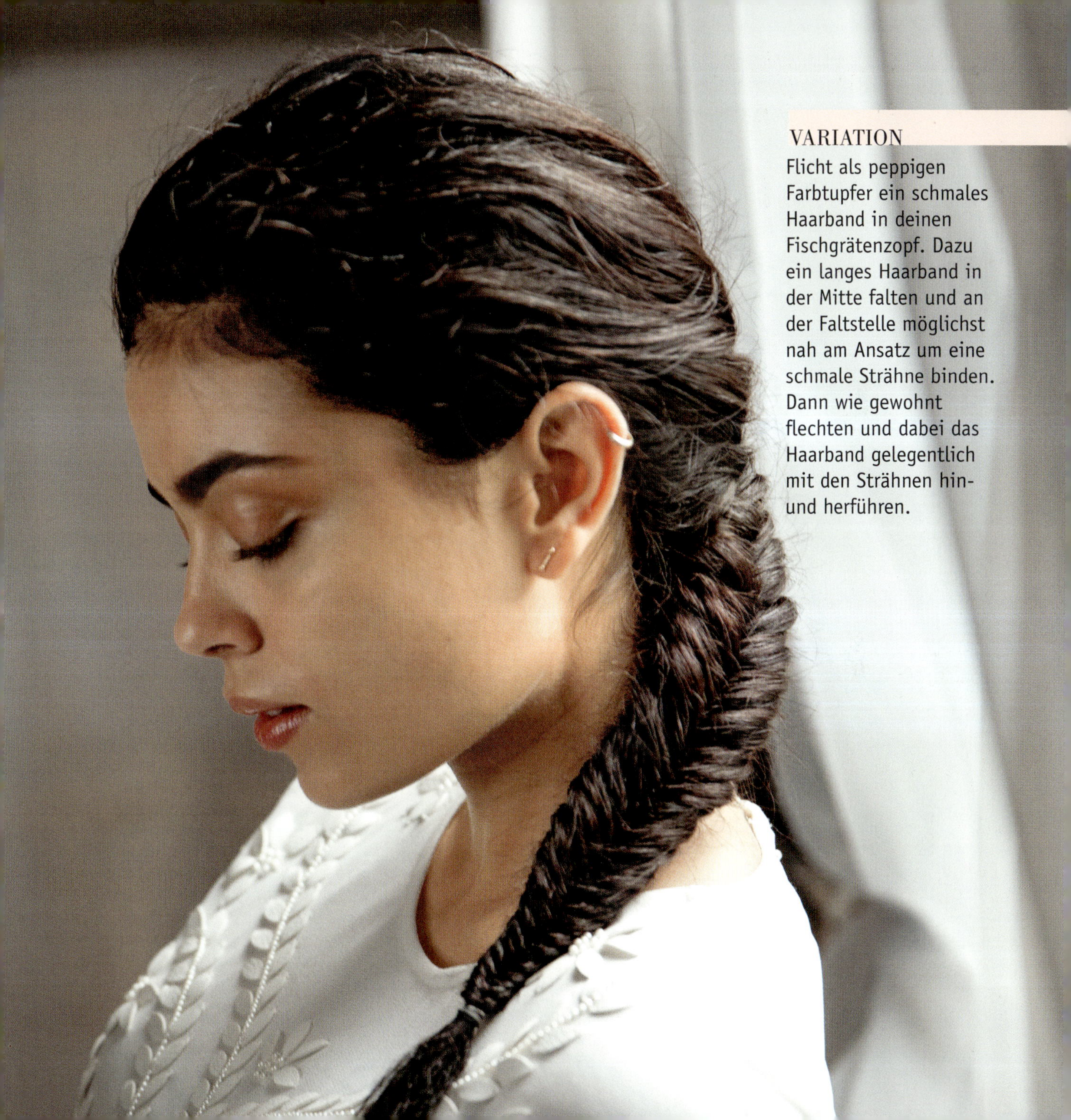

VARIATION

Flicht als peppigen Farbtupfer ein schmales Haarband in deinen Fischgrätenzopf. Dazu ein langes Haarband in der Mitte falten und an der Faltstelle möglichst nah am Ansatz um eine schmale Strähne binden. Dann wie gewohnt flechten und dabei das Haarband gelegentlich mit den Strähnen hin- und herführen.

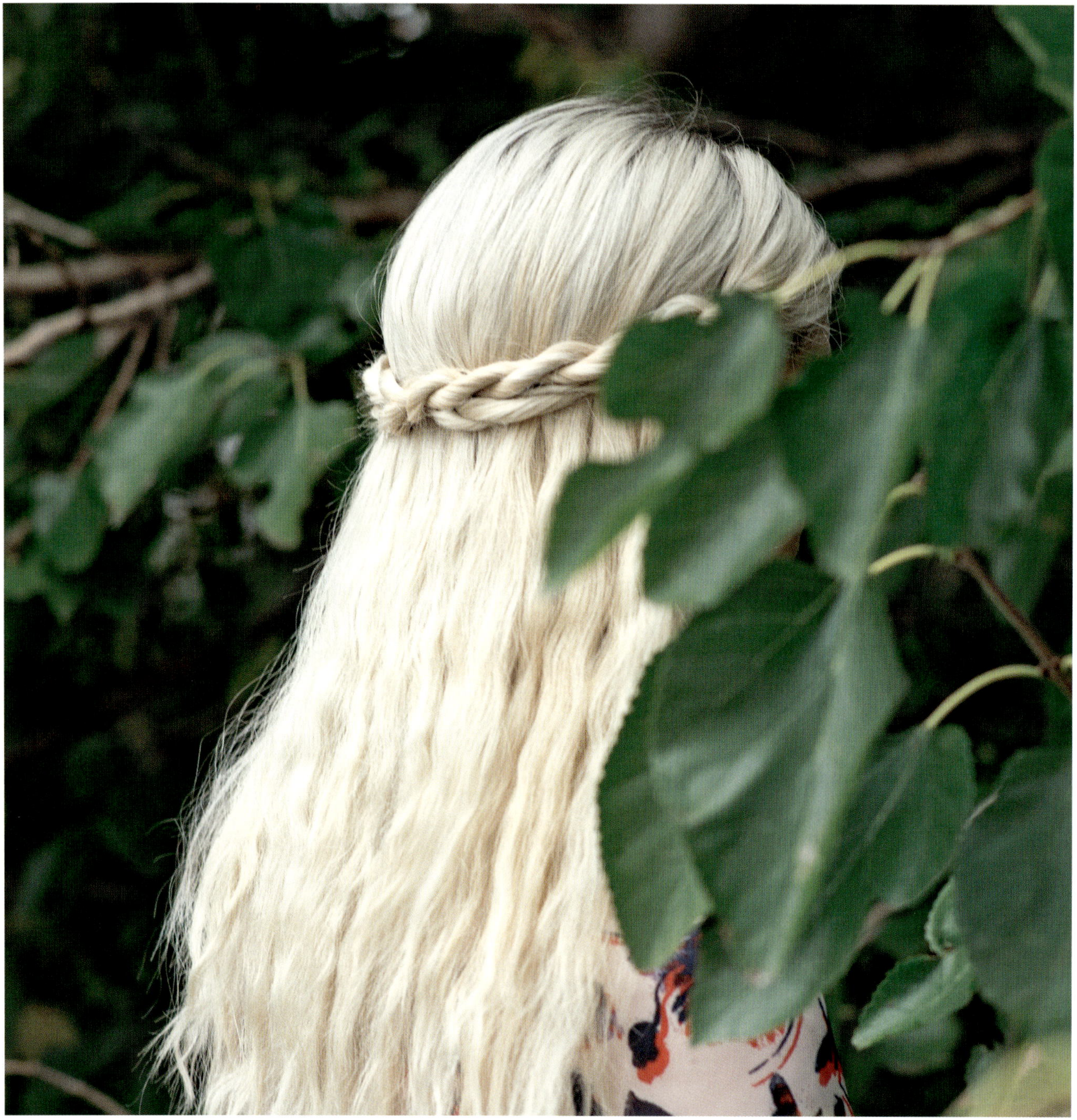

2

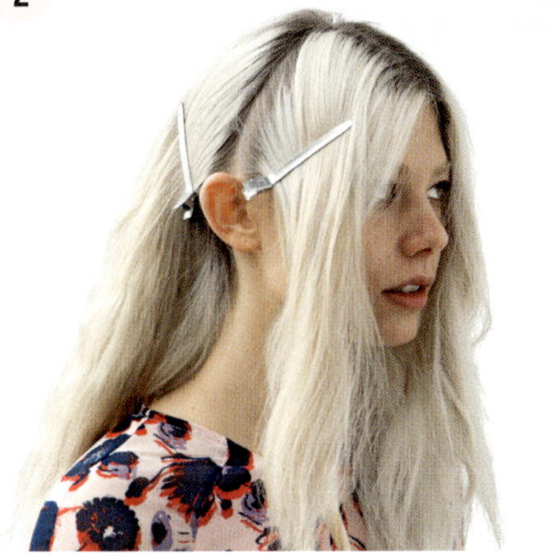

3

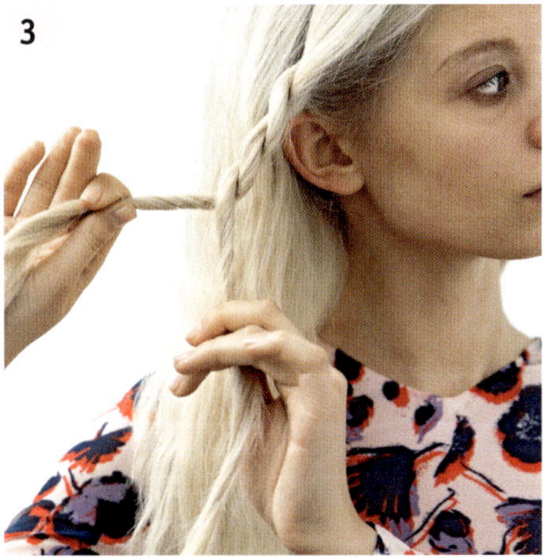

4

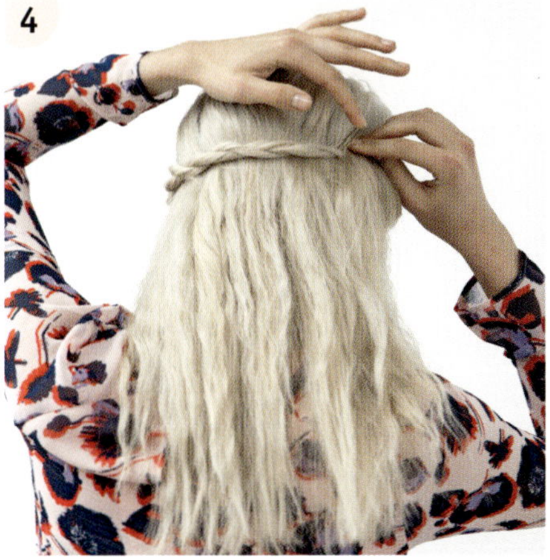

5

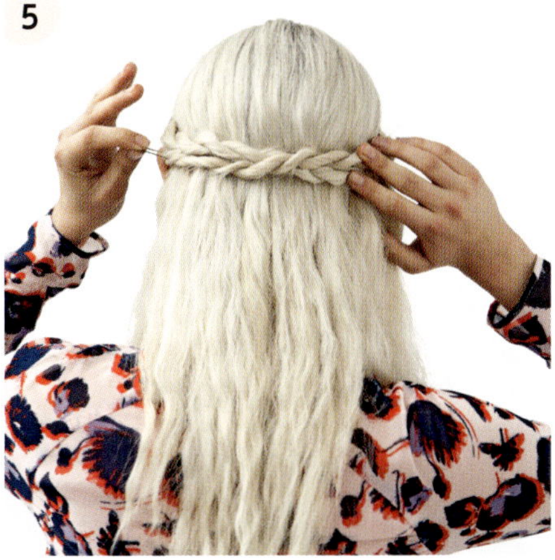

DU BRAUCHST
- Salzspray
- Föhn ohne Düse
- Stielkamm
- Vier Metall-Abteilklammern
- Trockenshampoo
- Zwei kleine Haargummis
- Kleine Haarnadeln

WIE EINE ELFE Halbzopf

Perfekt fürs Sommerpicknick und Ausflüge in den Park – und für jede Haarlänge oder -textur.

1 Das ganze Haar mit Salzspray einsprühen und föhnen (ohne Düse für mehr natürliche Textur), dann mit den Fingern einen Mittelscheitel ziehen.

2 Mit dem Stielkamm einen Scheitel abteilen, der von hinter dem rechten Ohr bis zum Scheitelpunkt verläuft. Die beiden Partien mit Abteilklammern abteilen. Auf der linken Seite wiederholen. Trockenshampoo vom Ansatz bis in die Spitzen der vorderen Partien geben, dann mit den Händen das Haar am Kopf glatt streichen.

3 Beginnend auf der rechten Seite die vordere Partie in zwei Stränge teilen und die beiden in dieselbe Richtung drehen, dann umeinander wickeln und dabei den Zopf Richtung Hinterkopf führen. (Nähere Details zum Seilzopf findest du auf Seite 89.) Die Enden mit einem Haargummi zusammenbinden und das Ganze auf der linken Seite wiederholen.

4 Den linken Seilzopf hinter das Ohr legen, sodass er ein Haarband am Hinterkopf bildet. Mit einer Haarnadel feststecken. (Bei ganz langem Haar den Zopf wieder zurücklegen und dann die Längen übereinanderschichten.)

5 Den rechten Seilzopf über den Hinterkopf legen und mit Haarnadeln befestigen. (Du kannst sogar den zweiten Zopf unter und über den ersten schlingen, wenn die Länge es zulässt.) Die Enden hinter den Zöpfen verschwinden lassen und feststecken.

6 Für besseren Halt weitere Nadeln an jenen Stellen in die Zöpfe schieben, wo sie aufeinandertreffen.

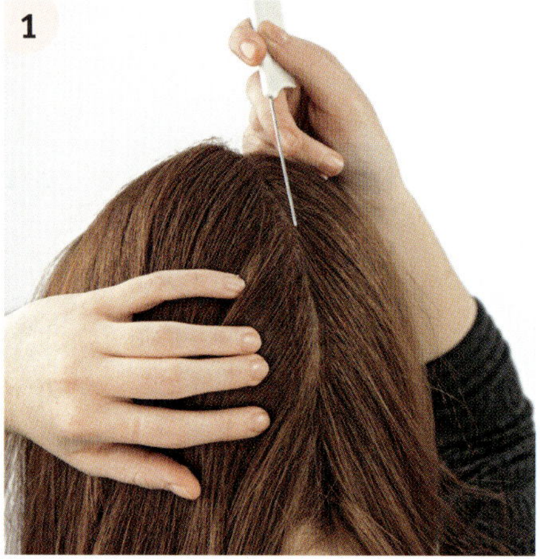

1

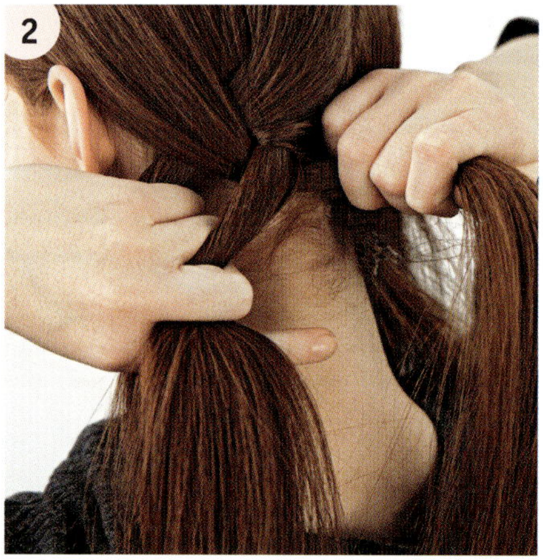

2

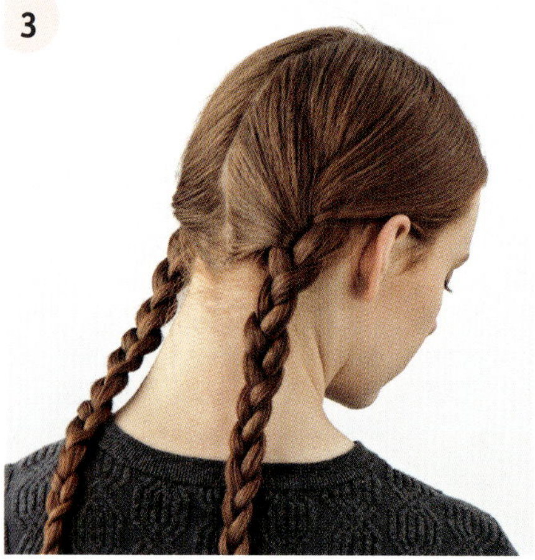

3

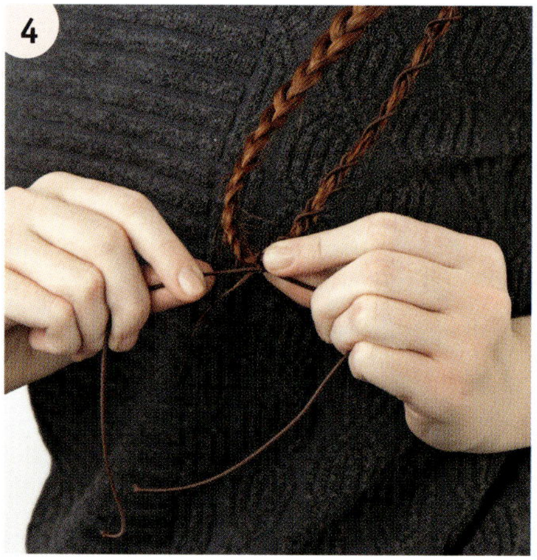

4

DU BRAUCHST
- Stylingcreme
- Stielkamm
- Zwei Haargummis
- 7,5 cm langes Stück Gummikordel

ZÖPFE MIT EINEM
Hauch von Peru

In Cusco, Peru, stachen mir besonders die Frauen mit ihren weiten Röcken, bunten Strickwesten, kniehohen Socken, Brogues und hübsch verbundenen Zöpfen ins Auge. Als Tüpfelchen auf dem i kannst du einen maskulinen Hut aufsetzen.

1 Stylingcreme von der Mitte des Haars bis in die Spitzen auftragen. Mit dem Stielkamm einen Mittelscheitel vom vorderen Haaransatz bis zum Nacken ziehen.

2 Auf beiden Seiten des Gesichts sollten nun zwei gleich große Haarpartien sein. Eine Partie in drei Stränge unterteilen und zu einem herkömmlichen Zopf flechten, dabei nah am Hinterkopf beginnen. (Den Zopf nicht über die Schulter nach vorn ziehen, sonst lassen sich die Zöpfe hinten nicht mehr so leicht verbinden.) Das Ende vorübergehend mit einem Haargummi sichern.

3 Auf der anderen Seite wiederholen, sodass zwei Zöpfe den Rücken hinabhängen.

4 Die Zopfenden überlappen und die Kordel über die Mitte wickeln, wo die Zöpfe aufeinandertreffen. Den überschüssigen Teil eines Kordelendes eine Seite des Zopfes bis zu der Stelle hinauf wickeln, wo sich die Zöpfe nicht mehr überlappen, dann wieder zur Mitte zurückwickeln. (Dabei nicht zu fest an der Kordel ziehen.) Beide Enden verknoten, dann den überschüssigen Teil auf der anderen Seite des Knotens abschneiden.

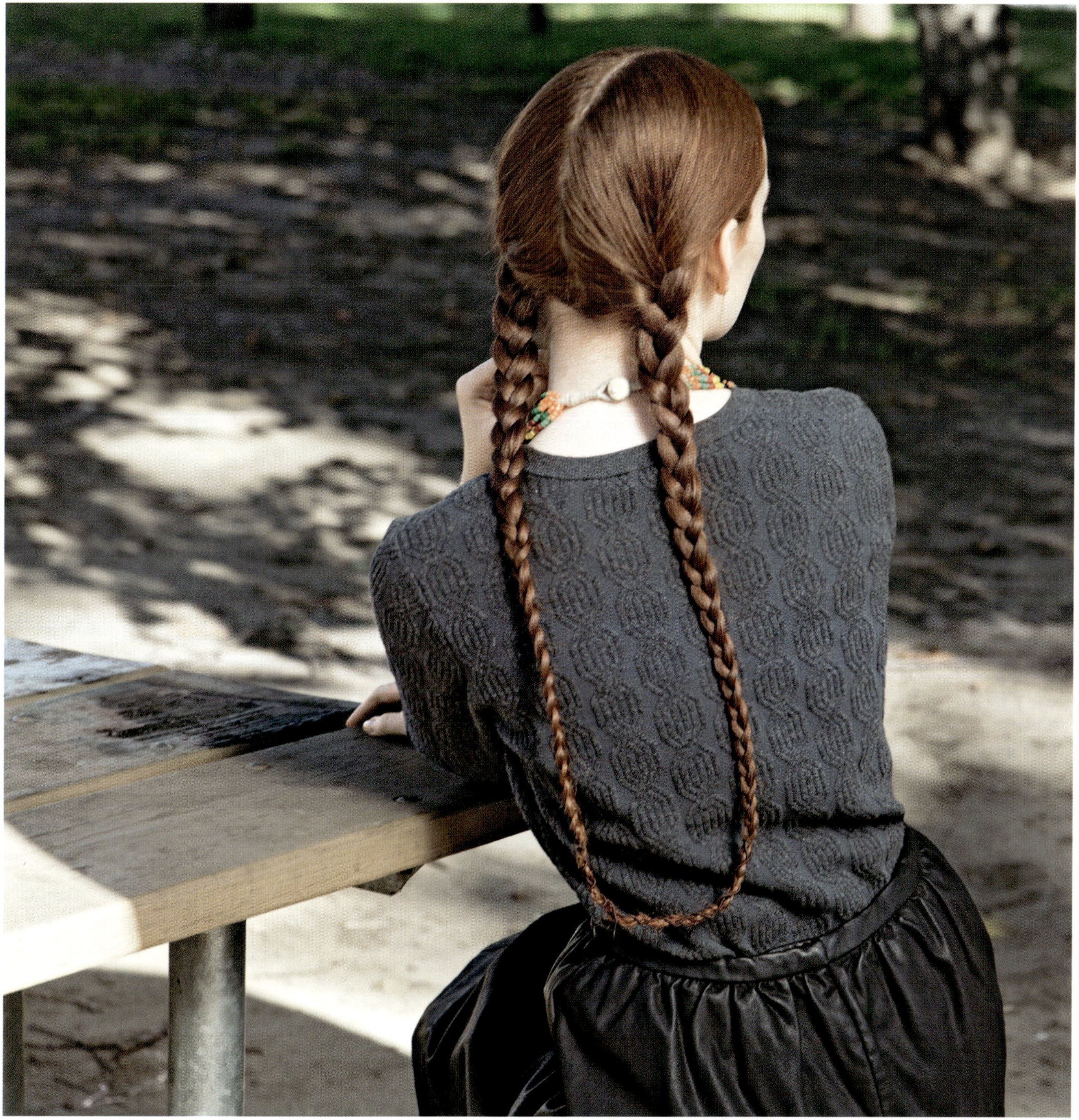

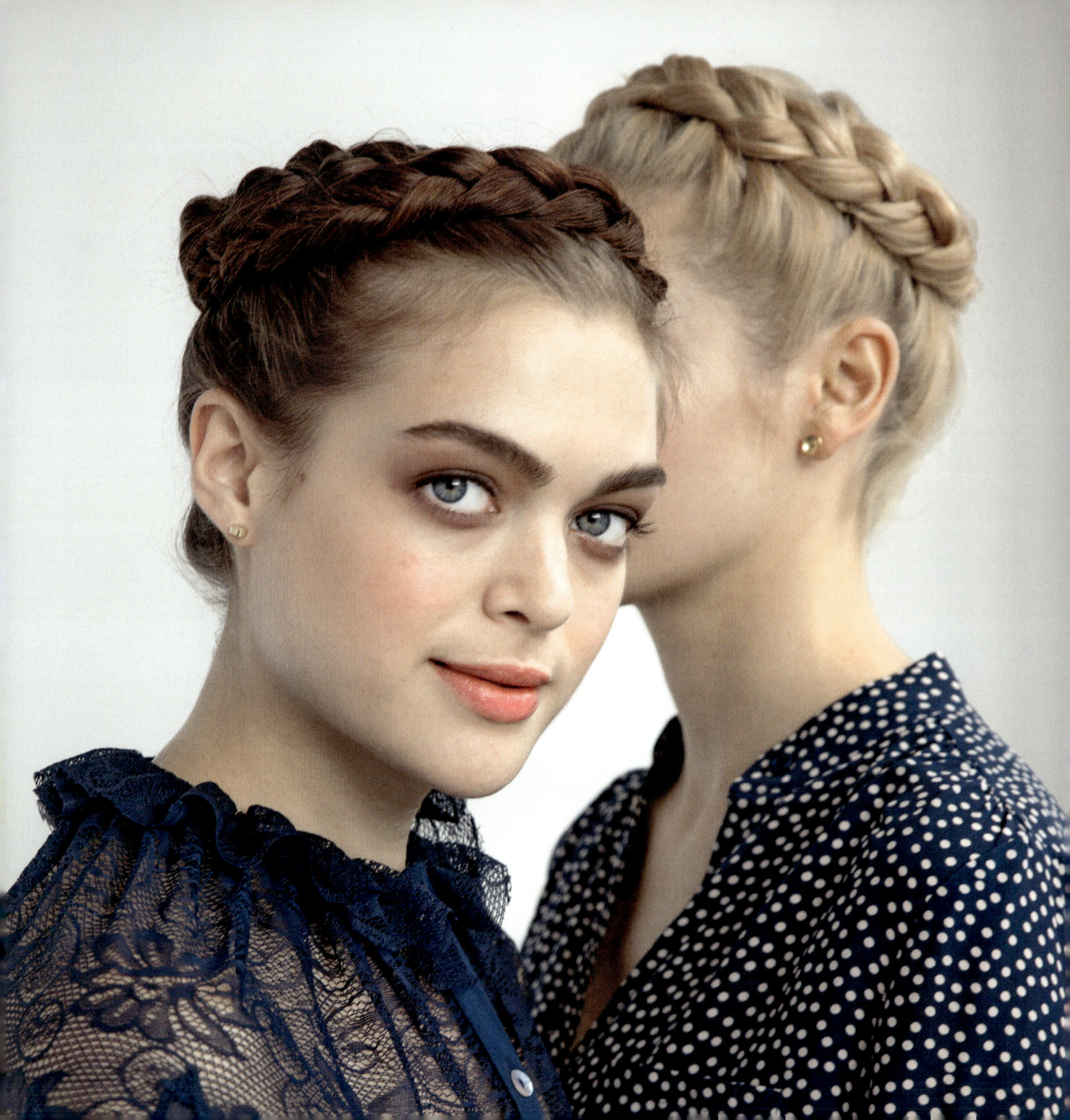

DU BRAUCHST
- Trockenshampoo
- Stielkamm
- Kleines Haargummi
- Glatte Haarklemmen
- Kleine Haarnadeln

ROMANTISCHE *Flechtfrisur* MIT HOLLÄNDISCHEN ZÖPFEN

Versetze dich mit einem meiner Lieblingsstyles in vergangene Zeiten. Die wunderbar wandlungsfähige Frisur hält bis zu einer Woche – und wird mit der Zeit nur noch hübscher.

1 Trockenshampoo ins gesamte Haar sprühen, damit es eine griffigere Textur bekommt. Mit dem Stielkamm einen sehr tiefen Seitenscheitel ziehen, der von der Schläfe bis zum Hinterkopf verläuft.

2 Mit dem Stielkamm einen zweiten Scheitel ziehen, der von der Mitte des Hinterkopfes bis zum Ohr verläuft, sodass ein schmales, spitzes Dreieck entsteht.

3 Das spitze Dreieck für einen holländischen Zopf in drei gleichmäßige Stränge unterteilen. (Ein holländischer Zopf ähnelt insofern dem französischen Zopf, als dass beim Flechten ebenso Strähnen aufgenommen werden, doch anstatt über der Mitte werden die Stränge unter der Mitte gekreuzt.)

1
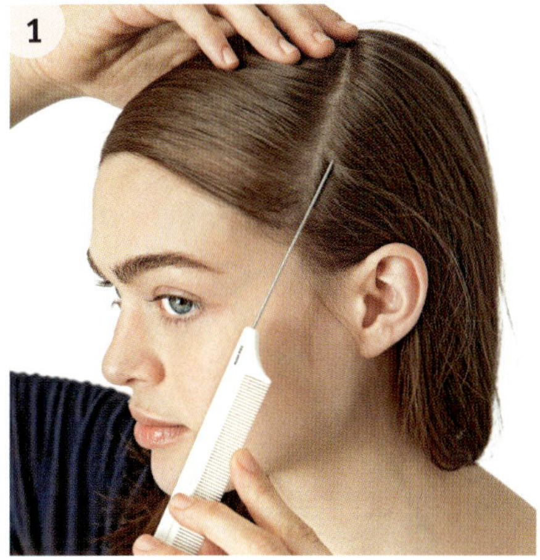

2
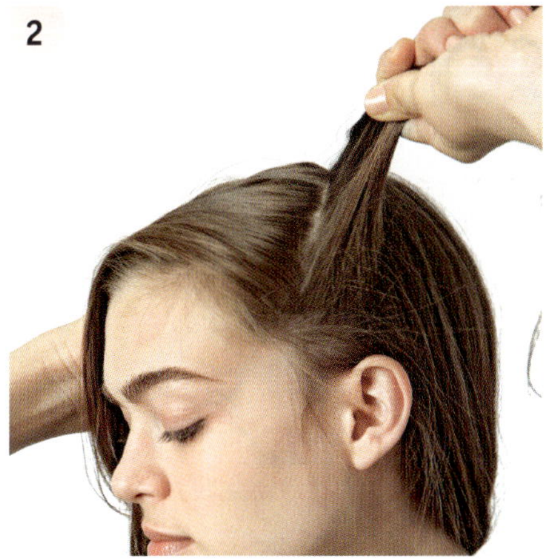

3
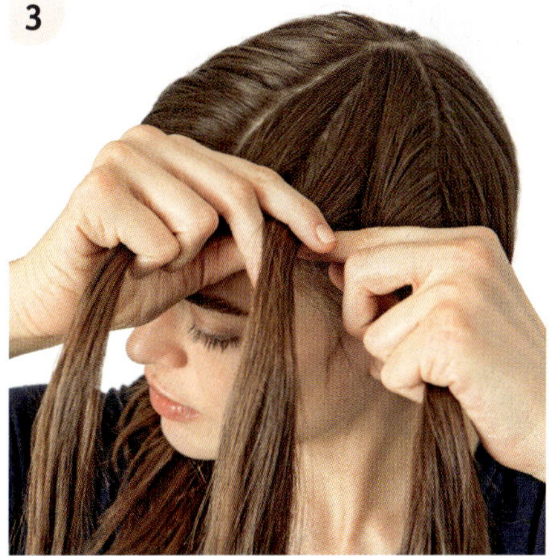

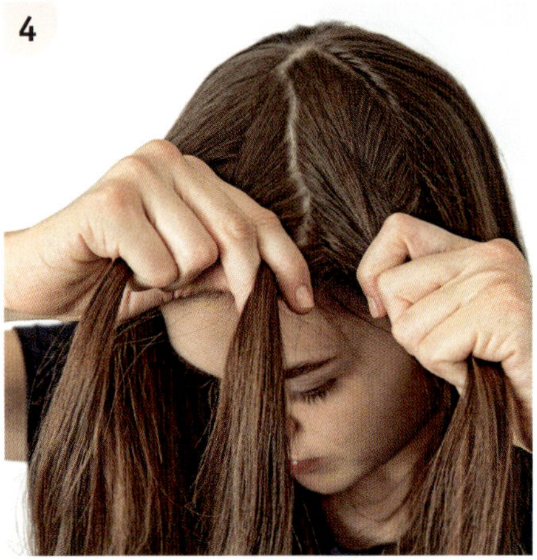

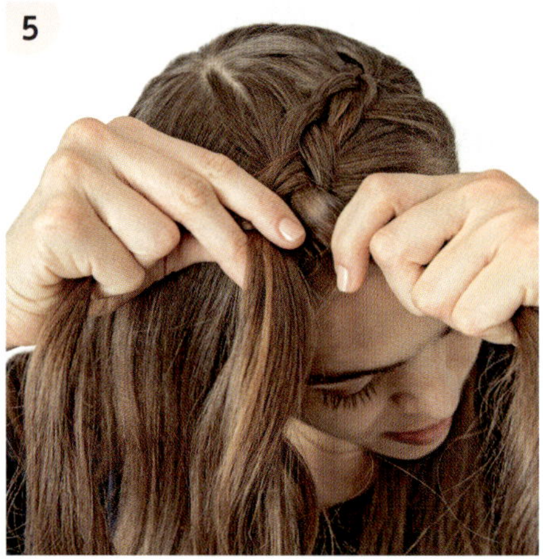

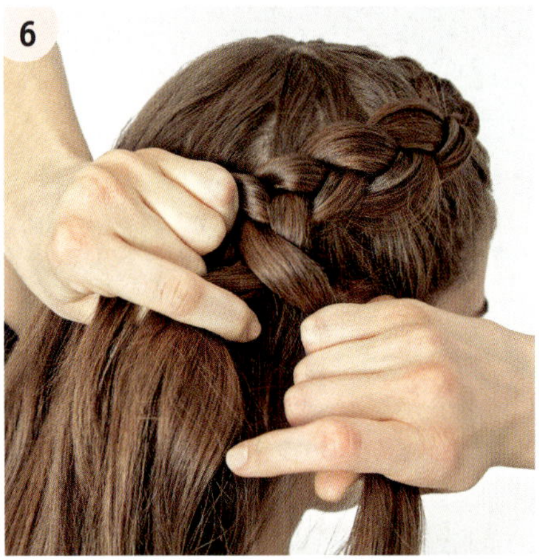

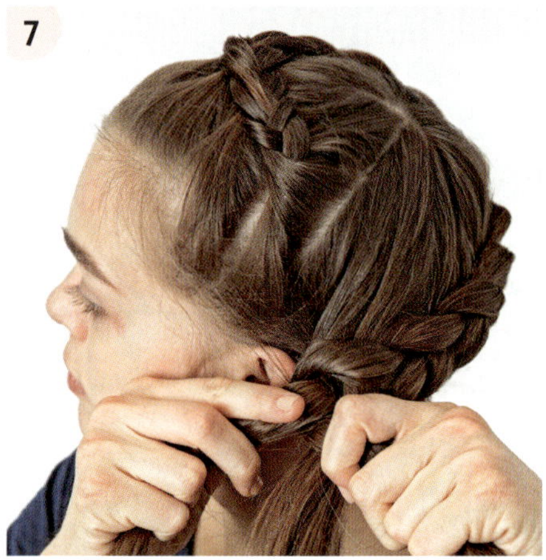

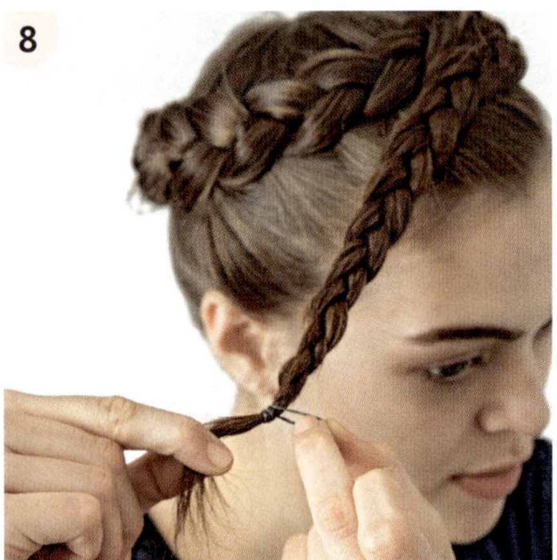

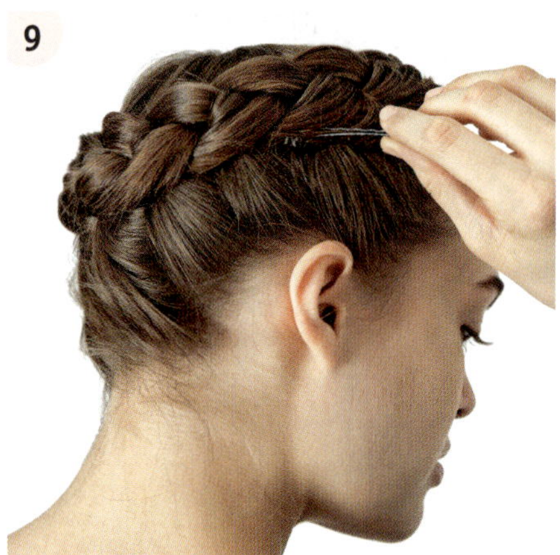

4 Das dem Scheitel am nächsten liegende Haar dicht am Kopf unter den mittleren Strang legen, sodass es die neue Mitte bildet.

5 So weiterflechten und dabei immer wieder Strähnen aufnehmen. Abwechselnd immer wieder eine Strähne vom Haaransatz und eine gleich große Strähne einarbeiten, die von der Mitte des Hinterkopfes strahlenförmig verläuft.

6 Beim Flechten die Arme nah am Oberkopf halten, damit der Zopf nah an der Kopfhaut bleibt und den Hinterkopf umrandet.

7 Sobald du hinter dem gegenüberliegenden Ohr ankommst, die Armposition wechseln: Den Zopf mit der Hand halten, die dem Ohr am nächsten ist, und den anderen Arm unters Kinn führen und weiterflechten. Keine Panik, wenn der Übergang nicht ganz so regelmäßig wird – Hauptsache, du flichtst nah an der Kopfhaut weiter. Mitunter sehen diese Zöpfe am besten aus, wenn sie nicht ganz so perfekt sind!

8 Wenn der Kopf ganz umflochten ist und alle losen Haare eingearbeitet sind, einen klassischen Zopf aus drei Strängen weiterflechten. Mit einem kleinen Haargummi fixieren.

9 Den losen Zopfteil über den Zopf am Hinterkopf wickeln. Die Enden unter dem Zopf mit glatten Haarklemmen feststecken, für zusätzlichen Halt den Zopf rundherum mit kleinen Haarnadeln fixieren.

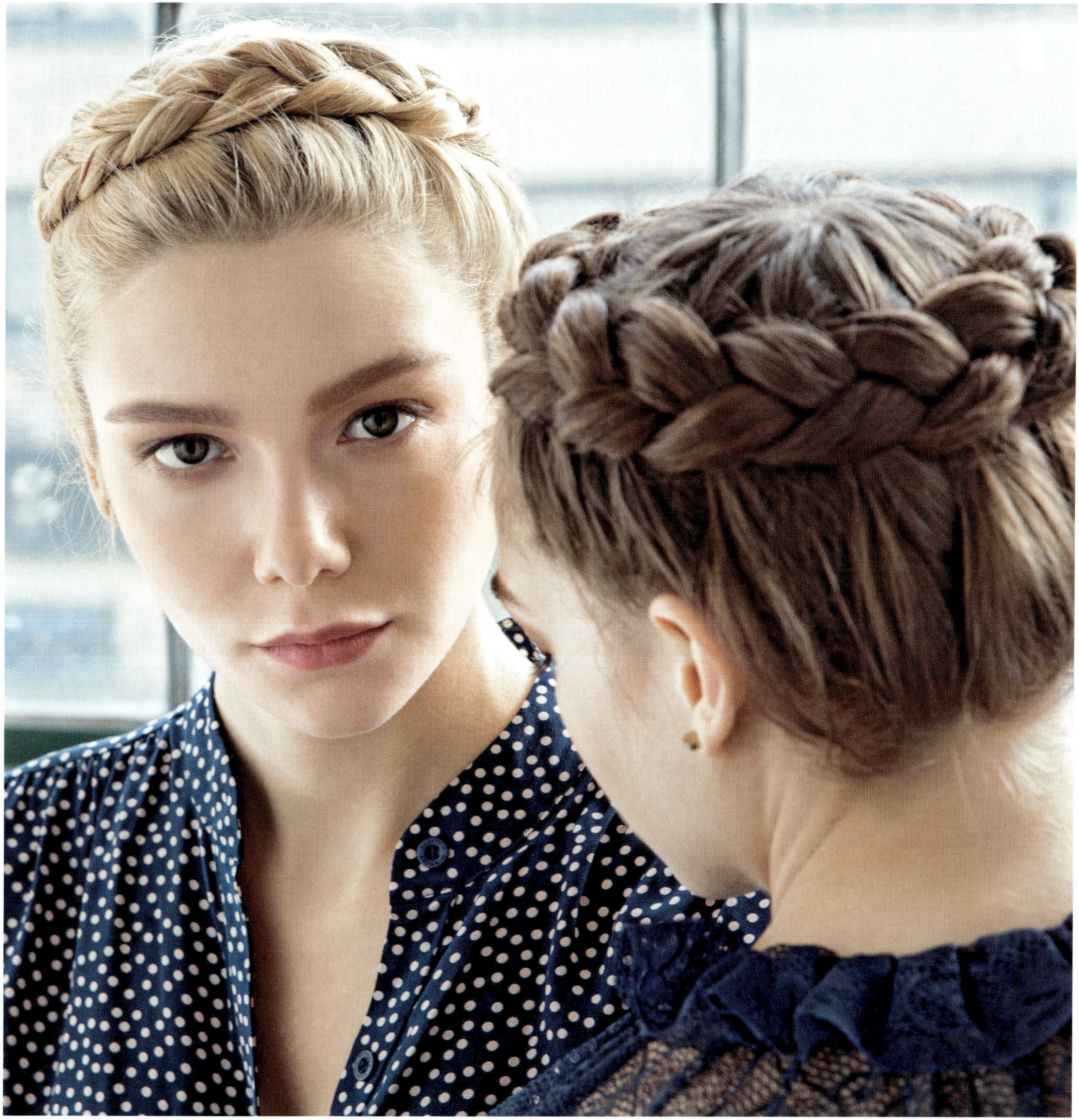

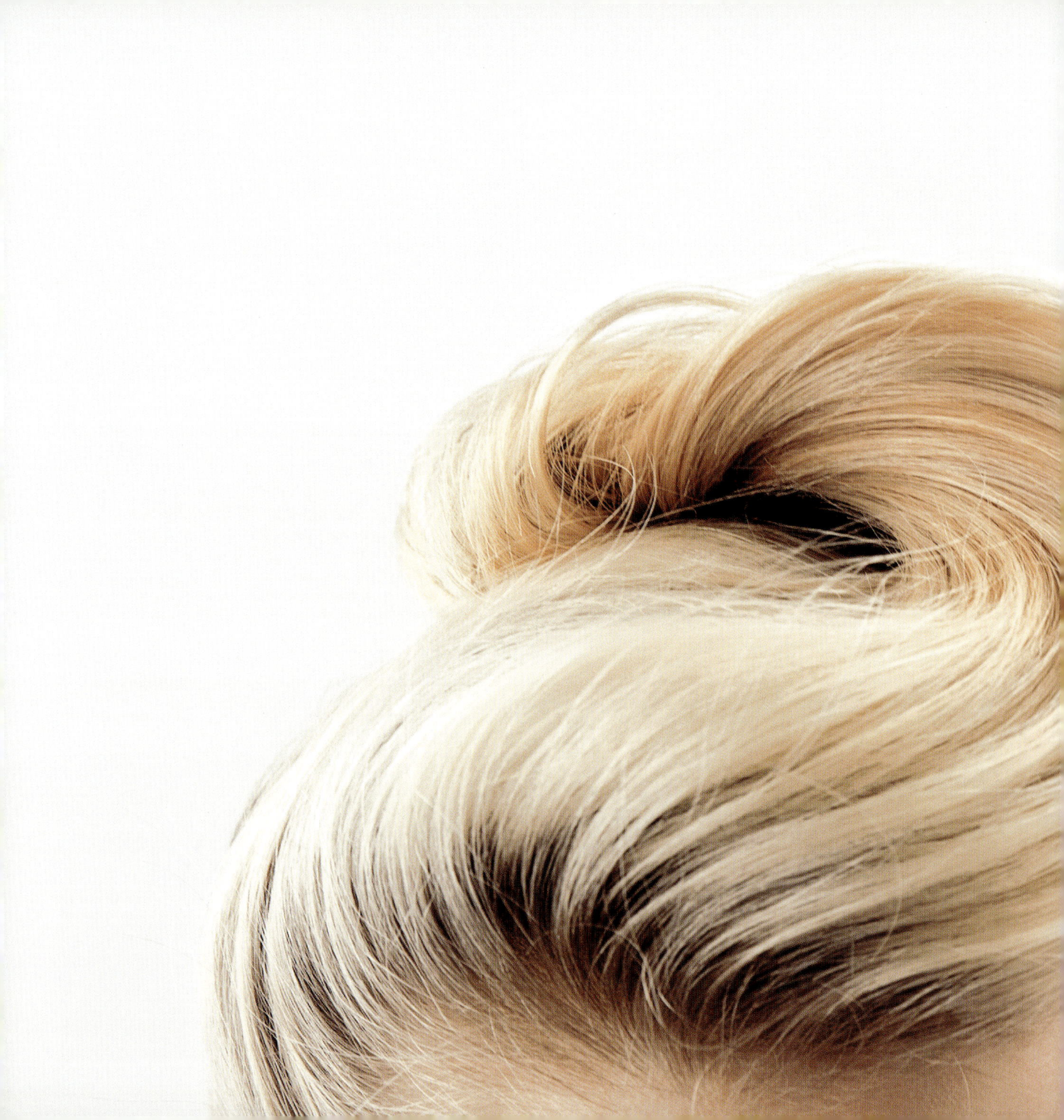

Bananen + Rollen

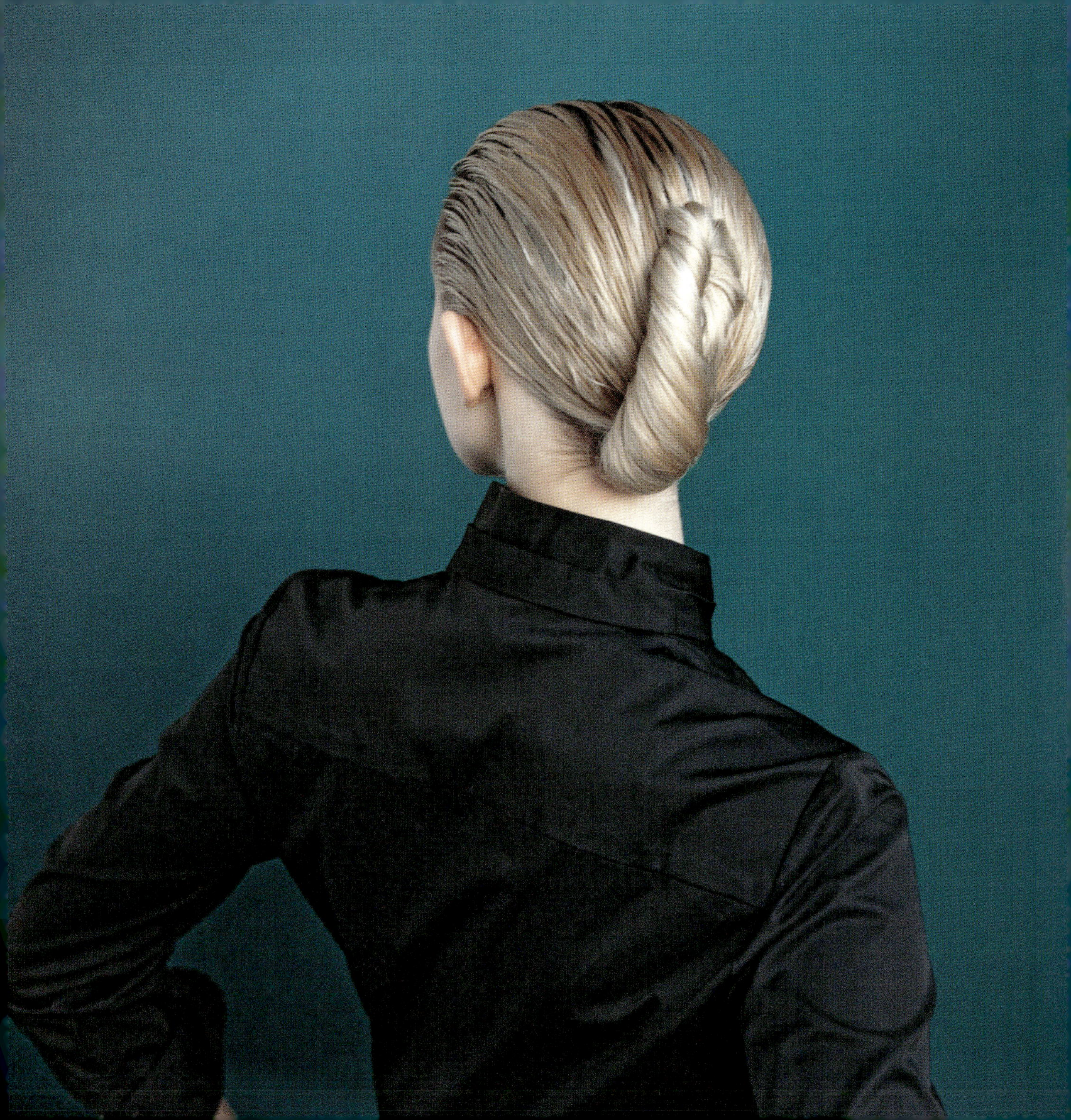

GEWUSST WIE

Banane

Einfach und schnell – die Banane ist im Handumdrehen gestylt. Ob du dich für die lose, natürliche Variante oder den etwas strengeren Gel-Look entscheidest, bleibt dir überlassen.

DU BRAUCHST

- **Leichte Stylingcreme**
- **Entwirrbürste**
- **Haarbinder mit Haken**
- **Haarklemmen**

OPTIONAL

- **Glätteisen**
- **Haargel**

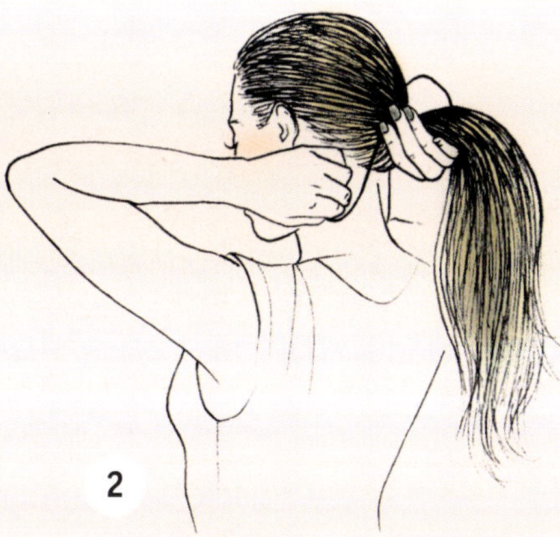

2

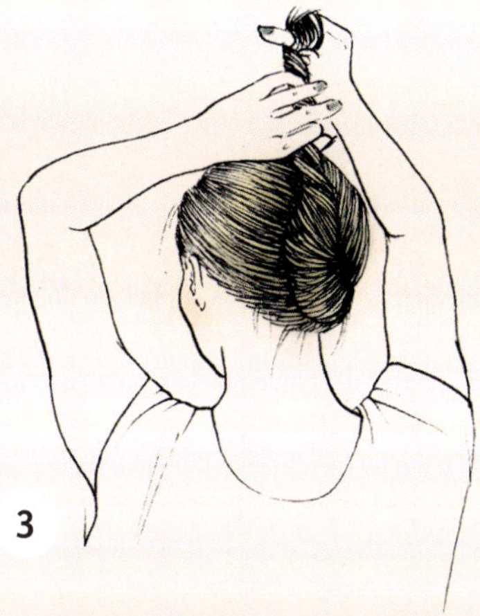

3

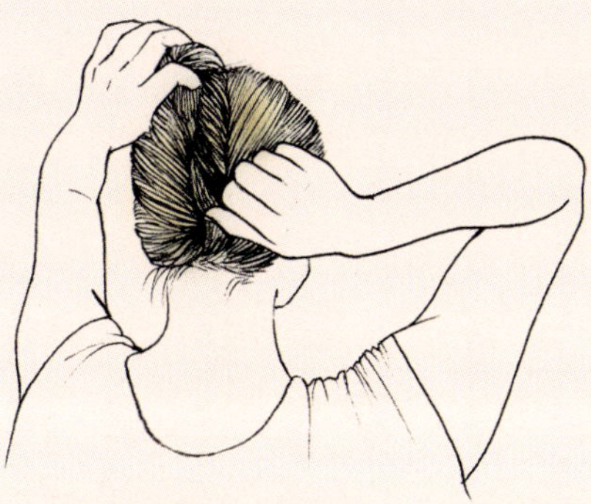

4

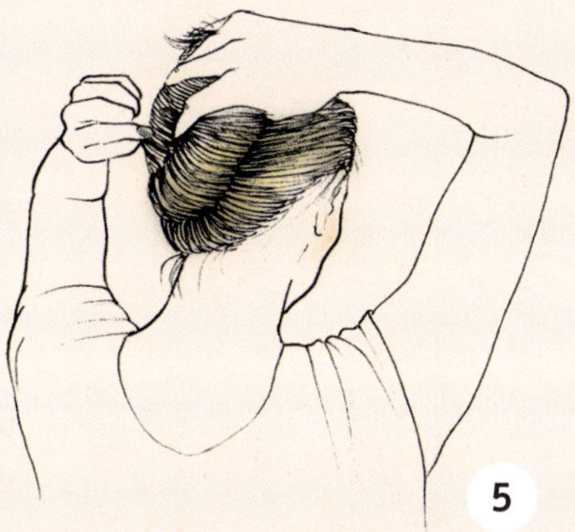

5

1 Stylingcreme vom Ansatz bis in die Spitzen verteilen – so lässt sich das Haar schön glatt nach hinten bürsten und eindrehen, ohne dass der Look zu streng wirkt. (Lockiges Haar zuvor mit dem Glätteisen glätten.) Wende dich besonders dem Oberkopf zu, da er am besten zu sehen ist.

2 Mit der Entwirrbürste das Haar zu einem tiefen Pferdeschwanz bürsten. Ein Ende des Haarbinders im Haar einhängen, das Gummi um den Schwanz wickeln und dann das andere Ende im Gummi einhaken. Mit den Fingern durchs Haar wühlen, um mehr Textur zu erzeugen. Das Ganze soll nicht superglatt sein.

3 Den Pferdeschwanz straff nach oben bis zum Ende eindrehen. Bestenfalls wickelt es sich fast wie von selbst auf und legt sich übereinander.

4 Banane einschlagen, sodass die Enden Richtung Nacken zeigen. Je nach Haarlänge muss das Haar mehrmals eingeschlagen werden.

5 Banane mit einer Hand halten und mit der anderen starke Haarklemmen auf beiden Seiten einschieben, sodass alles fest sitzt. Die Enden verschwinden lassen.

1

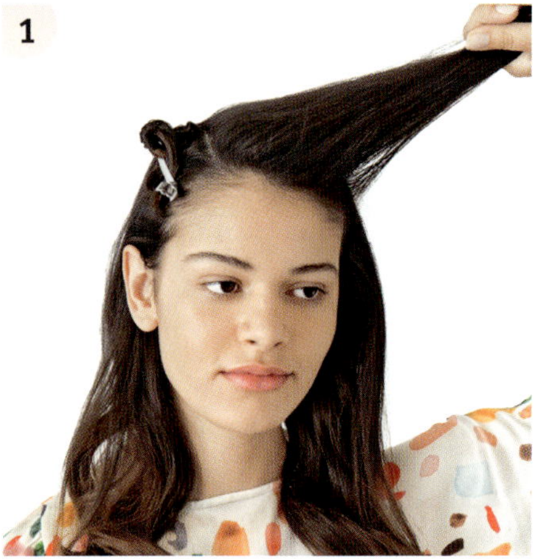

2

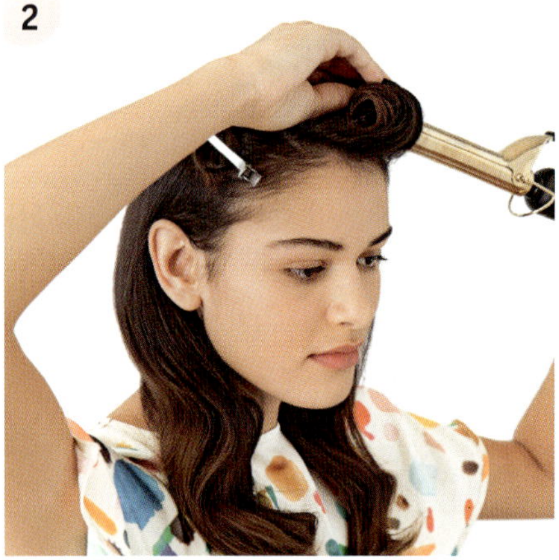

3

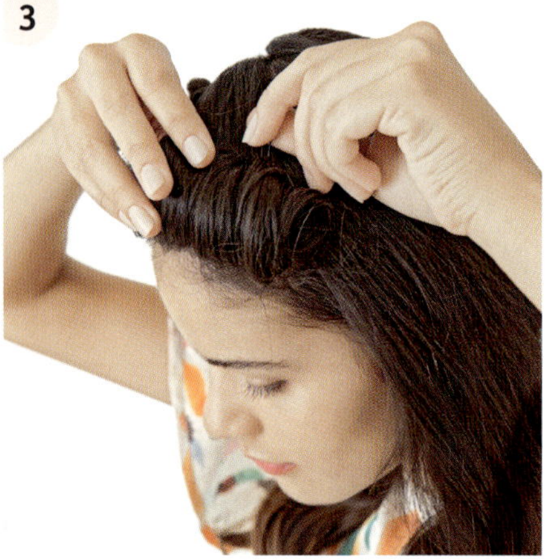

4

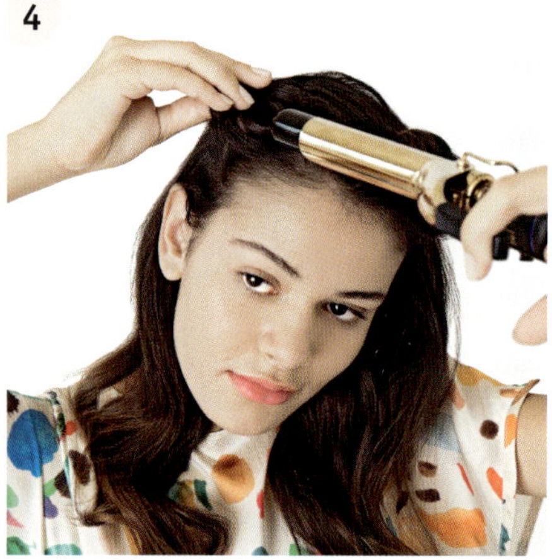

DU BRAUCHST
- Stielkamm
- Metall-Abteilklammer
- Lockenstab mit 19 mm Durchmesser
- Kleine Haarnadeln
- Haarklemmen
- Haarspray

SCHWUNG-VOLLE Victory Rolls

Bestimmt kennst du diesen Style von Pin-up-Fotos der 1940er-Jahre. Meine Version ist etwas lässiger und weniger dramatisch – aber nicht minder aufsehenerregend.

1 Das Haar sollte eine griffige Textur haben. Mit dem Stielkamm einen Seitenscheitel ziehen. Eine kleine dreieckige Partie abteilen, indem du den Stielkamm vom Ende des Scheitels bis über das Ohr führst. Das Dreieck mit der Abteilklammer fixieren. Auf der anderen Seite mit einer größeren Haarpartie wiederholen.

2 Mit dem Lockenstab die größere Haarpartie nach hinten und aus dem Gesicht eindrehen. (Möglichst nah am Ansatz arbeiten.) Wenn die Rolle heiß ist, die Klemme lösen und den Stab vorsichtig herausziehen, dabei die Rolle mit der anderen Hand festhalten. Du kannst beim Entfernen des Stabes einen Finger in die Rolle schieben, damit sie ihre Form behält.

3 An der Rückseite der Rolle und rechtwinklig zum Haaransatz kleine Nadeln ins Haar stecken. Wenn die Rolle nicht fest genug sitzt, ein paar Haarklemmen unsichtbar durch die Mitte schieben. Mit Haarspray einsprühen.

4 Die kleine Haarpartie um den Stab wickeln, Klemme lösen und Stab entfernen, dabei die Rolle mit den Fingern festhalten. Die Rückseite wieder mit vertikal gesetzten Nadeln fixieren, bei Bedarf in der Mitte feststecken. Mit Haarspray besprühen.

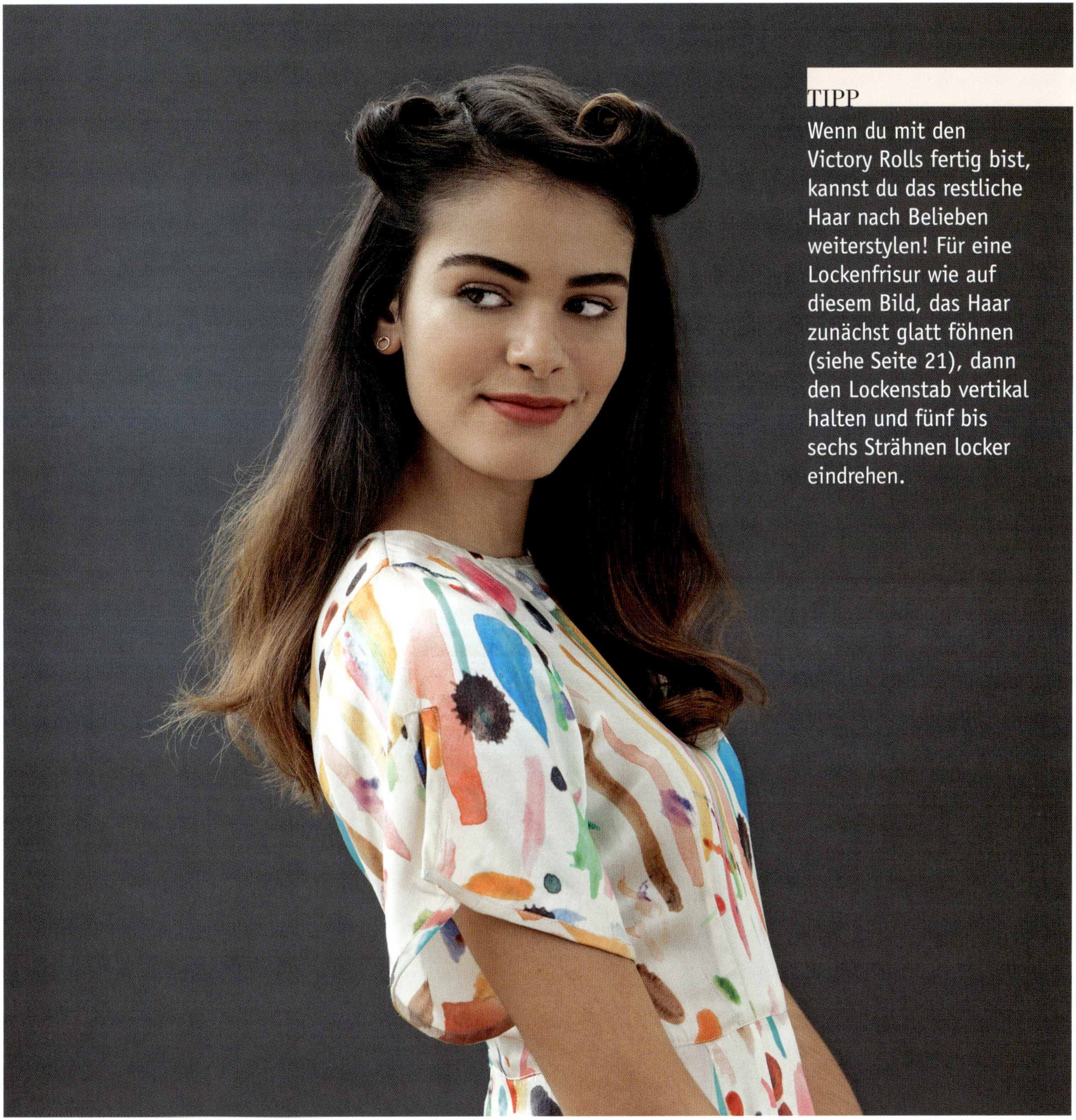

TIPP

Wenn du mit den Victory Rolls fertig bist, kannst du das restliche Haar nach Belieben weiterstylen! Für eine Lockenfrisur wie auf diesem Bild, das Haar zunächst glatt föhnen (siehe Seite 21), dann den Lockenstab vertikal halten und fünf bis sechs Strähnen locker eindrehen.

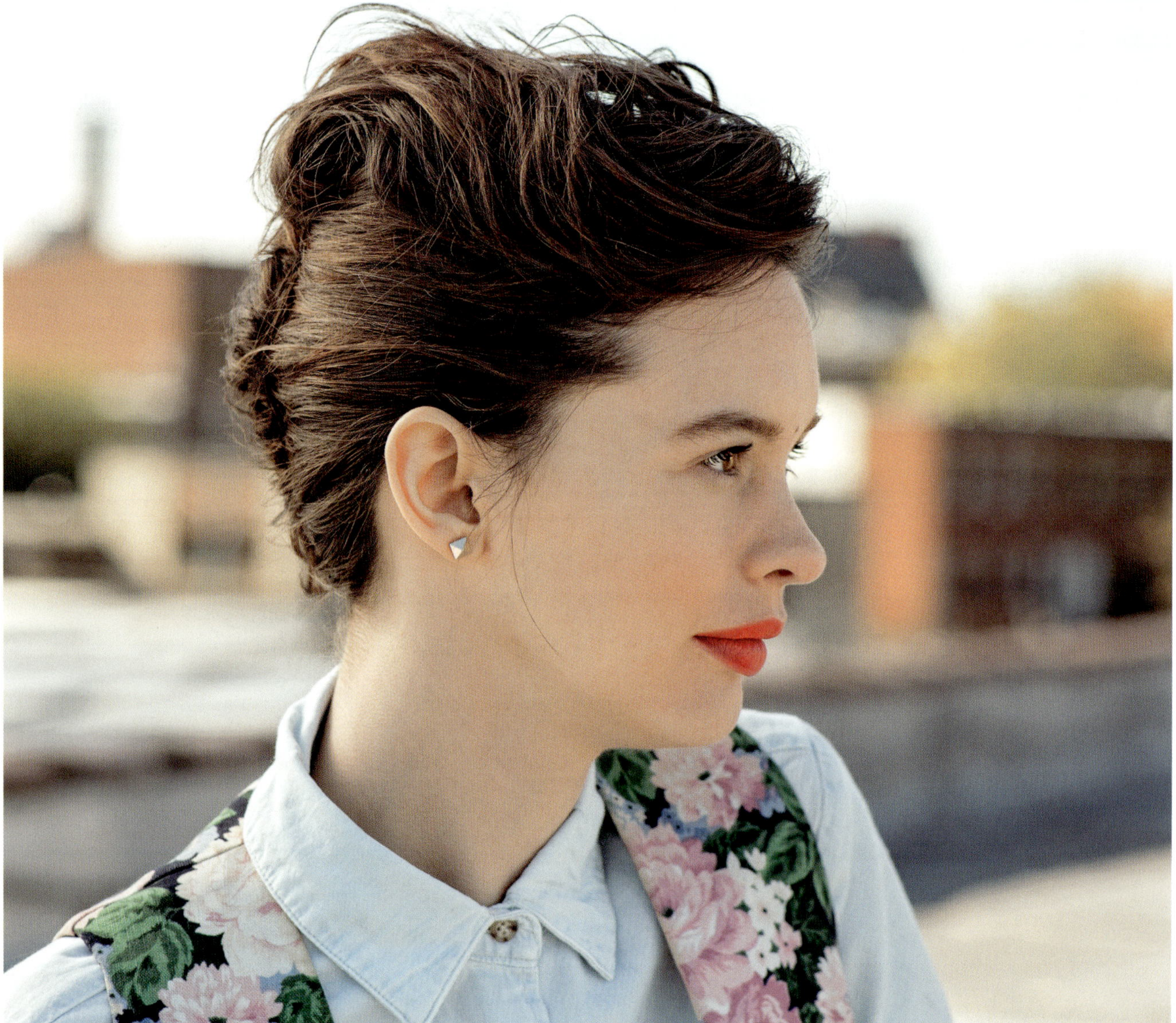

DU BRAUCHST

- **Texturspray**
- **Stielkamm**
- **Crocodile Clip**
- **Pomade**
- **Große Haarnadeln**
- **Kleine Haarnadeln**
- **Haarspray**
- **Lockenstab mit 19 oder 25 mm Durchmesser**

1

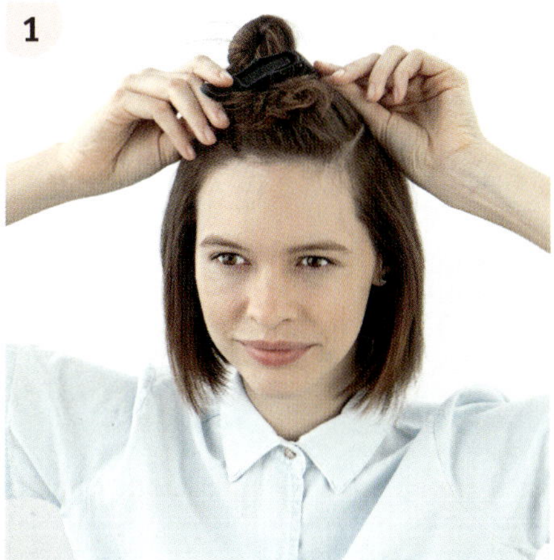

2

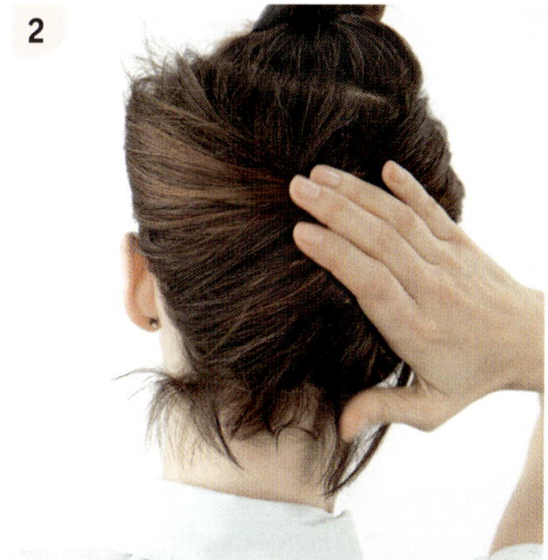

RAFFINIERTE

Kurzhaar-Banane

Adrette Banane hinten, schwungvolle Wellen vorn – dieser Style ist ideal für Bobträgerinnen. Und so ganz nebenbei macht er auch noch jeden Spaß mit.

1 Das Haar sollte eine griffige Textur haben. Das Haar mit Texturspray einsprühen – je mehr, desto besser! Mit dem Stielkamm eine U-förmige Haarpartie abteilen, die vom höchsten Punkt einer Augenbraue nach hinten zum Hinterkopf und dann nach vorn zum höchsten Punkt der anderen Braue verläuft. Partie mit dem Clip fixieren.

2 Haar in vertikalen Partien toupieren, besonders auf den mittleren Hinterkopf achten, dann Pomade in die Hände geben. Das Haar mit Daumen und Zeigefinger möglichst weit vom Kopf weg zu einem Pferdeschwanz zusammenfassen. Handgelenk nach links oder rechts drehen, sodass eine Banane entsteht. Loses Haar in der entstehenden Tasche verschwinden lassen.

3 Große Haarnadeln horizontal in die Banane stecken, in Form bringen und mit kleineren Nadeln fixieren. Sitzt die Banane fest genug, große Haarnadeln entfernen. Lose Strähnchen im Nacken feststecken. Auch etwas Haarspray hilft.

4 Die U-förmige Partie vom Clip lösen und so eindrehen, dass die Locken in verschiedene Richtungen weisen – dieser Teil soll etwas zerzaust wirken!

5 Locken auskühlen lassen, dann mit den Fingern trennen, mit dem Stielkamm am Ansatz toupieren und auflockern. (Bei längerem Haar die Locken mit Haarnadeln nach hinten in die Banane stecken.)

3

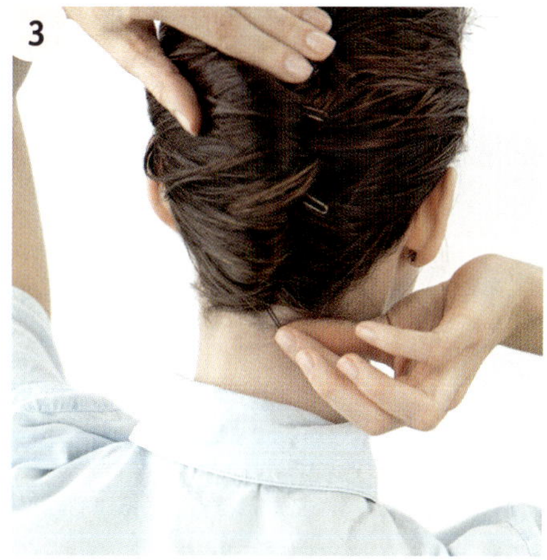

4

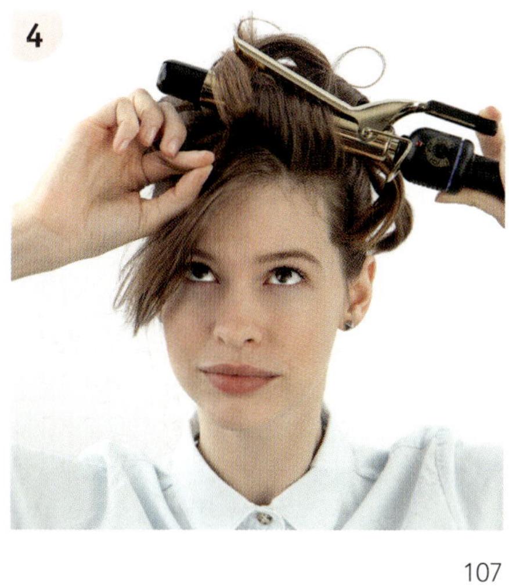

1

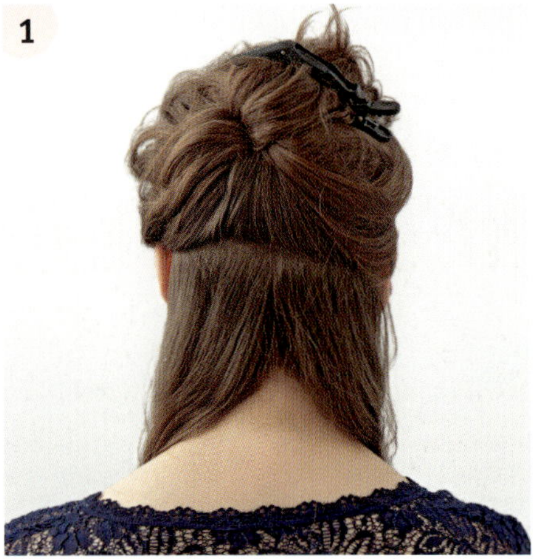

2

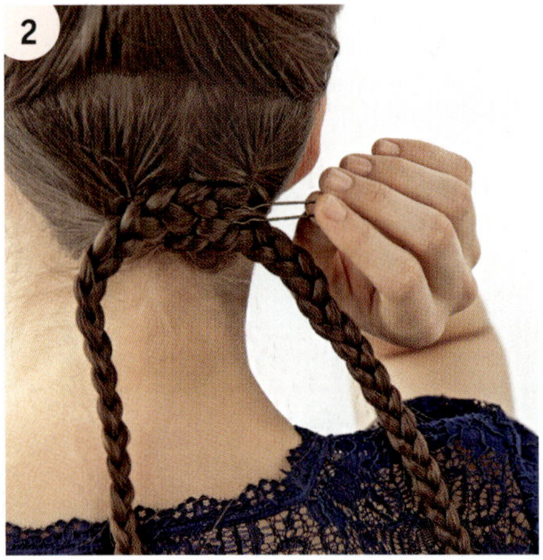

3

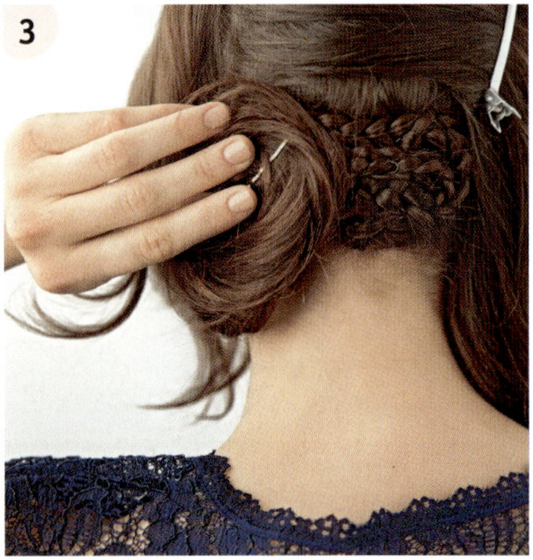

4

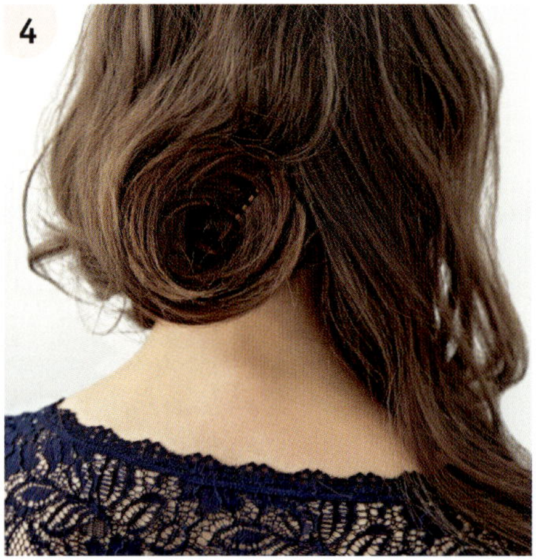

EINFACH VERBLÜFFEND

Faux Bob

Ich liebe langes Haar, doch im Herzen bin ich mehr der Kurzhaar-Typ. Zum Glück lässt sich mit ein paar Zöpfen und Haarklemmen auch ein Bob für einen Tag faken.

DU BRAUCHST

- **Crocodile Clip**
- **Zwei kleine Haargummis**
- **Kleine Haarnadeln**
- **Metall-Abteilklammer**
- **Haarspray**
- **Haarklemmen**

1 Einen groben Scheitel am Hinterkopf von einem Ohr zum anderen ziehen und das Haar am Oberkopf mit einem Clip feststecken. Das restliche Haar in zwei gleiche Partien unterteilen.

2 Die beiden Partien flechten und mit jeweils mit einem Haargummi fixieren. Die Zöpfe übereinanderlegen und mit einer Haarnadel flach am Hinterkopf feststecken. Die Zöpfe umeinander zu einem Rechteck wickeln und Haarnadeln dazwischen stecken. So entsteht ein Kissen, auf dem sich der unechte Bob feststecken lässt.

3 Eine 5 cm breite Haarpartie vom Oberkopf nehmen, den Rest mit der Abteilklammer zur Seite stecken. Partie mit Haarspray besprühen, nach oben einschlagen und mit einer Haarklemme an den Zöpfen befestigen.

4 Weitere Partien einschlagen und feststecken, dabei darauf achten, dass die „neue Haarlänge“ gleichmäßig bleibt.

5 Als Finish ein paar Strähnen rund ums Gesicht herausziehen, sodass der Bob natürlicher wirkt.

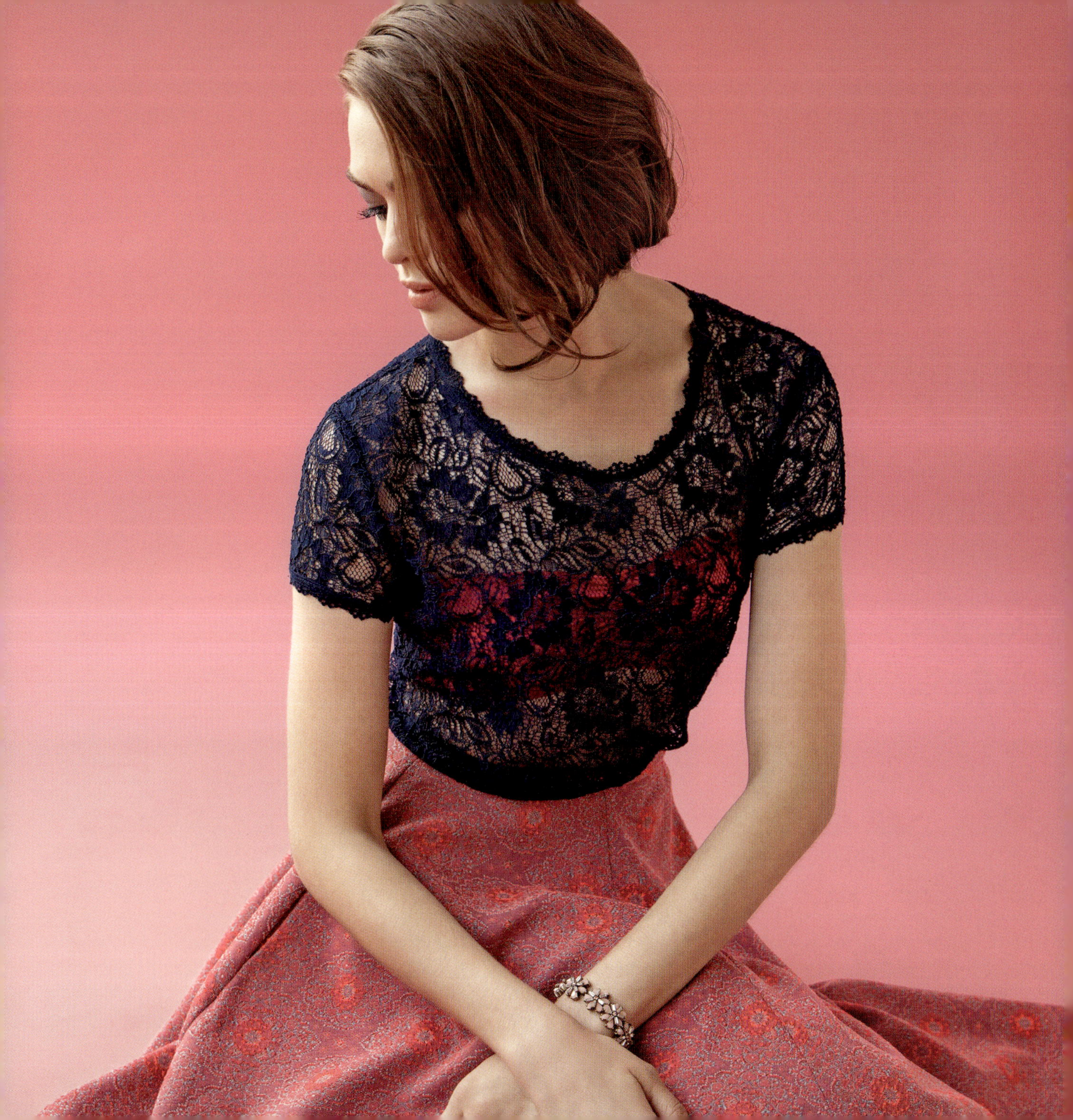

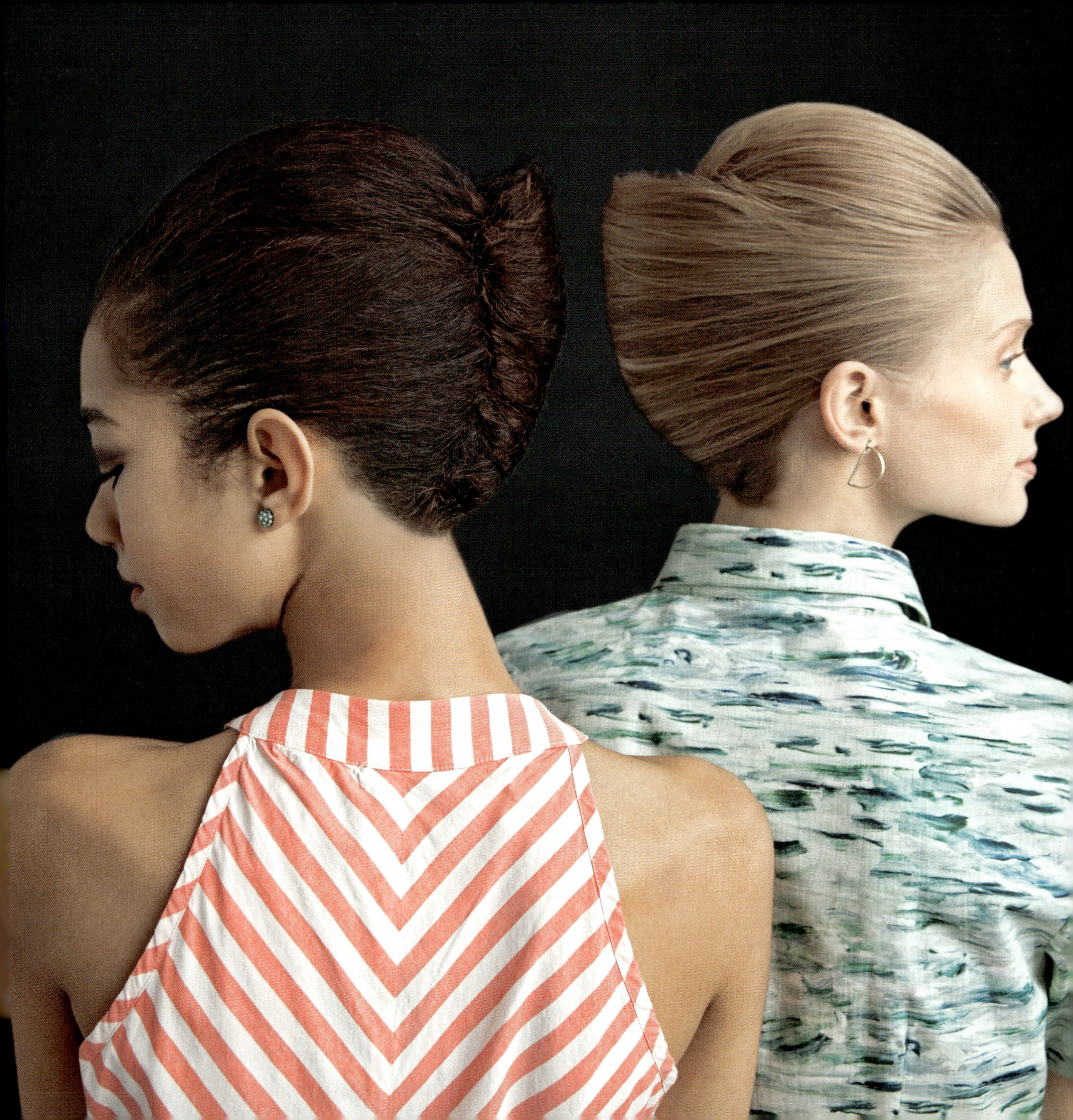

DU BRAUCHST
- Volumenspray
- Föhn mit Düse
- Stielkamm
- Drei Crocodile Clips
- Metall-Abteilklammer
- Zwei Haarklemmen
- Flachbürste mit Wildschweinborsten
- Große Haarnadeln
- Kleine Haarnadeln
- Haarspray

DER KLASSISCHE French Twist

Verpasse deinem Look mit einem French Twist das gewisse Etwas. Durch Catherine Deneuve und Brigitte Bardot in den 1960ern bekannt gemacht, ist er auch heute noch ein Hit auf den Laufstegen.

1 Bei diesem Style solltest du nicht mit Haarprodukten geizen, daher reichlich Volumenspray vom Ansatz bis in die Spitzen sprühen. Föhnen und nur mit den Fingern das Haar am Hinterkopf hochtürmen.

2 Mit dem Stielkamm eine U-förmige Haarpartie am Oberkopf abteilen, die von einer Augenbraue über den Hinterkopf bis zur anderen Augenbraue verläuft. Dann das restliche Haar hinten in zwei Partien unterteilen und mit je einem Clip fixieren.

3 Eine der hinteren Partien lösen. An der Kopfmitte beginnend das Haar nah am Ansatz toupieren, dabei die Zinken des Stielkamms zunächst alle paar Zentimeter ansetzen und dann allmählich zu den Spitzen hin in längeren Abständen. Dadurch erhält das Haar Textur, was das Eindrehen und Feststecken des Twists leichter macht.

4 Die hintere Haarpartie weiter toupieren, dabei von der Mitte des Hinterkopfes Richtung Gesicht arbeiten und das Ganze allmählich abschwächen, sodass das Haar am Haaransatz weniger stark toupiert ist. Mit der zweiten hinteren Haarpartie wiederholen.

2

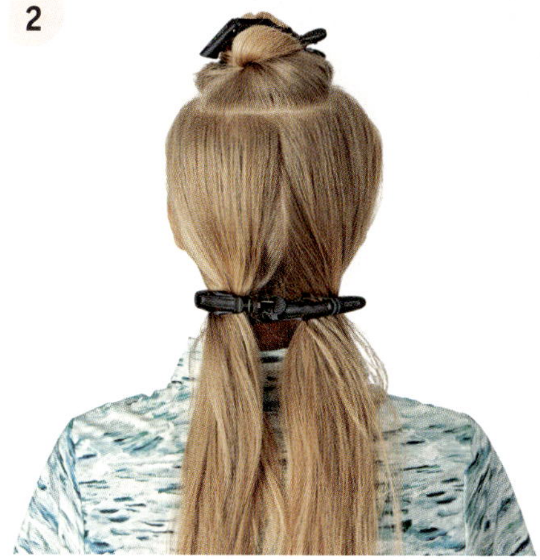

3

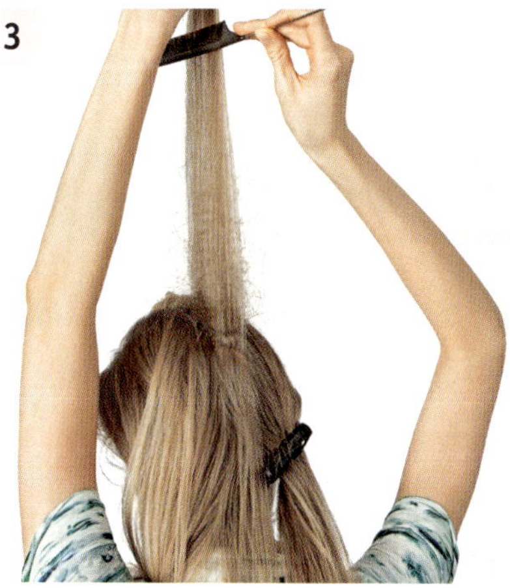

4

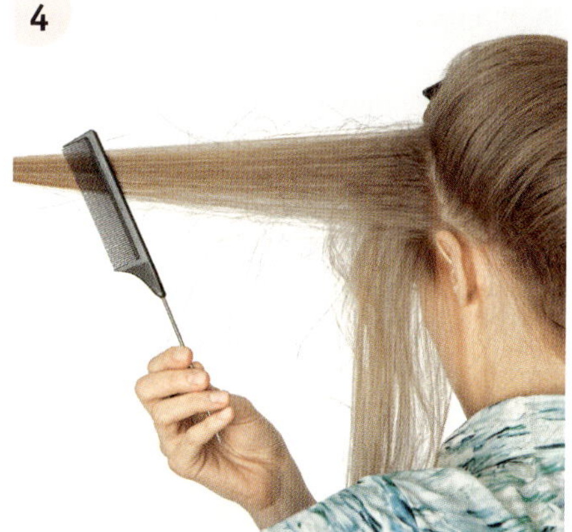

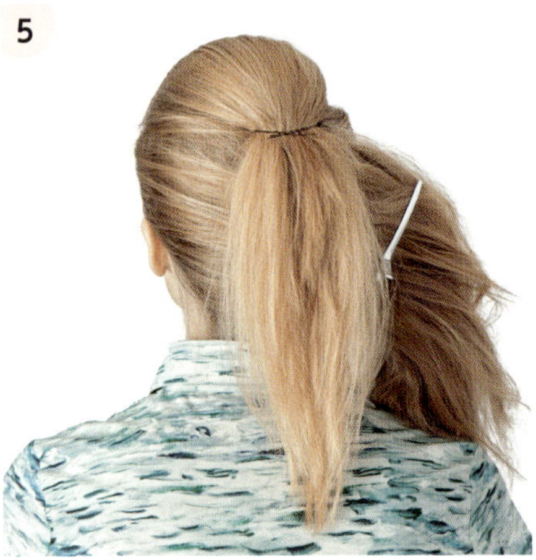

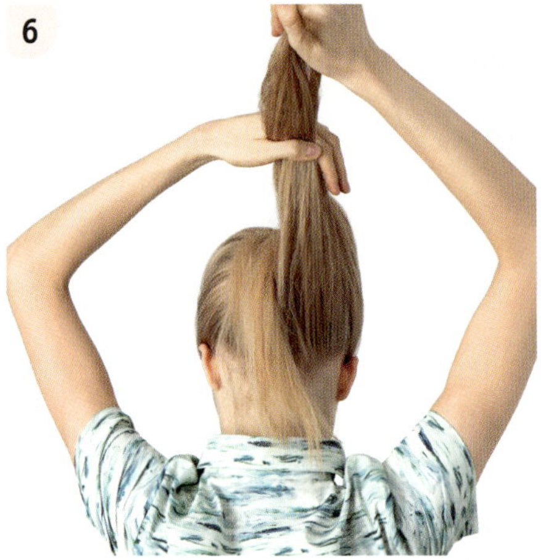

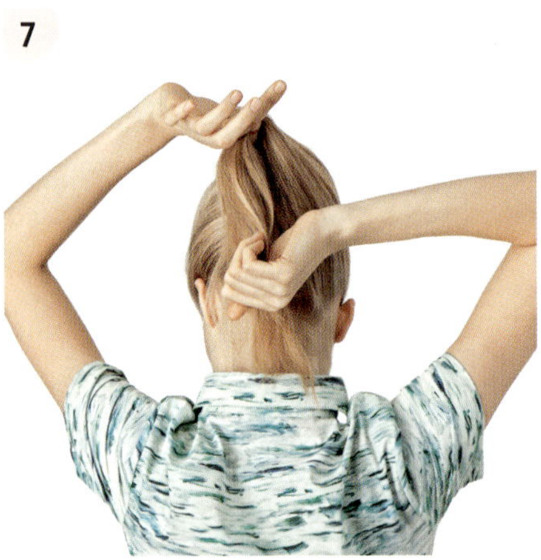

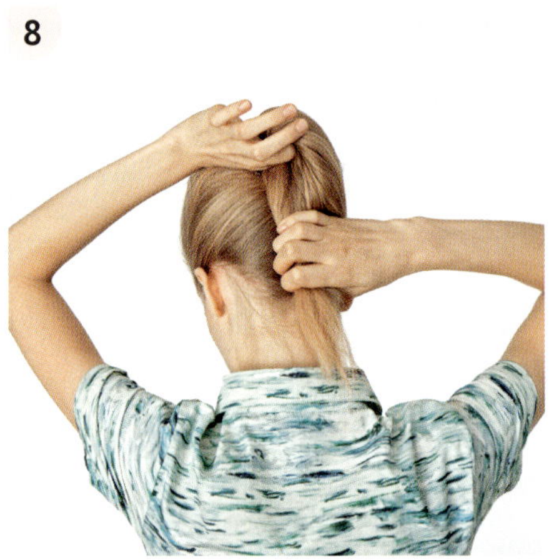

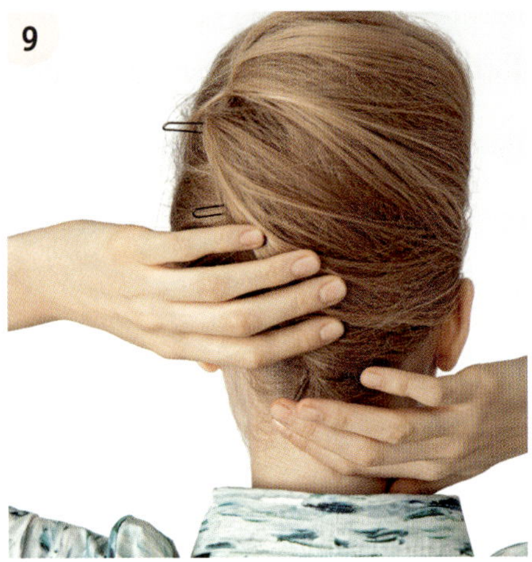

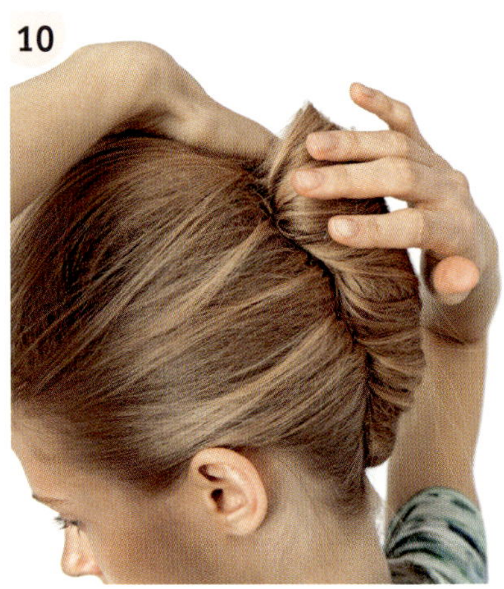

5 Die beiden hinteren Partien mit einer Abteilklammer auf eine Seite klemmen. Dann die U-förmige Haarpartie toupieren, Richtung Haaransatz abschwächen, und am Hinterkopf mit einem X aus zwei Haarklemmen befestigen.

6 Das Haar rund um den Ansatz mit der Flachbürste leicht glätten, dann das Haar zur Hinterkopfmitte ziehen (U-förmige Partie auslassen). Locker in einem Pferdeschwanz halten und dabei etwa 5 cm von der Kopfhaut entfernt fassen. Der Daumen sollte weit vom Kopf entfernt sein, die Handfläche sollte nach unten zeigen.

7 Nun das Handgelenk nach rechts oder links kreisen, sodass die Handfläche nach oben zeigt. Durch diese Bewegung wird das meiste Haar straff zum Kopf gezogen, die Spitzen hängen lose nach unten.

8 Unter dem Daumen und Zeigefinger ist nun eine Art Tasche zu spüren. Das Haar weiterhin mit der nichtdominanten Hand halten, die losen Spitzen eindrehen und dabei das Haar in die Tasche stecken. Darauf achten, dass auch alle Spitzen der U-förmigen Haarpartie eingearbeitet werden. (Bei langem Haar ist es mitunter nötig, den Twist einige Male umzuschlagen, damit alles hineinpasst.) Den Twist lang und schmal machen und so verlängern, dass er gerade das X aus Haarklemmen verdeckt.

9 Beginnend im Nacken große Haarnadeln horizontal in die eingedrehte Unterseite stecken und dabei den Twist festhalten.

10 Sitzt die Grundform fest, den Twist loslassen und kleinere Haarnadeln in die eingedrehte Unterseite stecken, dabei von unten nach oben arbeiten. Wenn die kleineren Nadeln fest sitzen, kannst du die größeren herausziehen, mit Haarspray besprühen.

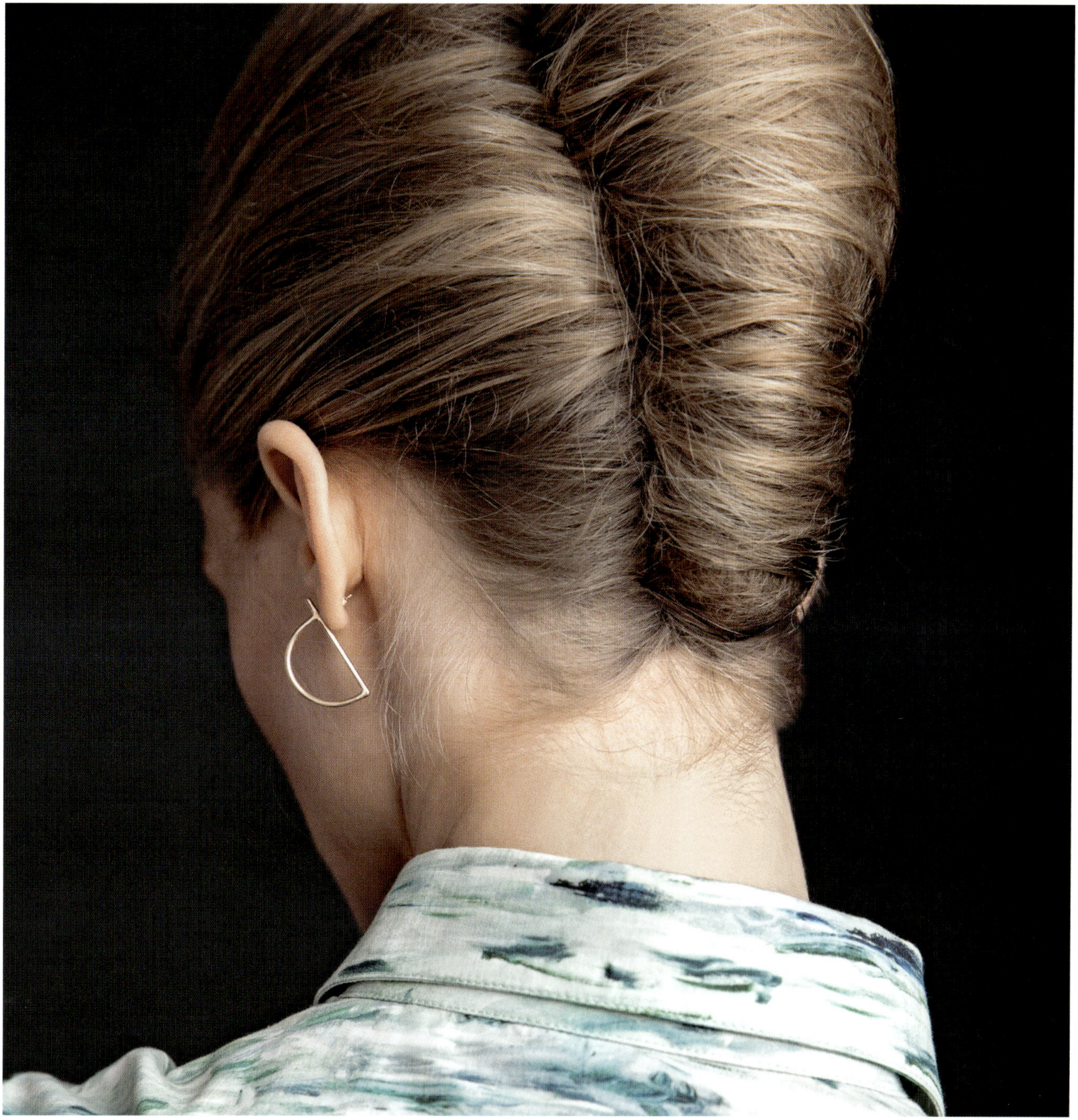

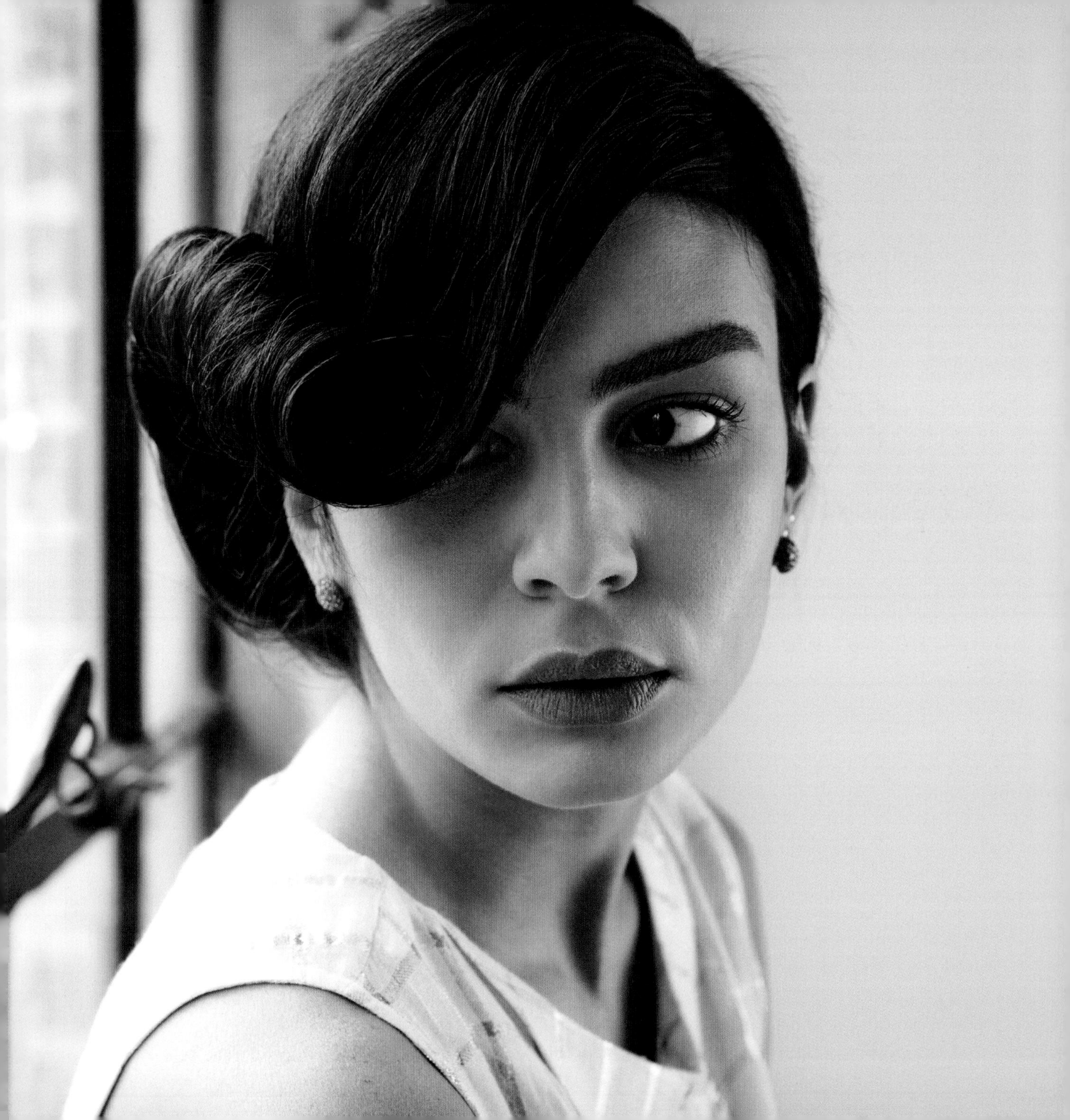

DU BRAUCHST
- Stylingcreme
- Flachbürste mit gemischten Borsten
- Zwei Essstäbchen
- Große Haarnadeln
- Kleine Haarnadeln
- Haarklemmen
- Haarspray

1

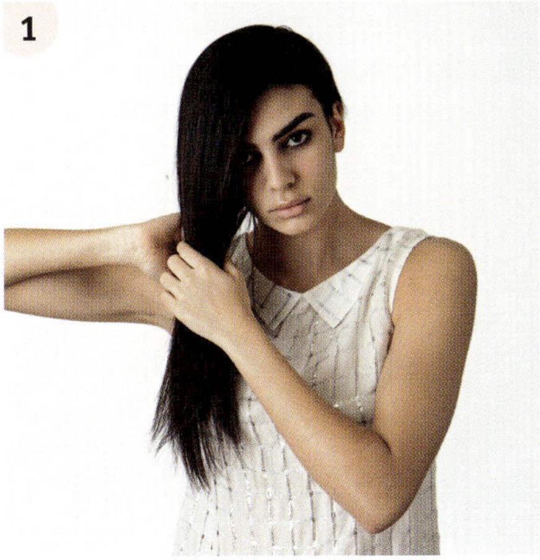

2

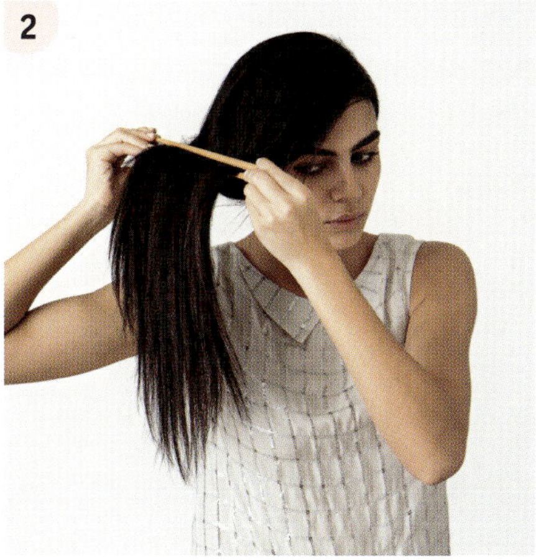

GLAMOURÖSE Seitenrolle

Am besten an dieser koketten Haarrolle gefällt mir, dass sie ein Auge leicht verdeckt. Dank der Essstäbchen ist das Eindrehen ein Kinderspiel.

3

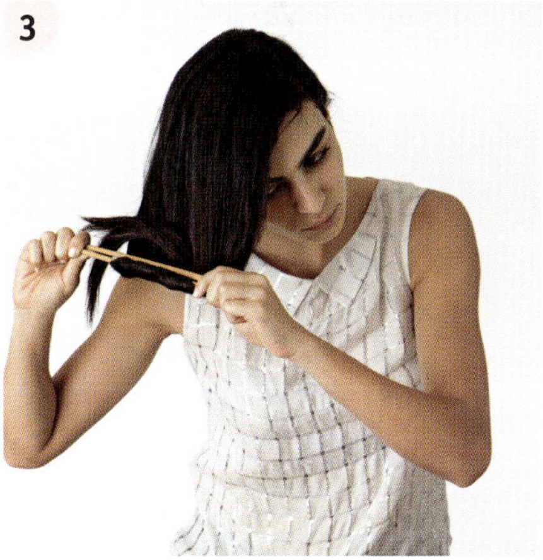

1 Etwas Stylingcreme auf die Handflächen geben – sie verteilt sich beim Stylen im Haar. Einen Seitenscheitel ziehen und das gesamte Haar auf die andere Seite bürsten. Das Haar soll ein Auge verdecken.

2 Das Haar zwischen die Essstäbchen klemmen. Die Stäbchen drei Viertel der Haarlänge nach unten ziehen.

3 Die Essstäbchen nach oben rollen, sodass sich das Haar um sie herum wickelt.

4 Wenn die Rolle straff vom Auge bis zum Hinterkopf verläuft, mit großen Haarnadeln am Kopf fixieren.

5 Essstäbchen herausziehen und die Rolle in die gewünschte Form bringen. Kleine Haarnadeln und Haarklemmen von hinten nach vorn durch die Rolle stecken. Große Haarnadeln entfernen und abstehende Härchen in der Frisur verschwinden lassen. Das Ganze mit Haarspray fixieren.

4

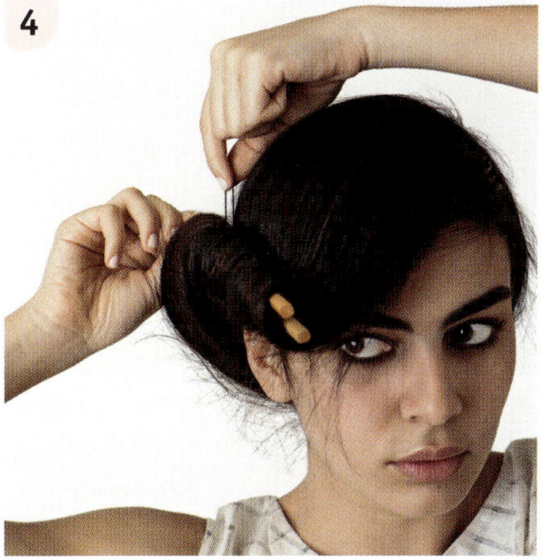

2

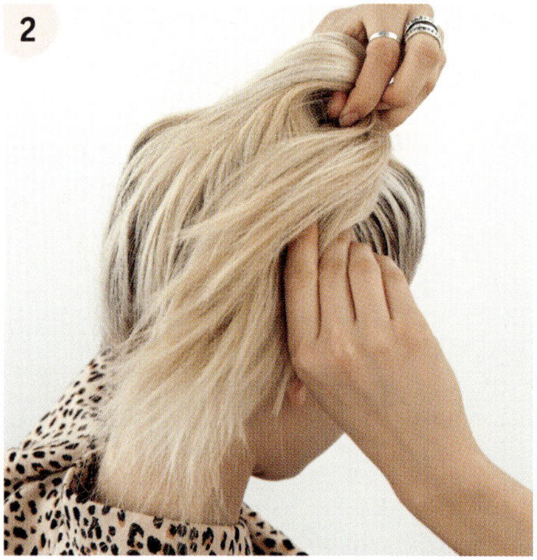

3

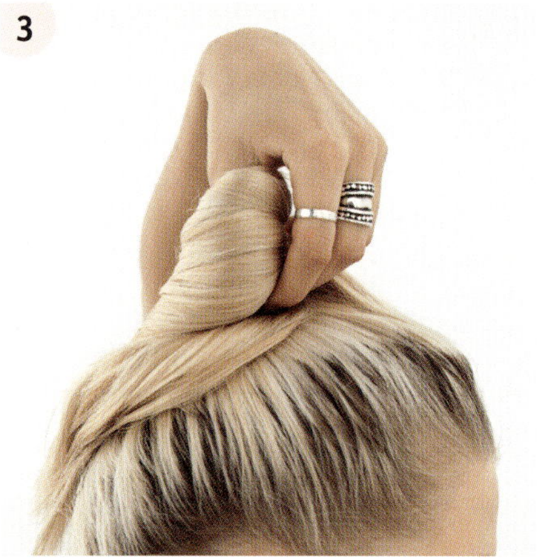

4

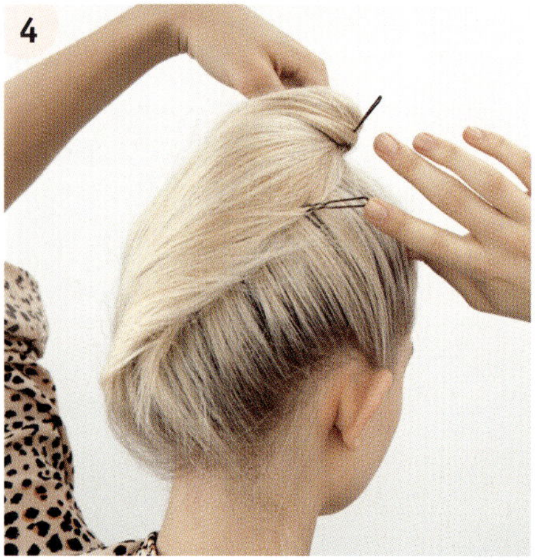

5

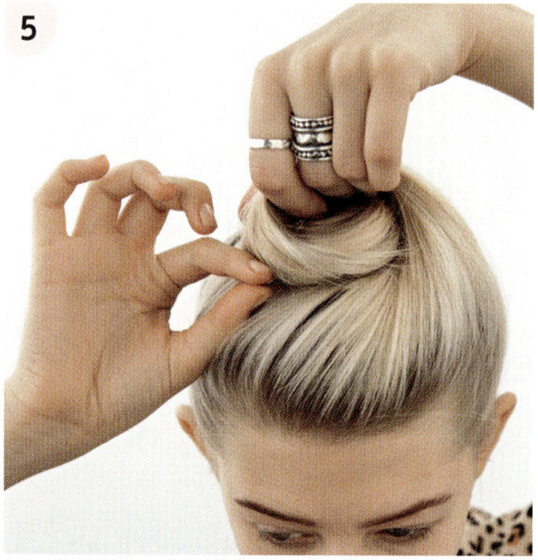

DU BRAUCHST
- **Texturspray**
- **große Haarnadeln**
- **Haarklemmen**
- **kleine Haarnadeln**
- **Haarspray**

FÜR TOUGHE MÄDELS

Twist mit Wirbel

Lass dich von den „bösen“ Teddy Girls aus den 1950ern inspirieren. Die Rolle wirkt besonders dramatisch. Mit ein paar Strähnen im Gesicht schwächst du den Effekt ab.

1 Das Haar sollte eine griffige Textur haben, damit es sich leichter eindrehen und feststecken lässt. Vom Ansatz bis in die Spitzen mit Texturspray einsprühen.

2 Das gesamte Haar am Oberkopf mit Daumen und Zeigefinger in Ansatznähe zusammenfassen. Nun das Handgelenk nach vorn drehen, sodass eine Rolle entsteht. Darauf achten, dass das lose Haar nach hinten und nicht zum Gesicht fällt.

3 Den Daumen in die Rolle stecken, damit sie ihre Form beibehält, dann die losen Enden in die Tasche unter dem Daumen und Zeigefinger stecken.

4 Den Wirbel gut festhalten und dabei die übrigen Haarsträhnen in den Haartwist hinter der Rolle stecken. Dieser Twist sollte wie ein Mittelscheitel den Hinterkopf hinab verlaufen und Richtung Nacken schmäler werden. Auf ganzer Länge mit ein paar großen Haarnadeln fixieren, die horizontal hineingesteckt werden.

5 Von unten beginnend Haarklemmen und kleine Haarnadeln rund um den Twist hineinschieben. Den Wirbel gut fixieren! Zum Schluss die großen Haarnadeln entfernen.

6 Mit der Hand, die den Wirbel hält, das obere Haar nach vorn ziehen, sodass die Partie vorn loser und voluminöser wird. Das Ganze mit Haarspray fixieren.

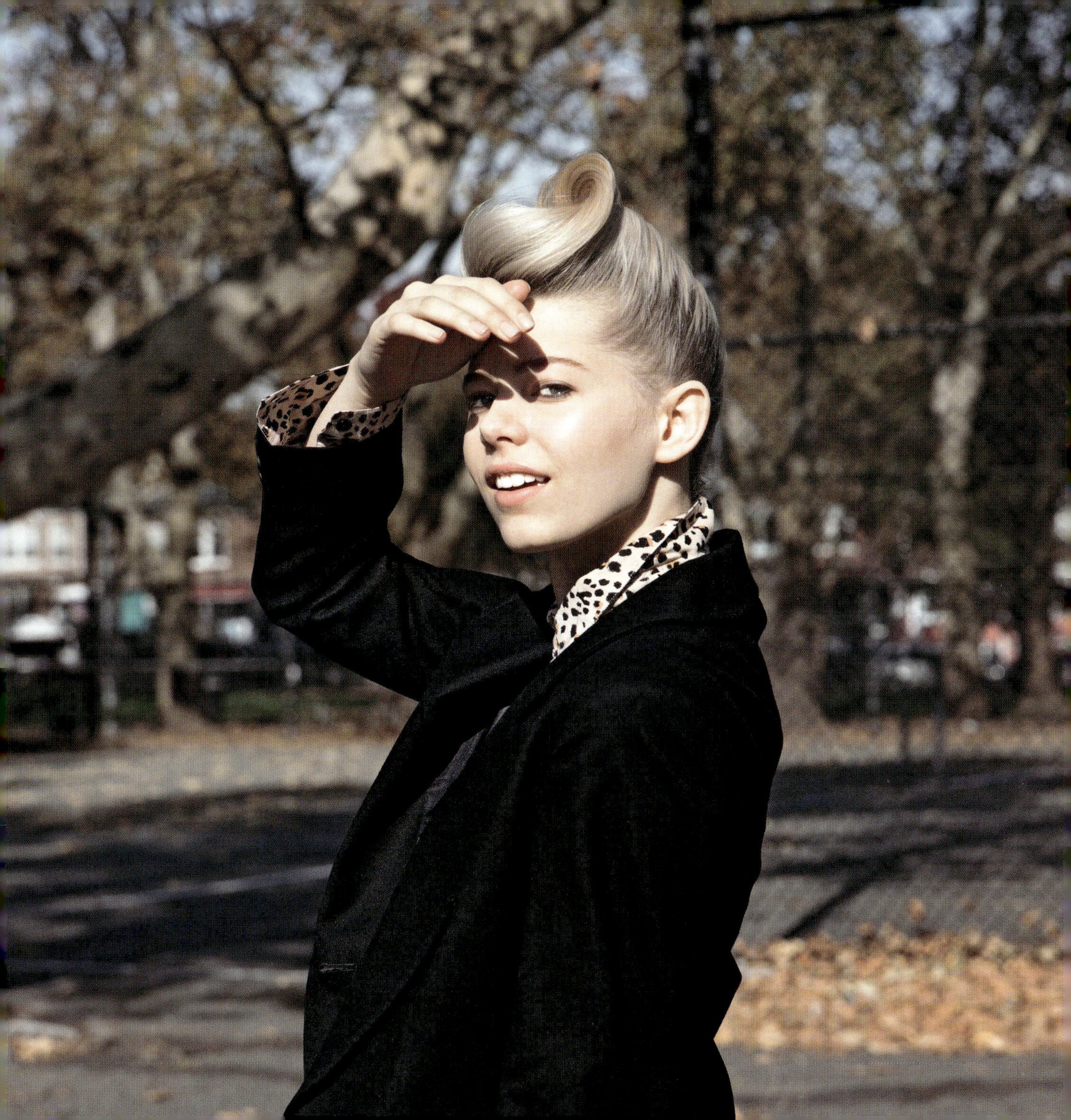

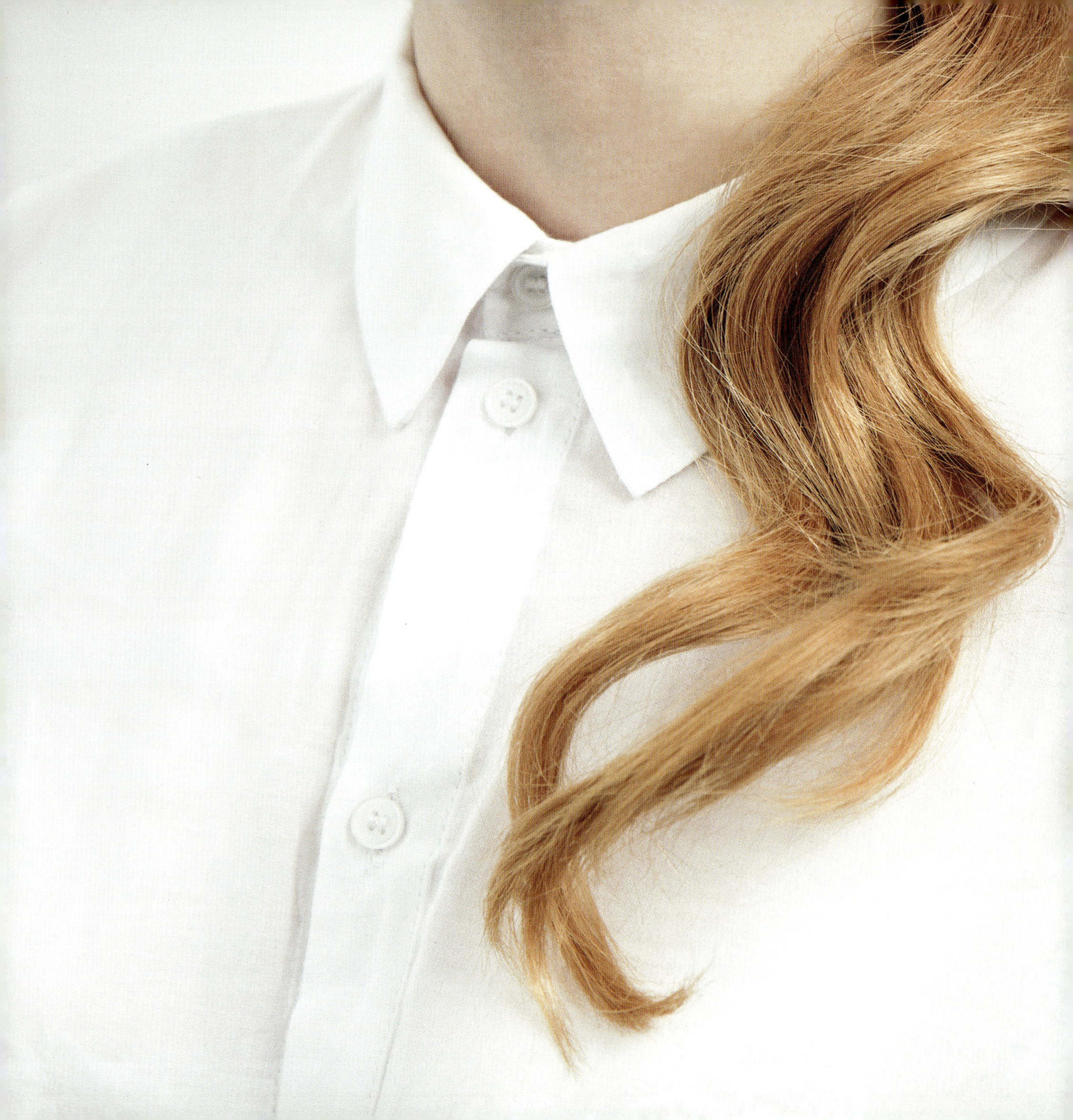

Locken

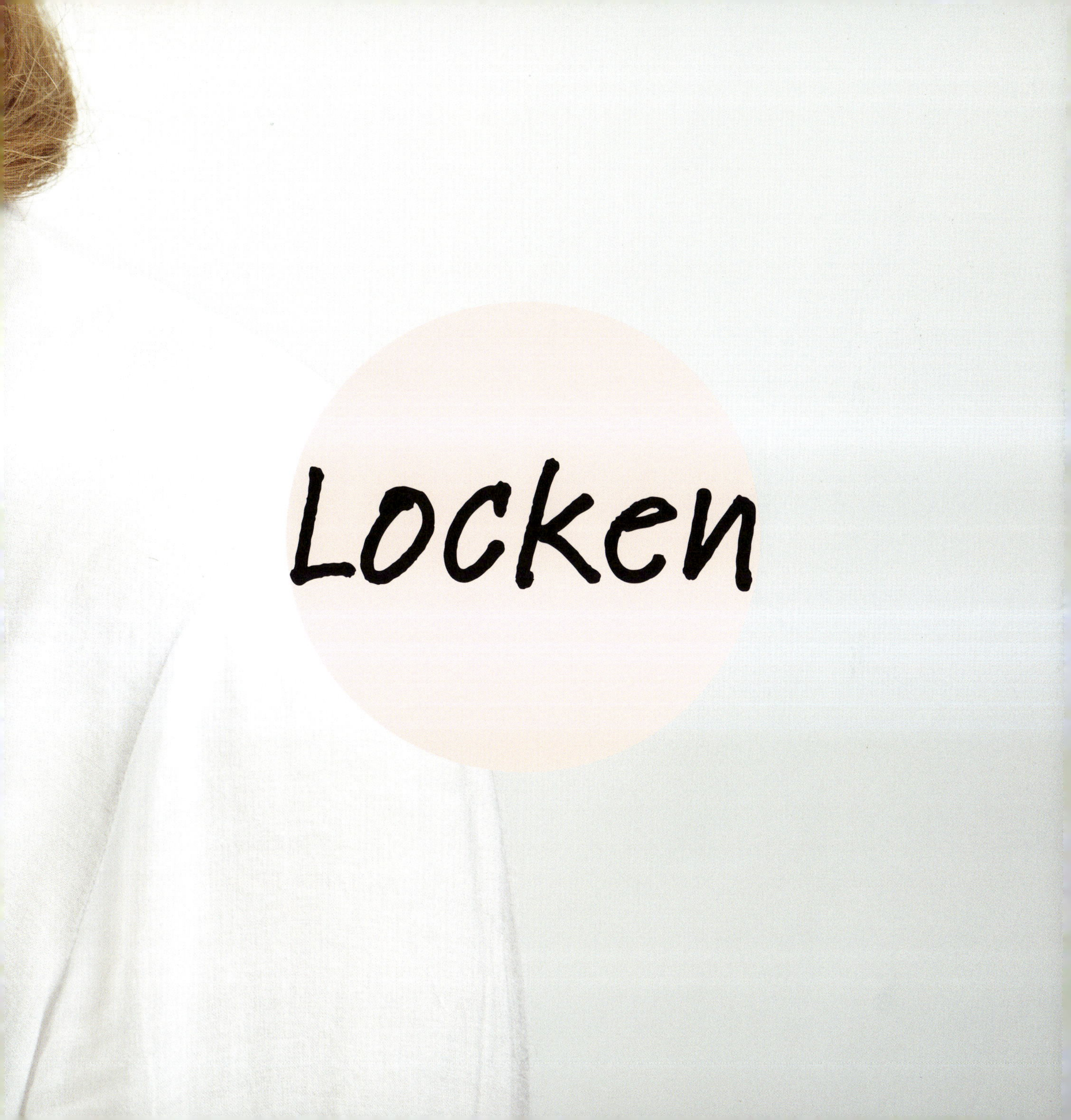

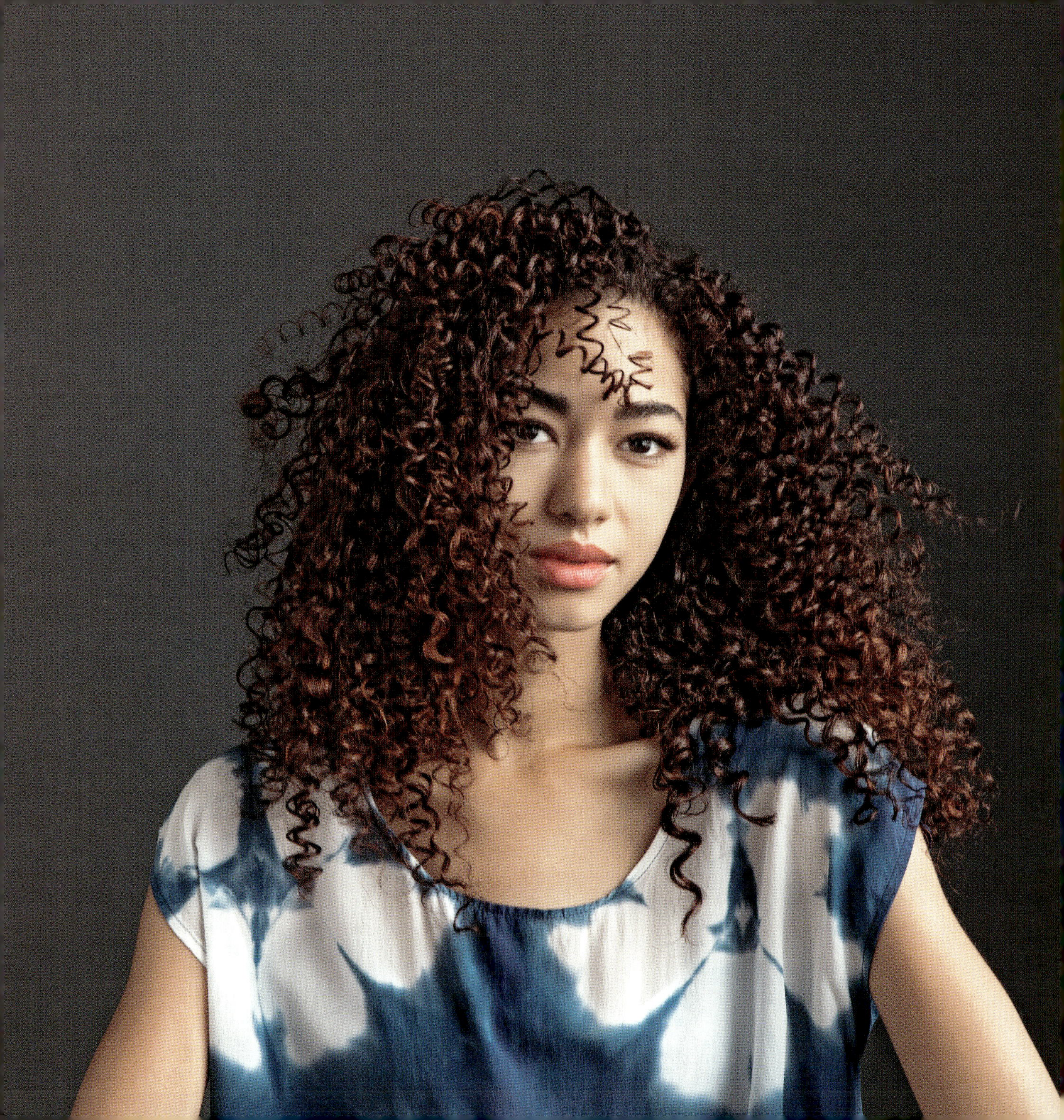

GEWUSST WIE

Locken

Ob du feines glattes Haar oder jede Menge Korkenzieherlocken hast, zum Stylen von Wellen oder definierteren Ringellocken ohne Frizz ist ein Lockenstab Gold wert.

DU BRAUCHST
- **Haarspray oder Haarserum**
- **Lockenstab in der gewünschten Größe**

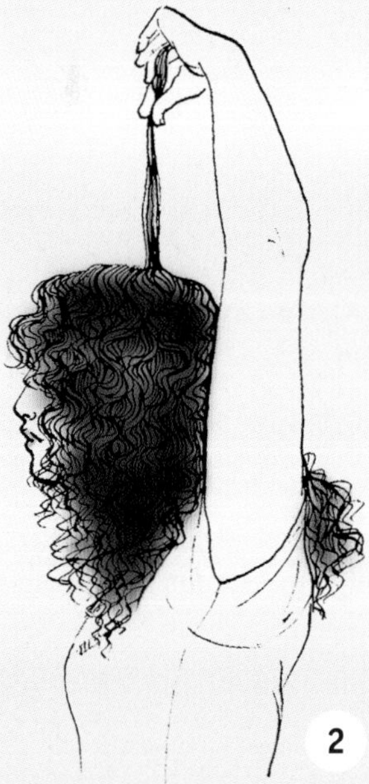

2

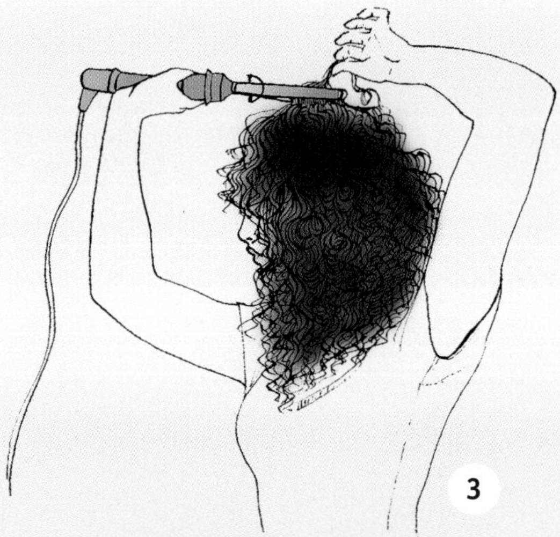

3

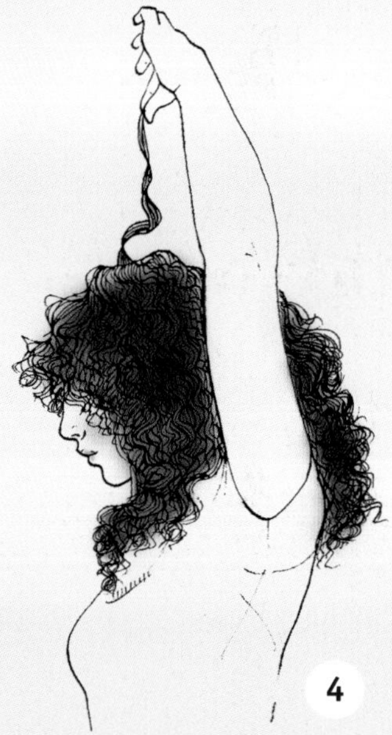

4

1 Lockenstab einstecken und eine Wärmestufe wählen: bei feinem Haar eine niedrige Stufe – unter 93 °C, bei dickerem Haar bis zu 149 °C.

2 Eine Haarpartie abteilen, die dieselbe Größe besitzt wie die Locke oder Welle, die du bereits hast – oder haben möchtest! Ist dein Haar bereits lockig, wähle eine Partie, die du betonen möchtest. (Wenn deine Locken etwa oben weniger ausgeprägt sind, bring zunächst diesen Bereich besser in Form und widme dich dann weniger definierten oder krausen Locken.)

3 Die Haarpartie zum Schutz vor Hitze mit Haarspray einsprühen. (Bei ganz dichten Locken Serum verwenden.) Den Lockenstab öffnen und das Haar rund um den Stab wickeln. Für langen Halt besser immer in Ansatznähe beginnen. Für mehr Volumen an der Basis die Klemme schließen, für lässigere Locken offen lassen.

4 Das Haar etwa 10 Sekunden auf dem Stab lassen, bis es heiß ist. Haar lösen und straff an den Spitzen ziehen – dadurch entsteht beim Abkühlen eine lockerere, natürlichere Welle.

5 Weitere Partien eindrehen – ob es nur ein paar sind, die das Gesicht umspielen oder eine ganze Lockenpracht, bleibt ganz dir überlassen.

DU BRAUCHST
- Stielkamm
- Crocodile Clips
- Leichter Haarspray
- Haarklemmen

NETT + ADRETT Steck-Locken

Versetze dich mit diesen braven Hochsteck-Locken zurück in die Schulzeit deiner Großmutter.

2

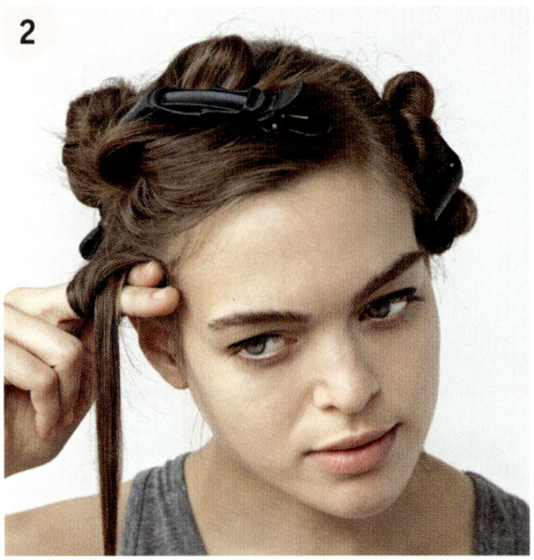

3

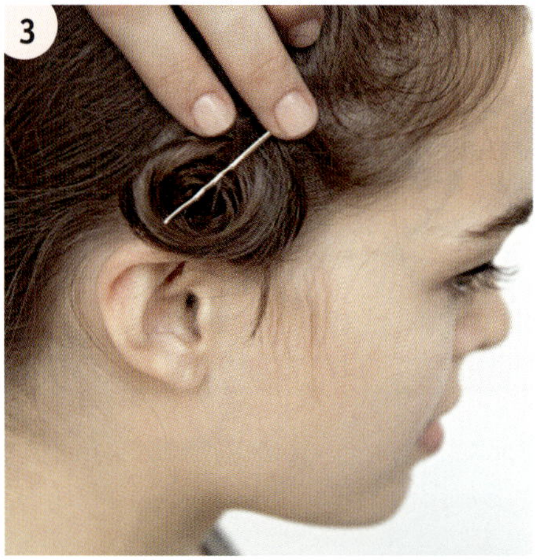

4

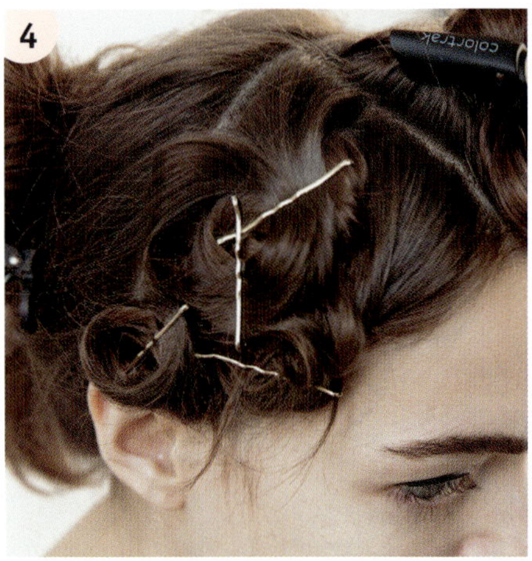

5

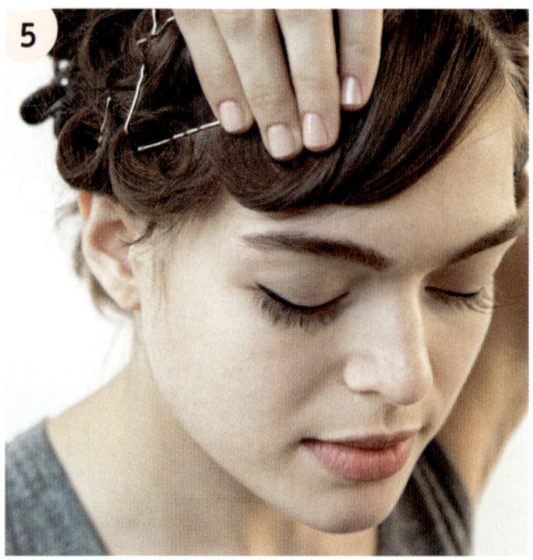

1 Mit dem Stielkamm auf der linken Seite einen tiefen Scheitel ziehen, dann das Haar grob in drei Partien teilen: jeweils eine auf der Seite und eine am Hinterkopf. Jede Partie mit einem Clip fixieren.

2 Eine 4 x 4 cm große Strähne aus der Haarpartie über dem rechten Ohr nehmen. Vom Ansatz bis in die Spitzen mit Haarspray einsprühen, beginnend in Ansatznähe um zwei Finger wickeln.

3 Finger aus der aufgewickelten Strähne ziehen und die Locke flach an den Kopf drücken. Zum Fixieren eine starke Haarklemme darüberschieben. (Nach Belieben Haarklemmen passend zur Haarfarbe oder einen Kontrastton wählen!)

4 Weitere Strähnen von der seitlichen Haarpartie nehmen und aufwickeln, Haarklemmen über die Locken schieben. Ich variiere gern die Größe der Hochsteck-Locken, damit der Look nicht zu streng oder klassisch wirkt.

5 In Ponynähe eine große Strähne zu einer flachen Schlinge auf der Stirn modellieren. Die Spitzen um die Finger wickeln und die Locke feststecken.

6 Als nächstes mit der Partie auf der anderen Seite und dann der Partie am Hinterkopf fortfahren. Die Frisur mit Haarspray einsprühen.

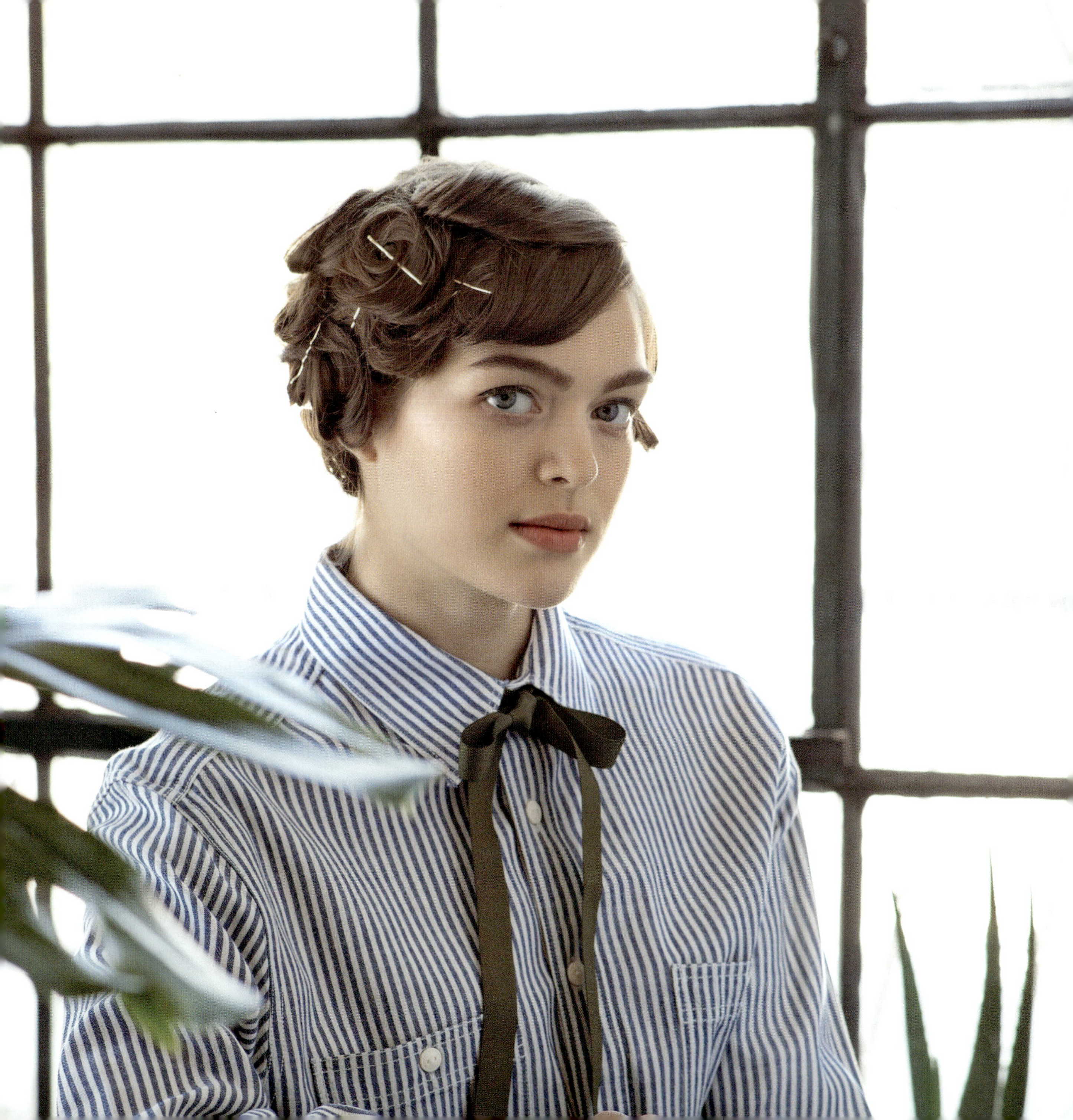

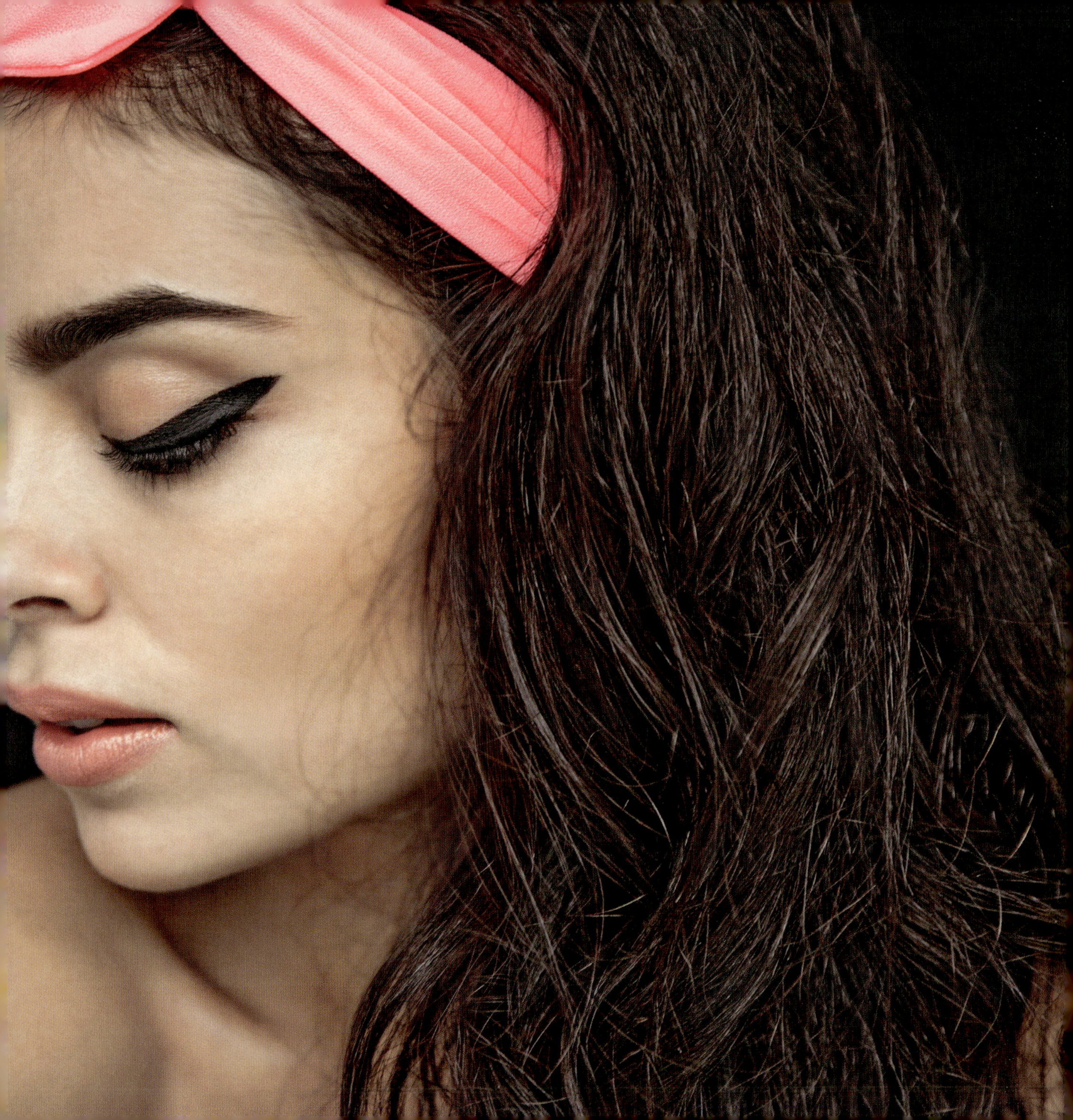

DU BRAUCHST
- Haarspray
- Flachbürste mit gemischten Borsten
- Crocodile Clip
- Lockenstab mit 38 mm Durchmesser
- Stielkamm

OPTIONAL
- Halstuch

2

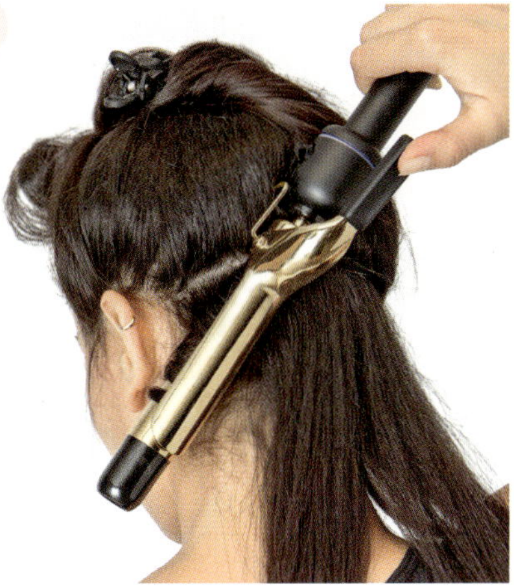

3

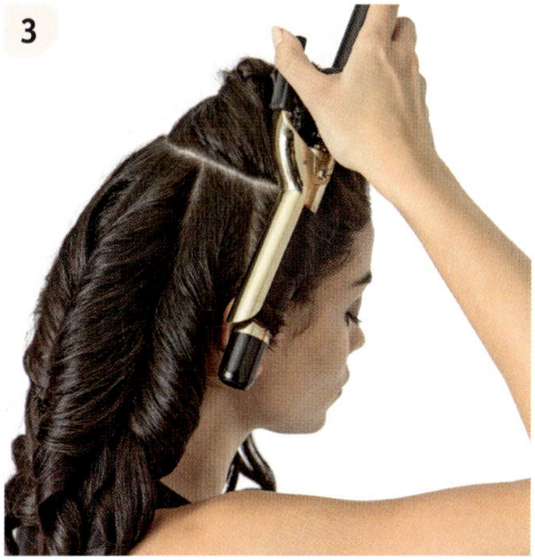

LOCKERE + ZERZAUSTE
Beach Waves

4

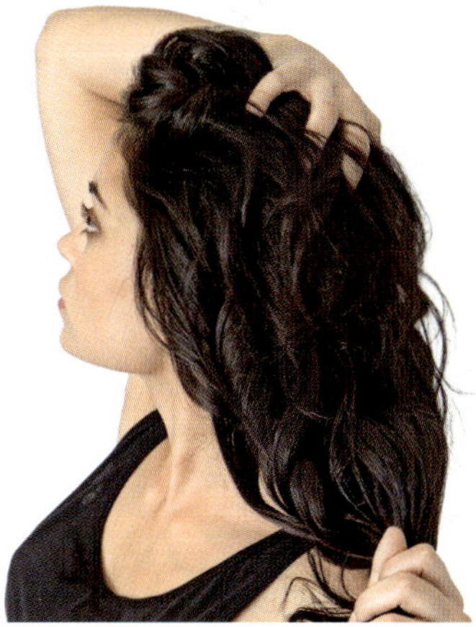

Mit der richtigen Technik beim Eindrehen zauberst du dir mühelos hübsche Wellen ins Haar.

1 Das Haar in einzelne Partien teilen und mit Haarspray einsprühen, damit es sich gut stylen lässt. Mit der Flachbürste durchbürsten und nochmals einsprühen.

2 Am Hinterkopf von einem Ohr zum anderen einen Scheitel ziehen, dann das Haar darüber feststecken. Eine 4 x 4 cm große Strähne nehmen und nochmals mit Haarspray besprühen – das schützt das Haar vor Hitze und versiegelt die Locke. Den Lockenstab möglichst vertikal halten und das Haar vom Gesicht weg eindrehen. Klemme nicht schließen und die Locke behutsam lösen, sobald sie warm ist.

3 Mit einer weiteren Strähne wiederholen, aber diesmal das Haar in Gegenrichtung um den Stab wickeln. Beim restlichen Haar in der Reihe ebenso stets die Richtung wechseln. Dann den Clip entfernen, sodass eine zweite Reihe entsteht, und das restliche Haar wieder fixieren. Auch diese Reihe in Strähnen teilen und abwechselnd in unterschiedliche Richtungen eindrehen. Eine dritte Reihe bilden und ebenso eindrehen.

4 Das Haar am Oberkopf weg vom Gesicht eindrehen, dann die Locken auskühlen lassen. Nun alle Spitzen mit einer Hand fassen und mit der anderen Hand den Ansatz am Oberkopf durchwuscheln.

5 Einen natürlichen Scheitel ziehen oder Tuch ins Haar binden. Für mehr Volumen das Haar am Oberkopf toupieren und mit dem Metallende des Stielkamms anheben.

5

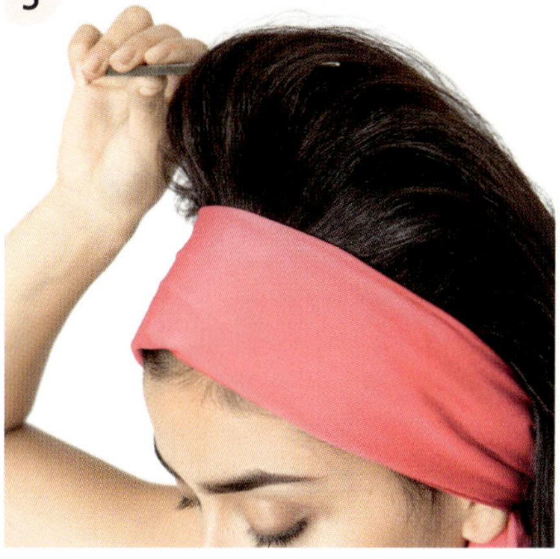

HÜBSCH
UND KECK

Styling à la Bardot

Ich liebe diesen verspielten Look, der von der Stilikone der 1960er Jahre Brigitte Bardot inspiriert ist.

DU BRAUCHST

- **Volumenspray**
- **Föhn mit Düse**
- **Crocodile Clip**
- **Rundbürste mit Wildschweinborsten (25 mm)**
- **Mehrere Metall-Abteilklammern**
- **Flachbürste mit gemischten Borsten**
- **Haarspray**

2

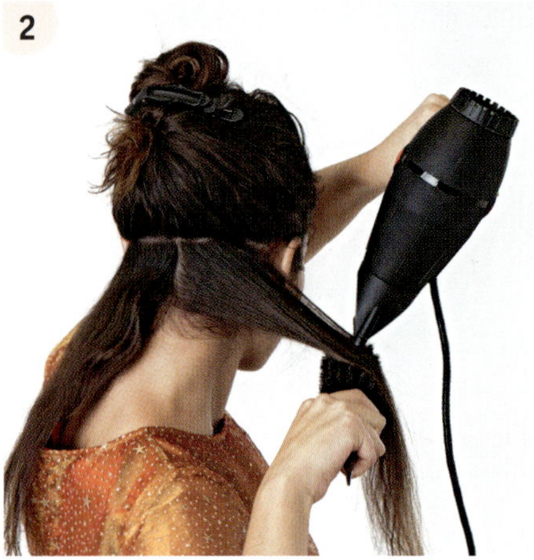

3

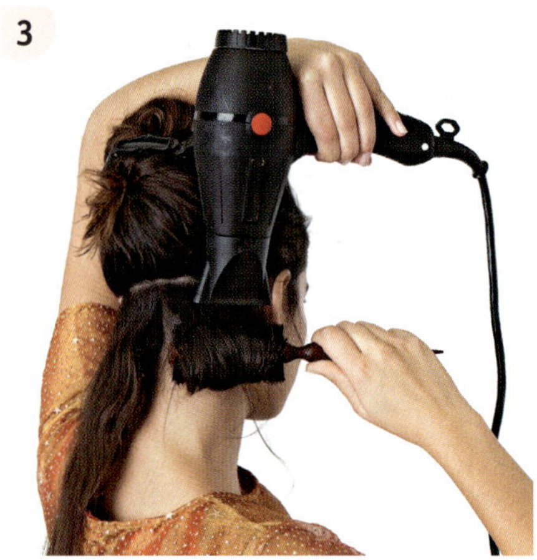

4

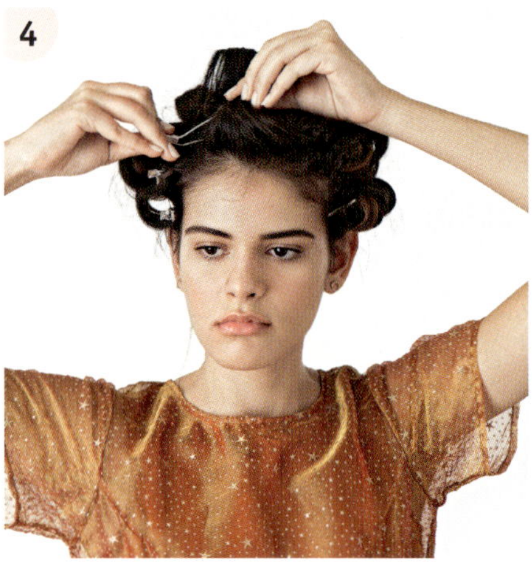

5

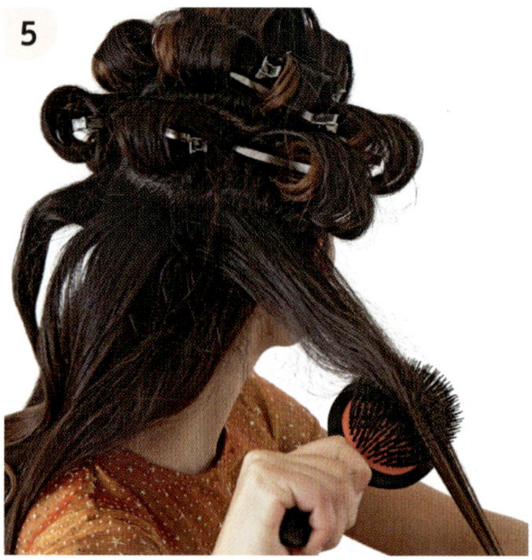

1 Volumenspray großzügig vom Ansatz bis in die Spitzen ins handtuchtrockene Haar geben und den Ansatz vortrocknen (siehe Seite 18).

2 Wenn das Haar zu 80 Prozent trocken ist, am Hinterkopf von einem Ohr zum anderen abteilen, das Haar über dem Scheitel mit einem Clip fixieren. Die lose Partie abteilen und einzeln föhnen, dabei der Rundbürste nah vom Ansatz bis zu den Spitzen folgen.

3 Eine Partie beginnend an den Spitzen um die Rundbürste wickeln. Heiß föhnen, dann behutsam entrollen und nochmals einrollen, dabei der Bürste mit dem Föhn folgen. Sobald die Partie trocken ist, die Bürste entfernen und die Partie beginnend am Ansatz um zwei Finger wickeln. Abteilklammer in die Mitte der Schlinge schieben.

4 Weitere Partien föhnen und hochstecken.

5 Die untere Reihe lösen und bürsten, dann leicht mit der Flachbürste toupieren, zu den Spitzen hin weniger stark toupieren. Weitere Reihen lösen und ebenso toupieren.

6 Das Haar am Oberkopf Richtung Hinterkopf toupieren. Einen tiefen Seitenscheitel ziehen und mit Haarspray einsprühen.

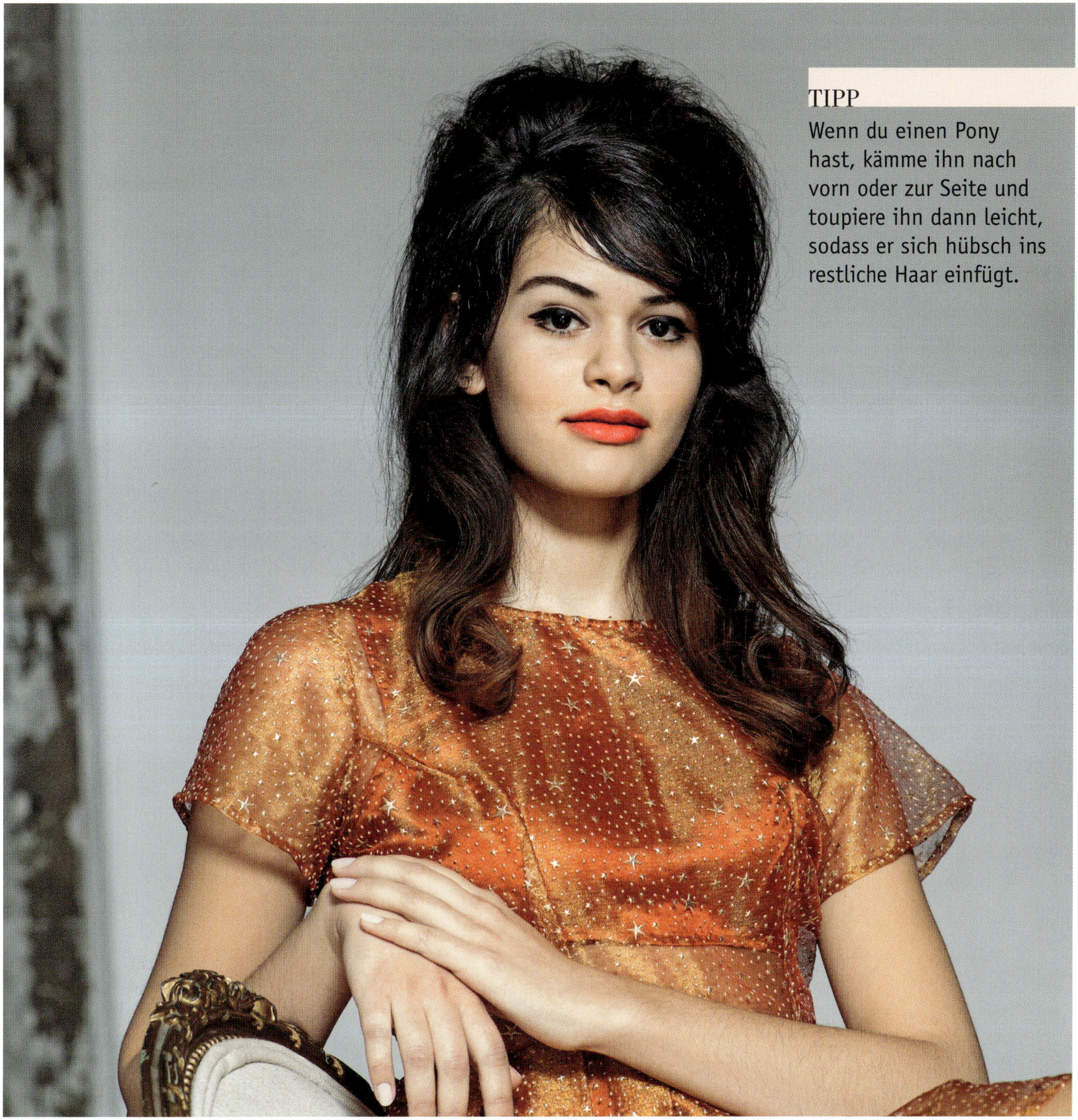

TIPP

Wenn du einen Pony hast, kämme ihn nach vorn oder zur Seite und toupiere ihn dann leicht, sodass er sich hübsch ins restliche Haar einfügt.

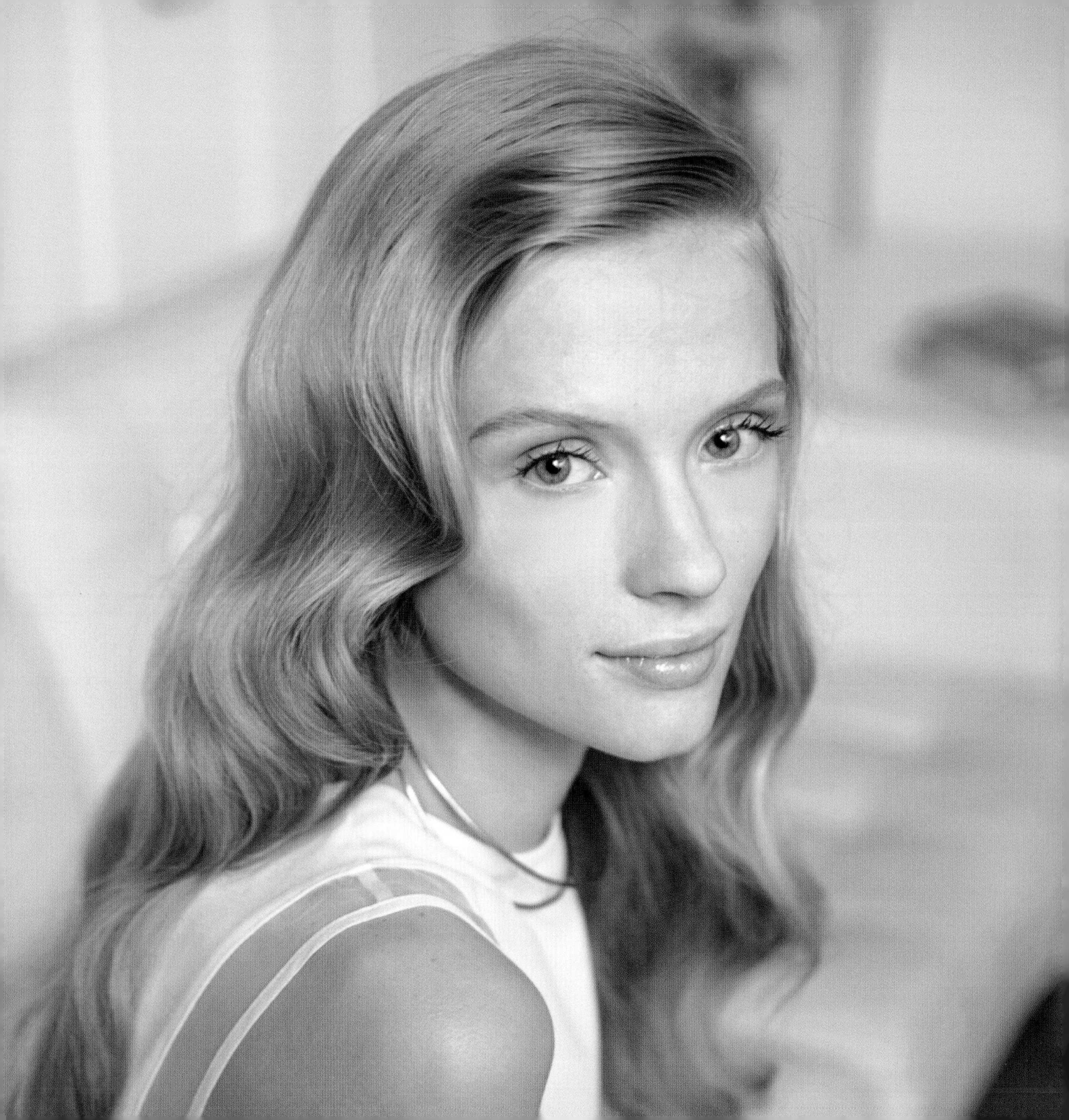

DU BRAUCHST
- Haarspray
- Flachbürste mit gemischten Borsten
- Stielkamm
- Lockenstab mit 25 mm Durchmesser
- Mehrere Metall-Abteilklammern
- Flachbürste mit Wildschweinborsten
- Papiertaschentücher
- Entwirrkamm

FÜR EINEN GLAMOURÖSEN AUFTRITT

40er-Jahre-Wellen

Mit dieser verführerischen Lockenpracht ist dir ein glanzvoller Auftritt ganz im Stil der Hollywood-Diven von einst sicher.

1 Das Haar vom Ansatz bis in die Spitzen reichlich mit Haarspray einsprühen, dabei zur gleichmäßigen Verteilung Partie für Partie vorgehen. Das gesamte Haar mit der Flachbürste mit gemischten Borsten durchbürsten und mit dem Stielkamm einen sauberen Seitenscheitel über der Augenbraue ziehen.

2 Eine rechteckige Haarpartie abteilen, die vom vorderen Haaransatz bis zum Hinterkopf verläuft. Die Partie in etwa 2–3 cm große Strähnen abteilen. Die Strähne, die am nächsten zum vorderen Haaransatz liegt, gerade nach oben kämmen. Mit dem Lockenstab vom Gesicht weg eindrehen. Möglichst in Ansatznähe arbeiten (dabei aber nicht verbrennen!).

3 Sobald die Strähne heiß ist (was bei einem guten Stab weniger als 30 Sekunden dauern sollte), den Lockenstab entfernen und die Locke mit der Abteilklammer bis zum Auskühlen fixieren. Die restliche Haarpartie bis zum Hinterkopf eindrehen, Locken feststecken und abkühlen lassen.

1

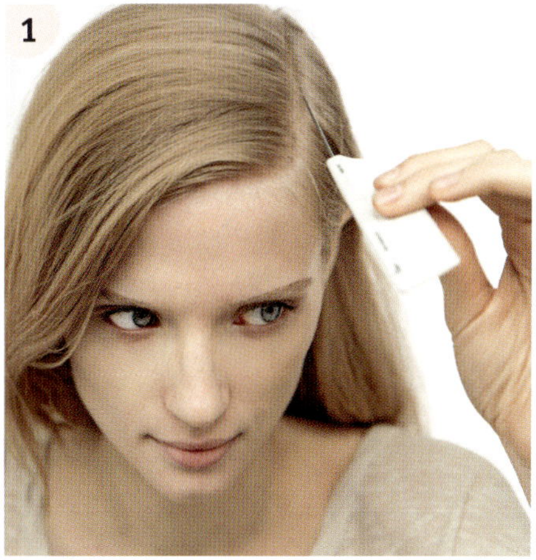

2

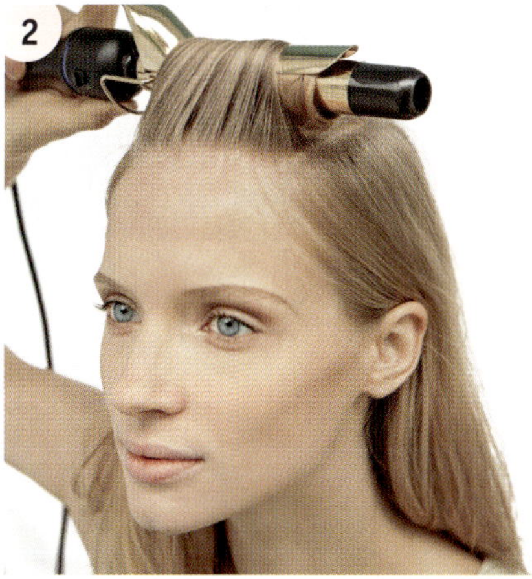

3

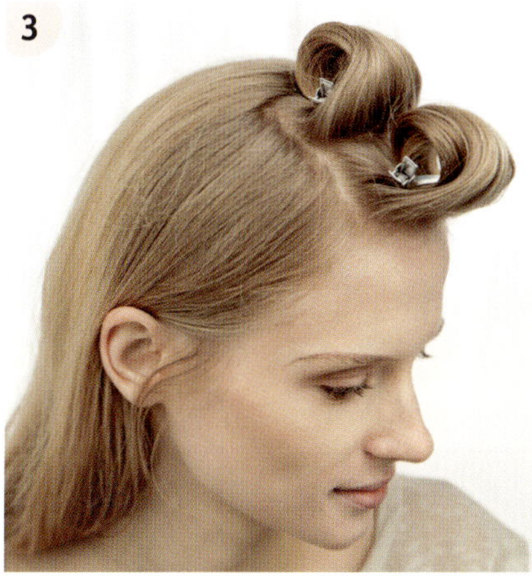

4

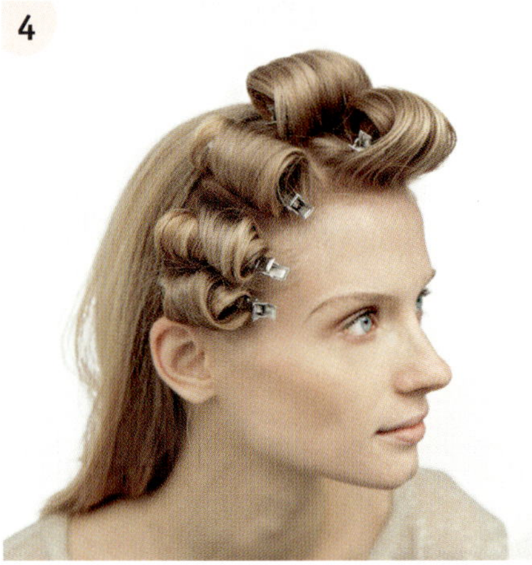

5

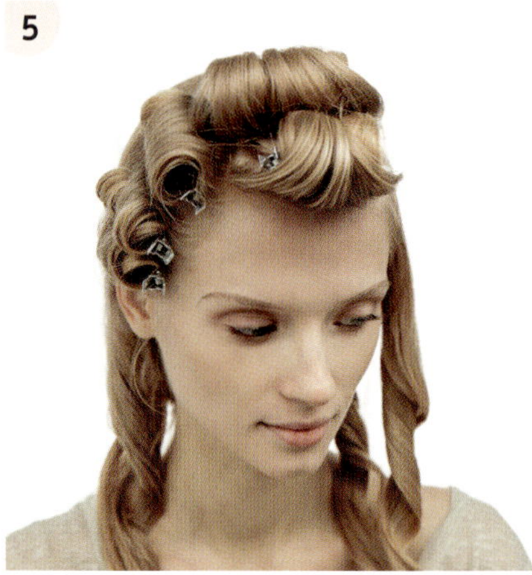

6

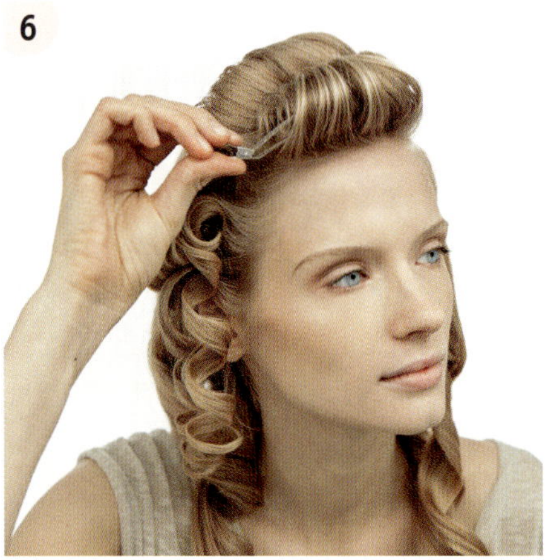

7

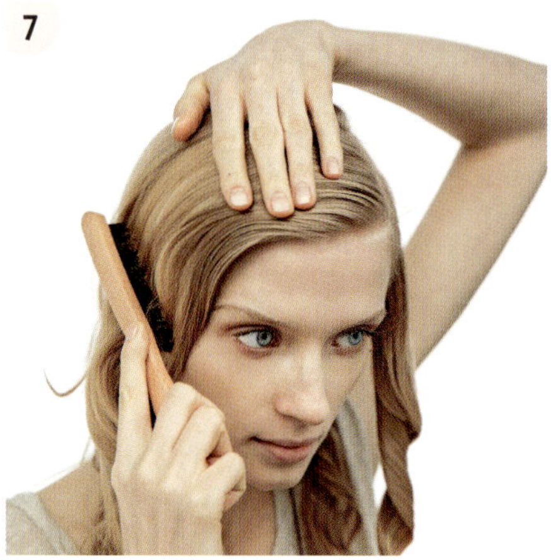

8

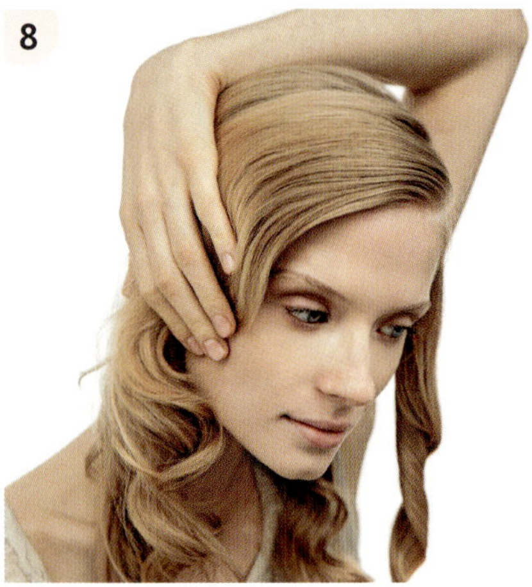

9

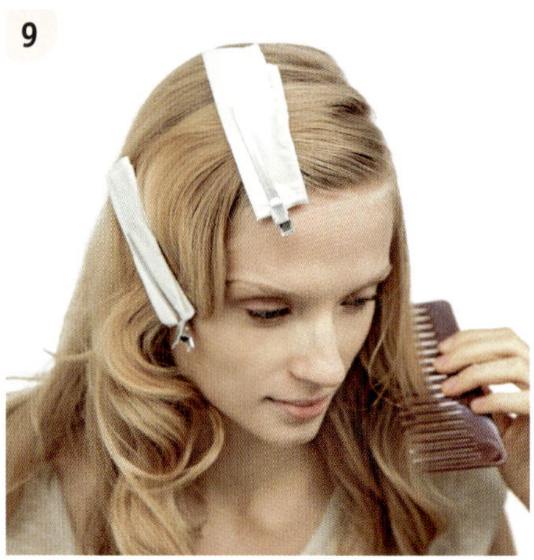

4 Weiter geht's mit der dem Seitenscheitel gegenüberliegenden Seitenpartie. Das Haar in mehreren Strähnen bis zum Ohr hin im rechten Winkel zu den oberen Locken eindrehen und feststecken. Locken auskühlen lassen.

5 Das restliche Haar rund um den Kopf in vier bis fünf vertikale Partien abteilen. Die Partien eindrehen, aber diesmal den Stab vertikal halten. Die Locken nicht feststecken, sondern vorsichtig in die Länge ziehen, sodass lockere Wellen entstehen.

6 Die festgesteckten Locken sollten nun ausgekühlt sein. Die Abteilklammern entfernen und die Locken lösen, die nun wie kleine Ringellocken aussehen.

7 Die Locken mit der Flachbürste mit Wildschweinborsten ausbürsten. Beim Bürsten mit der Hand ein wenig gegen die Kopfhaut drücken, sodass die Ringellocken zu weich fließenden Wellen werden.

8 Danach die Handfläche übers Ohr legen und vorsichtig das Haar nach oben zum Oberkopf schieben – dadurch sollten die Wellen definierter werden.

9 Die Wellen mit Haarspray einsprühen. Papiertaschentücher in schmale Streifen falten und jeweils eines über der Furche einer Welle platzieren, mit Abteilklammern fixieren und die Wellen für ein paar Minuten ruhen lassen. In der Zwischenzeit mit dem Entwirrkamm die anderen gelockten Partien bearbeiten, sodass sie weniger lockig und mehr wie weich fließende Wellen aussehen.

10 Nochmals einsprühen, Clips herausnehmen und rauf auf den roten Teppich!

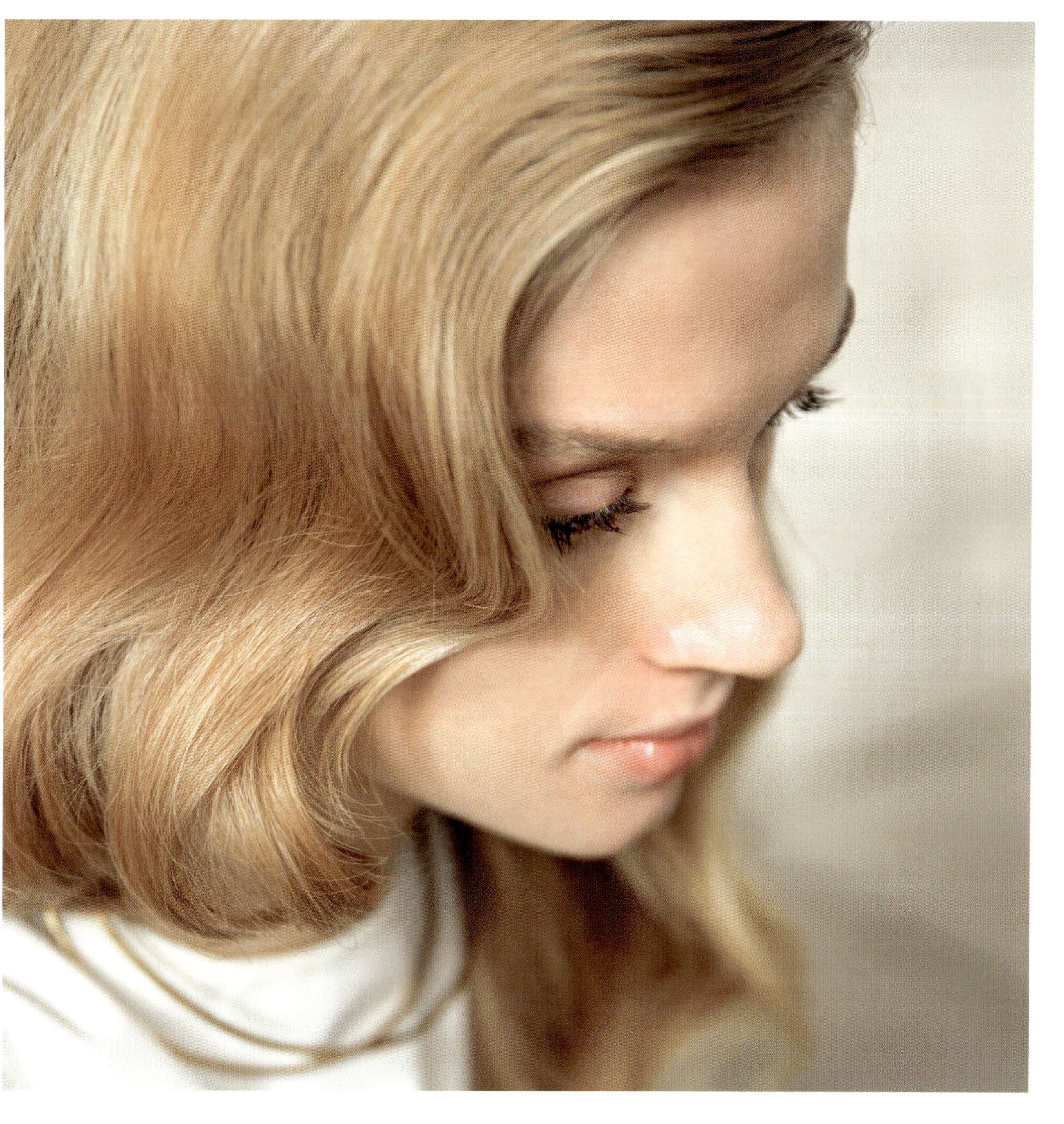

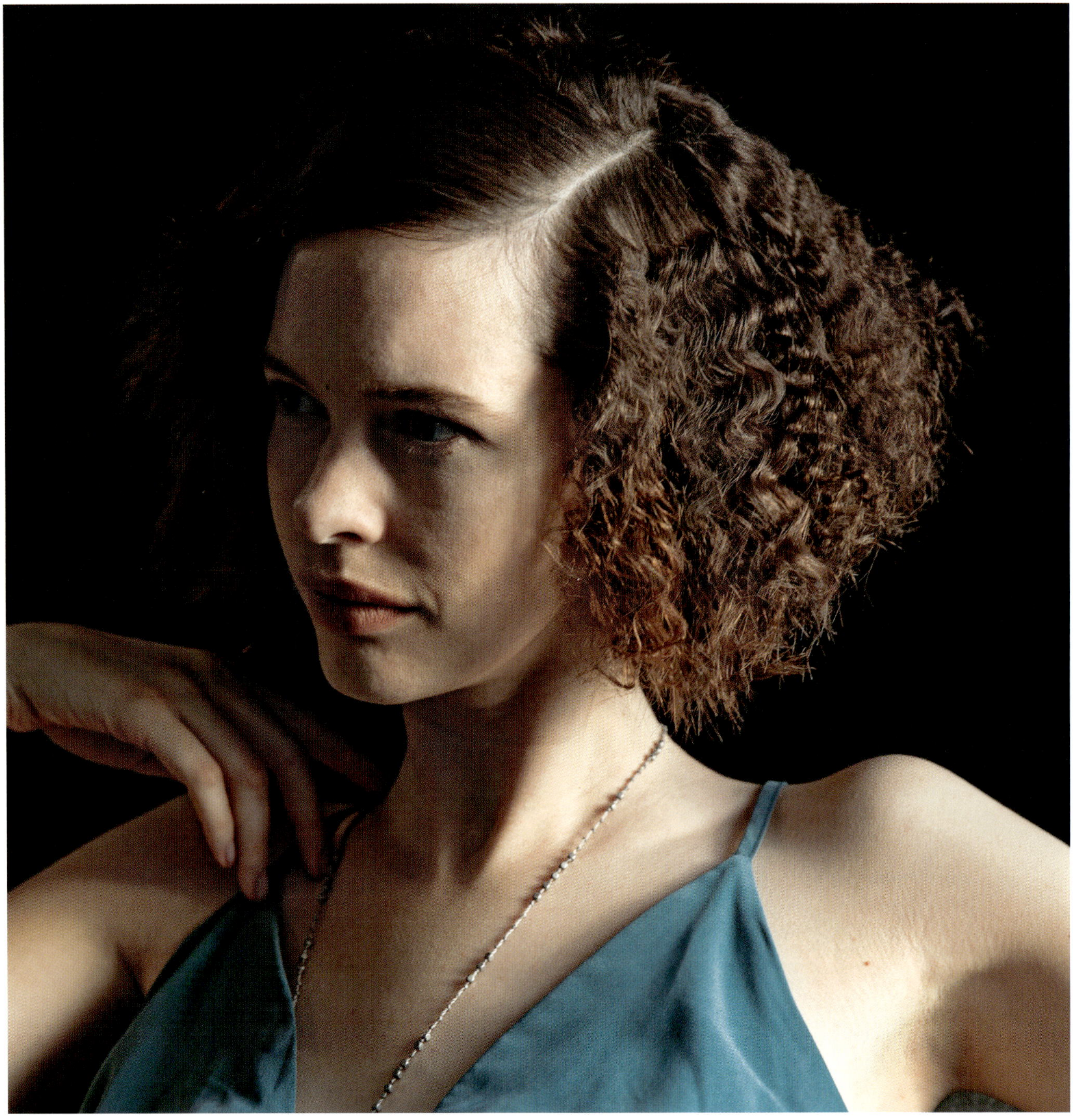

DU BRAUCHST
- Stielkamm
- Haarspray
- Mehrere große Haarnadeln
- Mehrere Haarklemmen
- Glätteisen

2
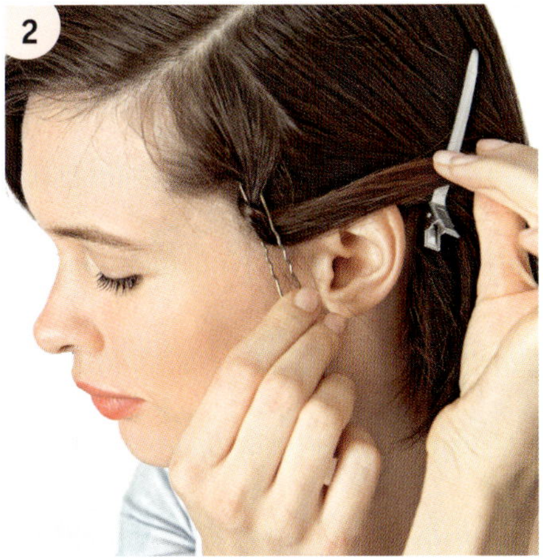

3
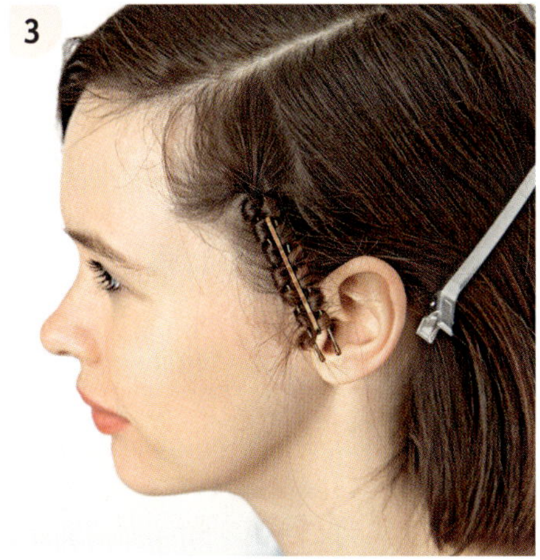

TRÈS CHIC

Krepplook

Lass dein altes Kreppeisen ruhig in den Tiefen deines Schranks weiterschlummern! Mit großen Haarnadeln erzielst du denselben Zickzack-Effekt. (Pst: Dieser Look eignet sich prima für kurzes Haar, da das Stylen dann viel schneller geht!)

1 Das Haar sollte sauber und trocken sein. Mit dem Stielkamm einen sauberen Scheitel ziehen, dann eine 3 x 3 cm große Strähne nehmen und vom Ansatz bis zu den Spitzen mit Haarspray besprühen.

2 Die Strähne durch das U-förmige Ende einer großen Haarnadel schieben, dabei die Nadel nah am Haaransatz halten. Das Haar in Form einer Acht rund um und unter ein Nadelende, durch die Lücke, dann über und rund um das andere Ende wickeln.

3 Bis zu den Spitzen weiterwickeln. Zum Fixieren eine Haarklemme zwischen die beiden Enden der Haarnadel schieben.

4 Das restliche Haar in Strähnen teilen und um Haarnadeln wickeln, das Glätteisen auf mittlere Hitze einstellen und jede Strähne für ein paar Sekunden mit dem Glätteisen pressen. Abkühlen lassen.

5 Die Haarklemme aus einer Strähne ziehen und die Haarnadel entfernen, bei den anderen Strähnen wiederholen! Die Kreppwellen mit dem Ende des Stielkamms auflockern.

4
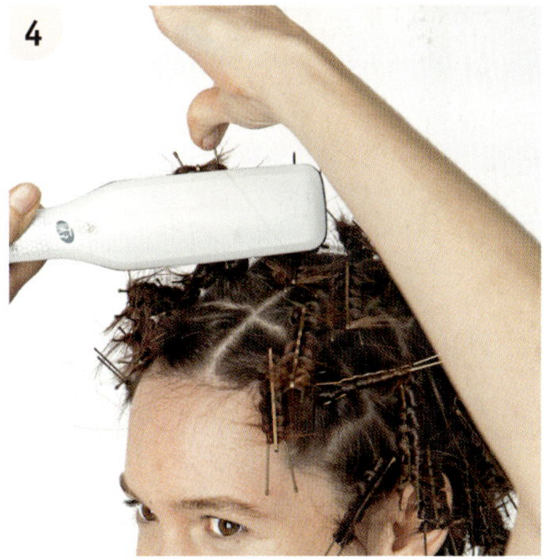

5
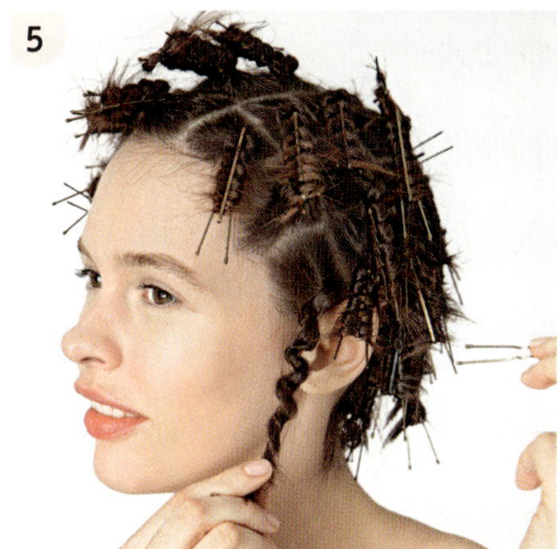

DU BRAUCHST
- Heizwickler (mit Clips)
- Föhn
- Volumenspray
- Crocodile Clip
- Haarspray für leichten Halt
- Entwirrkamm

OPTIONAL
- Flachbürste mit gemischten Borsten

1

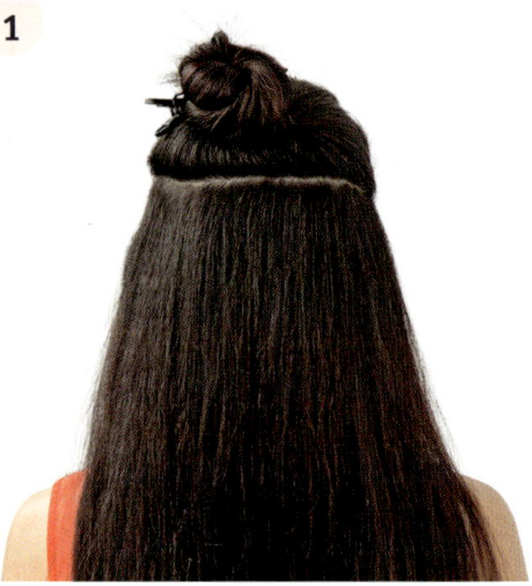

2

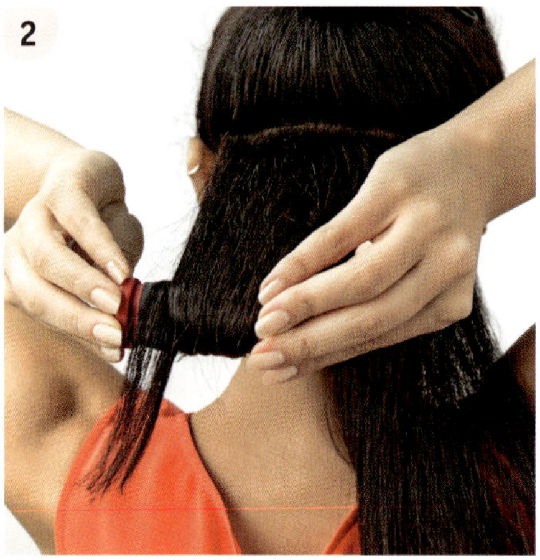

TRAUMHAFTE Lockenmähne

Mit diesen sinnlichen Locken sorgst du gewiss für einen Wow-Effekt. Lass die anderen ruhig im Glauben, sie seien echt.

1 Lockenwickler aufheizen und währenddessen Volumenspray ins Haar föhnen. (Siehe Seite 25.) Am Hinterkopf eine Haarpartie abteilen, die von einem Ohr zum anderen verläuft. Restliches Haar mit dem Crocodile Clip fixieren.

2 Eine 4 x 4 cm große Strähne nehmen und zum Schutz und für besseren Halt vom Ansatz bis in die Spitzen mit Haarspray einsprühen. Das Haar straff halten und in der Mitte der Strähne beginnend um den Wickler wickeln, dabei die Spitzen erfassen, um abstehende Härchen zu verhindern. Dann den Lockenwickler bis zum Ansatz aufrollen und mit einem Clip fixieren.

3 Weitere Strähnen von einheitlicher Größe aufwickeln. Die Lockenwickler mit Haarspray einsprühen und abkühlen lassen.

4 Clips entfernen, Locken mit einem Entwirrkamm auflockern. Für einen weichen Scheitel das Haar am vorderen Haaransatz toupieren, dann mit den Fingern in die gewünschte Richtung durchs Haar fahren.

3

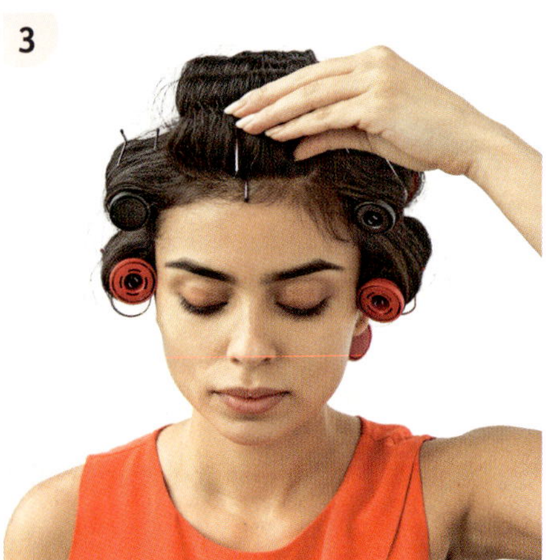

4

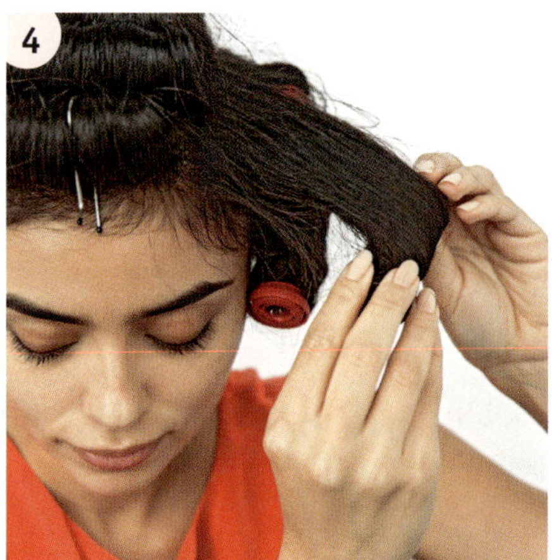

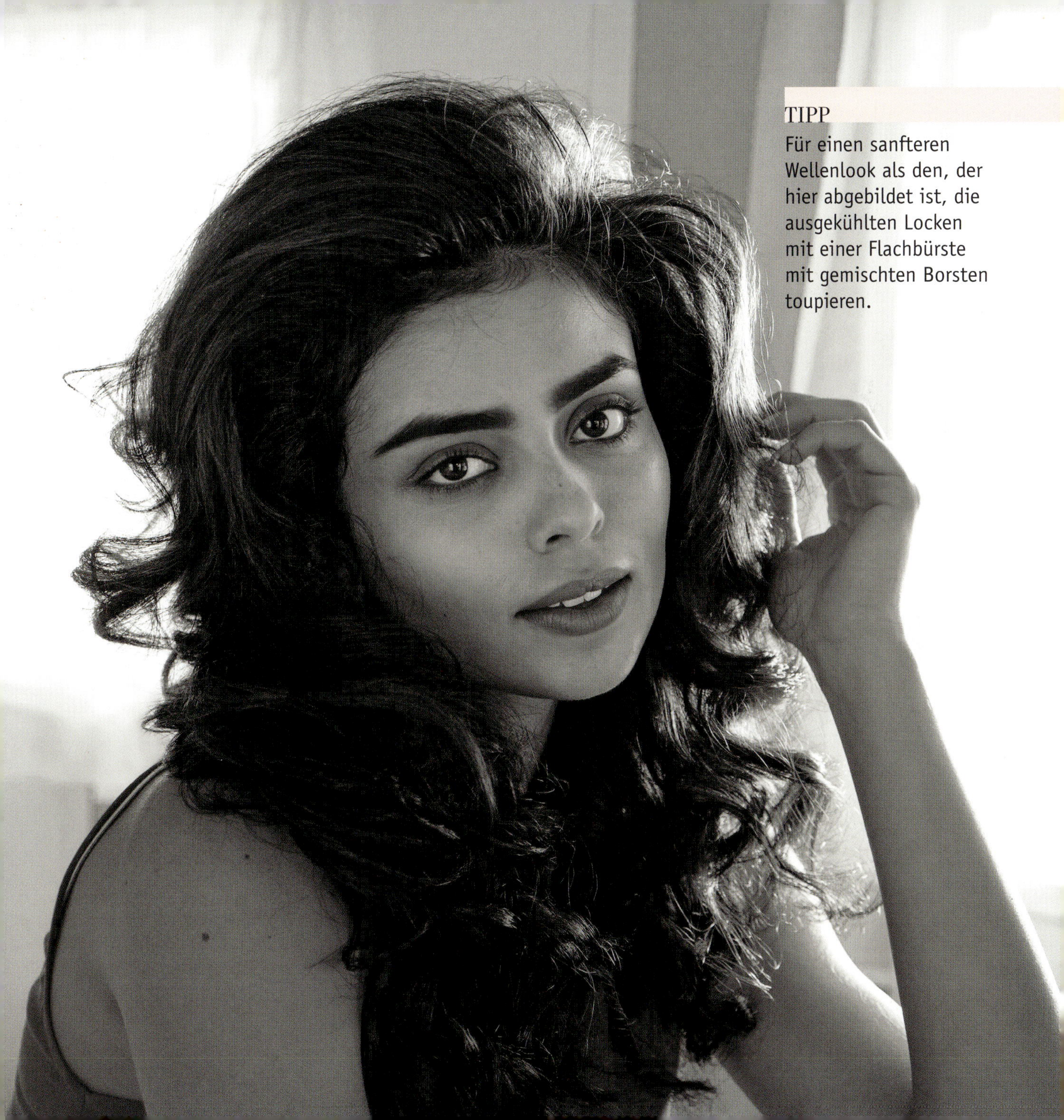

TIPP

Für einen sanfteren Wellenlook als den, der hier abgebildet ist, die ausgekühlten Locken mit einer Flachbürste mit gemischten Borsten toupieren.

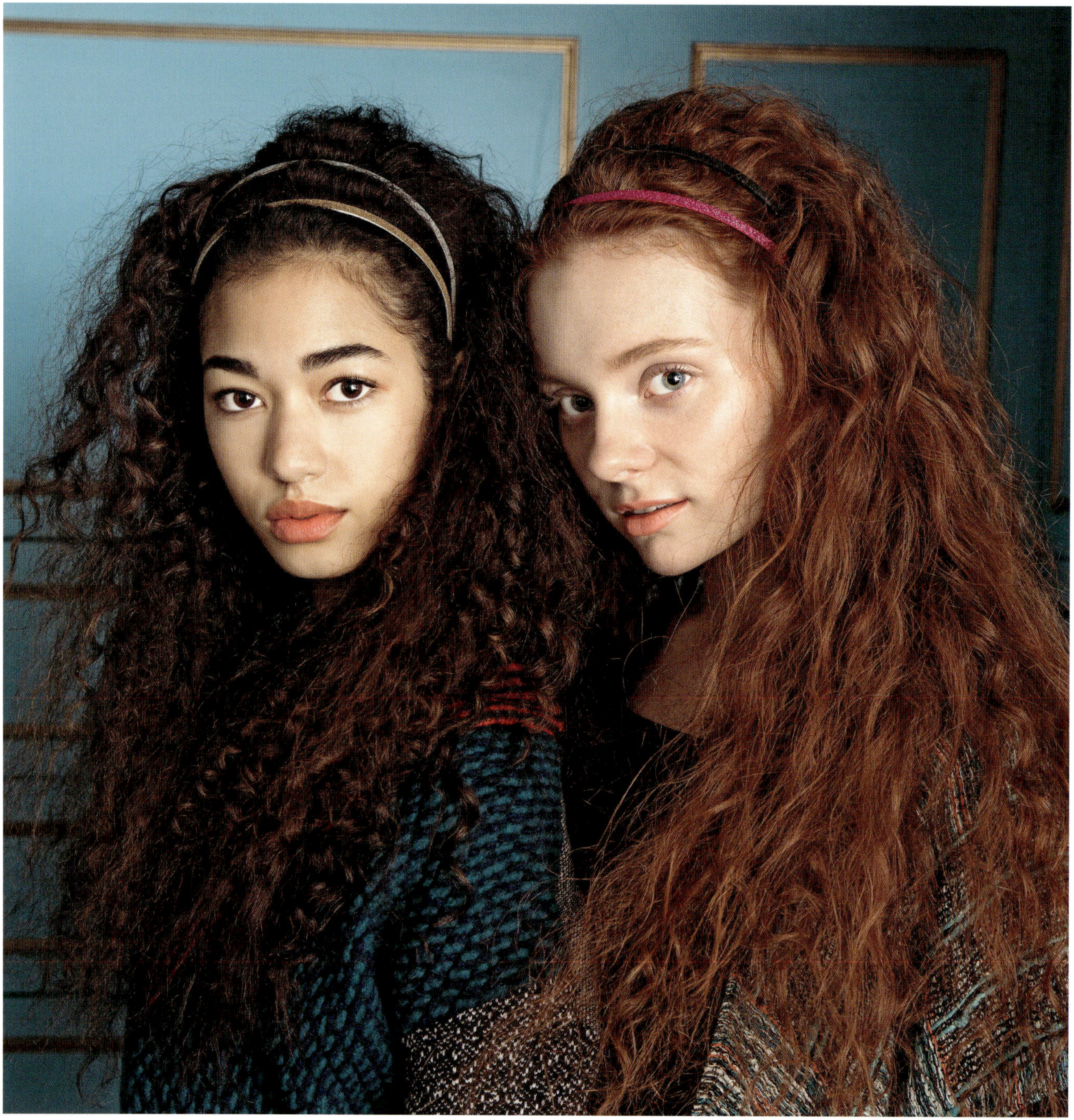

2

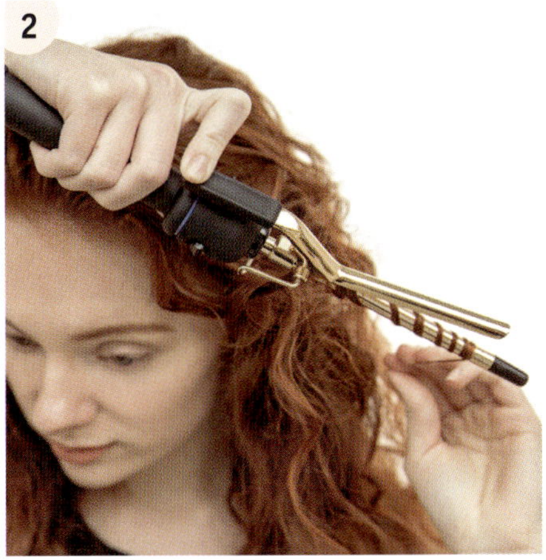

DU BRAUCHST

- Salzspray
- Föhn mit Diffusor
- Lockenstab (in ähnlicher Größe wie deine eigenen Locken)
- Haarspray
- Texturspray
- Stielkamm
- Zwei schmale Haarreifen

BOOGIE NIGHTS

Ringellocken

3

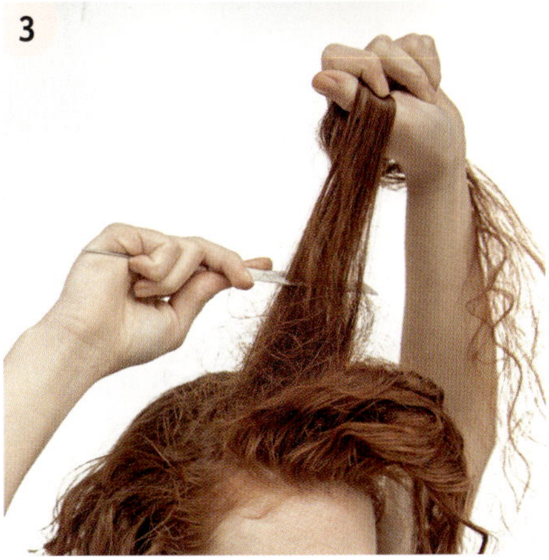

Mit diesem Styling kannst du deine Naturlocken einmal so richtig in Szene setzen. Noch schmale Glitzerhaarreifen ins Haar – und ab geht's auf die Tanzfläche!

1 Salzspray ins feuchte Haar sprühen und mit dem Föhn mit Diffusor trockenföhnen, dabei das Haar mit den Fingern durchkneten, um mehr Locken und Textur hineinzubringen.

2 Die Naturwellen mit dem Lockenstab noch stärker herausarbeiten. (Wer glattes Haar hat, muss dennoch nicht aufs Disco-Feeling verzichten: Einfach das gesamte Haar mit einem kleinen Lockenstab eindrehen und mit den Fingern durchkämmen.) Besonderes Augenmerk auf die Locken rund um den Haaransatz legen und das Gesicht mit definierten Wellen umrahmen.

3 Für üppigere Locken mit Haarspray darübergehen, und Texturspray auf die Locken sprühen, um mehr Volumen zu erzeugen. Dann drei Haarpartien am Hinterkopf nehmen und mit dem Stielkamm auftoupieren.

4 Das Haar nach hinten streichen und mit den Fingern am Oberkopf aufbauschen. Die Haarreifen hintereinander im Abstand von etwa 2 cm ins Haar schieben.

5 Für einen wilderen Party-Look ein paar Strähnen nehmen und leicht auseinanderziehen.

4

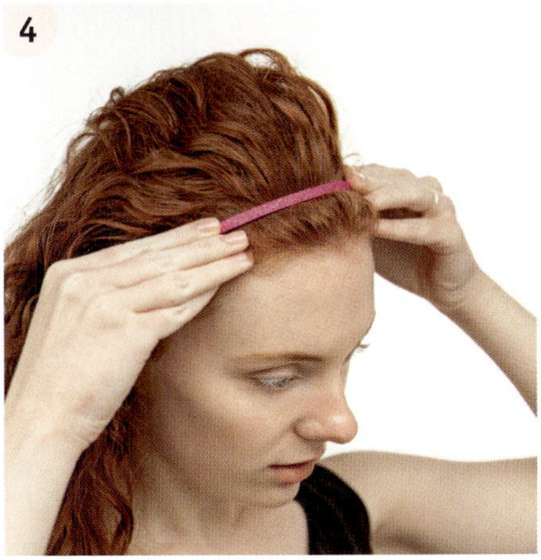

5

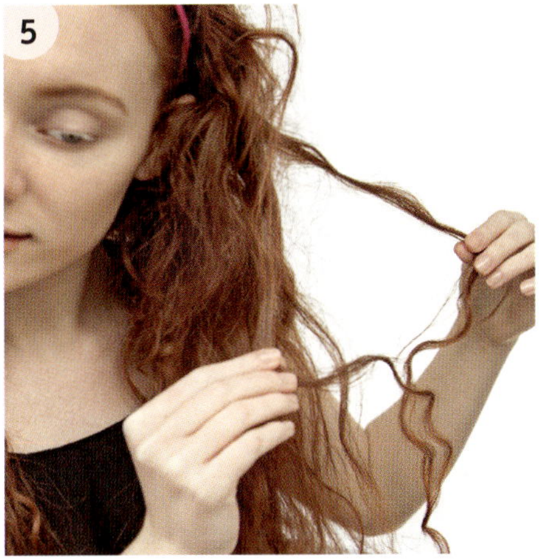

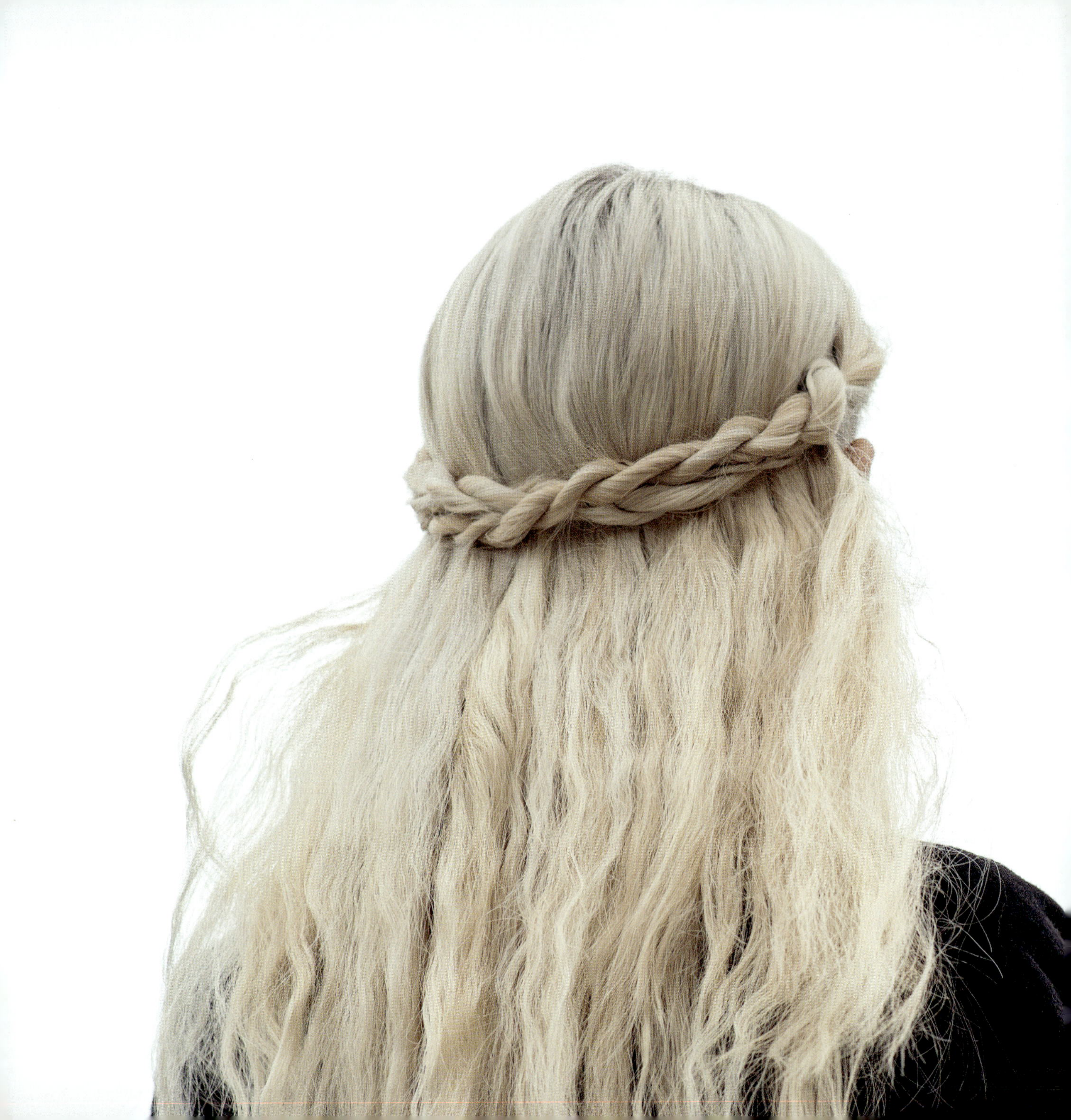

Register

K

L

M

P

R

S

T

V

W

Z

FSC www.fsc.org MIX Papier aus verantwortungsvollen Quellen FSC® C005833

Verlagsgruppe Random House FSC® N001967

Dieses Buch ist auch als E-Book erhältlich.

1. Auflage
Deutsche Erstausgabe Mai 2016
Wilhelm Goldmann Verlag, München,
in der Verlagsgruppe Random House GmbH

Originaltitel: The Art of Hair
Originalverlag: Welden Owen, a division of Bonnier
Umschlaggestaltung: Uno Werbeagentur, München, nach einem Entwurf von Welden Owen
Umschlagfoto: Agnes Thor
Redaktion und Satz: Print Company, Wien
Druck und Bindung: Těšínská Tiskárna, a. s., Český Těšín
KW · Herstellung: IH
Printed in Czech Republic
ISBN 978-3-442-17599-4
www.goldmann-verlag.de

Besuchen Sie den Goldmann Verlag im Netz

Rubi Jones

Rubi Aguilar Jones arbeitet als freiberufliche Hairstylistin in New York City. Ihre Laufbahn begann bei Bumble and bumble, einem der angesehensten Salons in New York. Im Jahr 2011 führte sie ihre journalistische Karriere nach Paris, 2014 kehrte sie wieder nach New York City zurück. Dort stylt sie nun weiterhin Frisuren für Zeitschriften, Werbekampagnen und Privatkunden. Regelmäßig ist Rubi backstage bei den Fashion Weeks in New York und Paris anzutreffen, dazwischen hält sie Styling-Workshops im ganzen Land ab. Einblicke in ihre Arbeit sowie Inspirationen und Tipps fürs tägliche Haarstyling erhältst du unter: www.rubijones.com

Agnes Thor

Die schwedische Fotografin Agnes Thor griff erstmals als Teenager zur Kamera und machte an der Universität Göteborg in Schweden ihren Bachelor-Abschluss in Bildender Kunst. Nun pendelt sie zwischen Stockholm und New York City hin und her, wo sie an Kunstprojekten und Auftragsarbeiten im Bereich der Porträt- und Modefotografie arbeitet. Ihre Werke wurden in Schweden, den Vereinigten Staaten und mehreren europäischen Ländern ausgestellt beziehungsweise in Magazinen weltweit veröffentlicht.

Samantha Hahn

Samantha Hahn ist eine preisgekrönte Illustratorin, die in New York City arbeitet. Zu ihren Kunden gehören *Marc Jacobs, Lela Rose, NY Magazine/TheCut, Refinery29, The Paris Review* und *Vogue Nippon*. Ihr Buch *Well-Read Women: Portraits of Fictions Most Beloved Heroines* ist bei Chronicle Books erschienen. Ihre Werke wurden rund um den Globus ausgestellt.

Danksagung

Fotos **Agnes Thor**
Illustrationen **Samantha Hahn**
Make-up **Khela**
Garderobe **Karen Schaupeter**

Besonderer Dank an Andrew Musson, Photography Technician; Chantell Carr-Theroll und Robert Echevarria, Hair Assistants; Giancarlo Corrbacho und Lola Jackson, Styling Assistants; und Marika Aoki, KUMA und Takahiro Okada, Make-up Assistants.

Dank an unsere Models: Anastasia Belotskaya, Emily Cross, Jandra Dziaugyte, Eileen Feighny, Destiny Kinser, Kimbra Lo, Nicolle Lobo, Hannah Kristina Metz, Enya Mommsen, Dakota Moore, Kyla Moran, Alejandra Ramos Muñoz, Karla Pereira und Elizabeth White.

Und an unsere Modelagenturen: BMG Model & Talent, Fenton Moon, Look Model Agency, MSA Models, Major Model Management, New York Model Management und Q Management.

Weiterer Dank an & Other Stories, American Apparel, Family Affairs, Samantha Pleet, Erica Tanov, Upstate, und Urban Outfitters für die Garderobe, sowie Another Feather und Bando für Schmuck und andere Accessoires.

Ebenso geht der Dank an Columbia Products Studio, Vandervoort Studio und the Love Shack.

Danke auch an Alpha Smoot für das Autorenfoto von Seite 7.

Dankesworte der Autorin

Ich bin unglaublich dankbar für die Liebe und Unterstützung meines Ehemannes Stanton, meiner Eltern und meiner restlichen Familie. Meinen Schwestern Nadia und Vivian und meiner besten Freundin Angela danke ich, dass sie mich immer mit ihrem Haar herum experimentieren ließen. Ich danke Marci, Reba, Julie, Anta, Alexandra, Nicole und Jenna, dass ich an ihnen die Looks für dieses Buch ausprobieren durfte.

Danke, Samantha Hahn, für deine schönen Illustrationen, und dem Team von unserem Shooting. Auch an mein Team von Weldon Owen und meine Literaturagentin Melissa Flashman. Besonderer Dank an alle Haarstylisten, Mentoren und Kunden, die meine Karriere bisher unterstützt haben.

Dankesworte des Verlags

Weldon Owen dankt Kevin Broccoli, Sarah Gurman, Katharine Moore, Marisa Solís und Kristen Spires für die redaktionelle Expertise und India Sabater für Unterstützung beim Design.

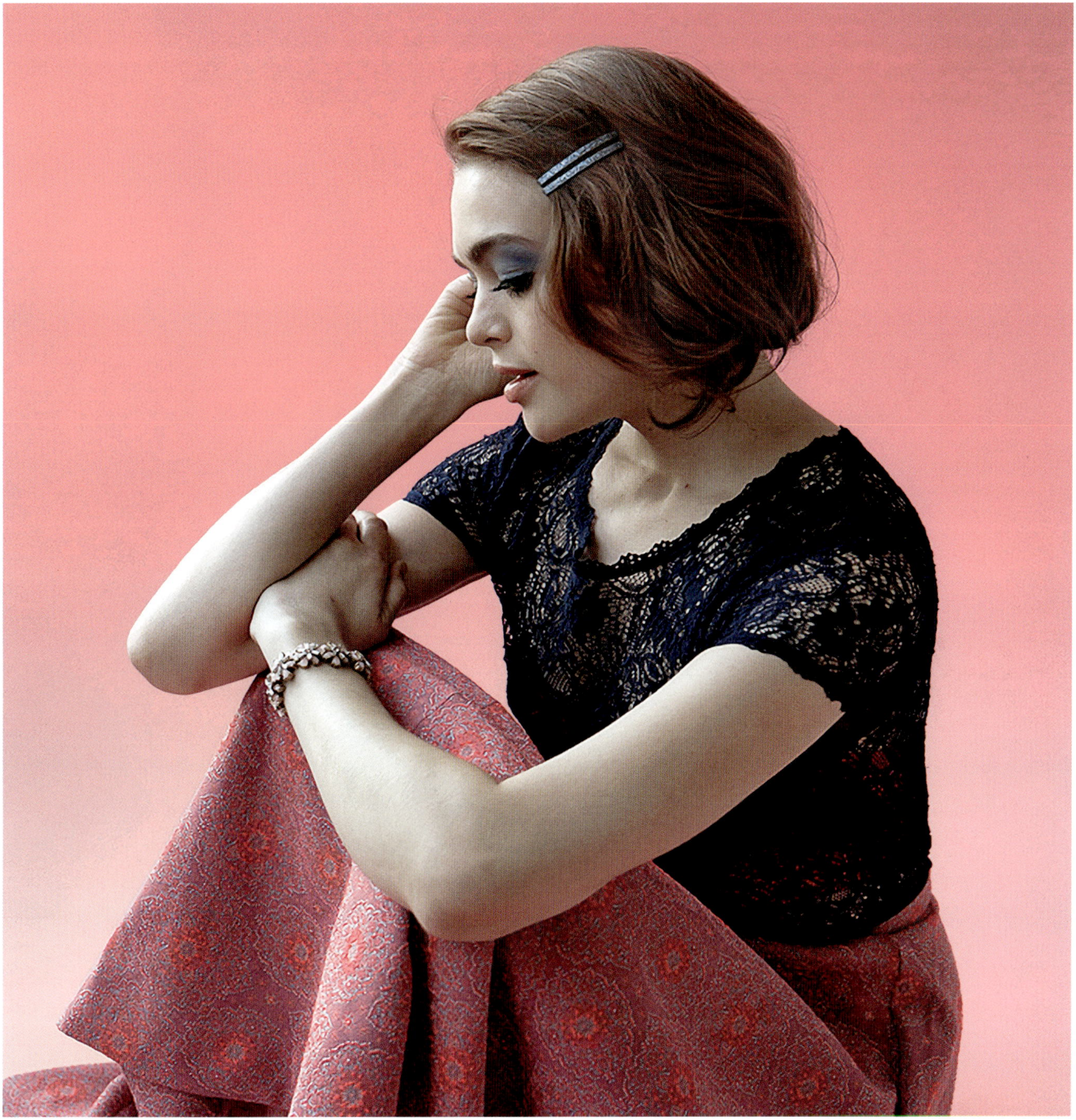

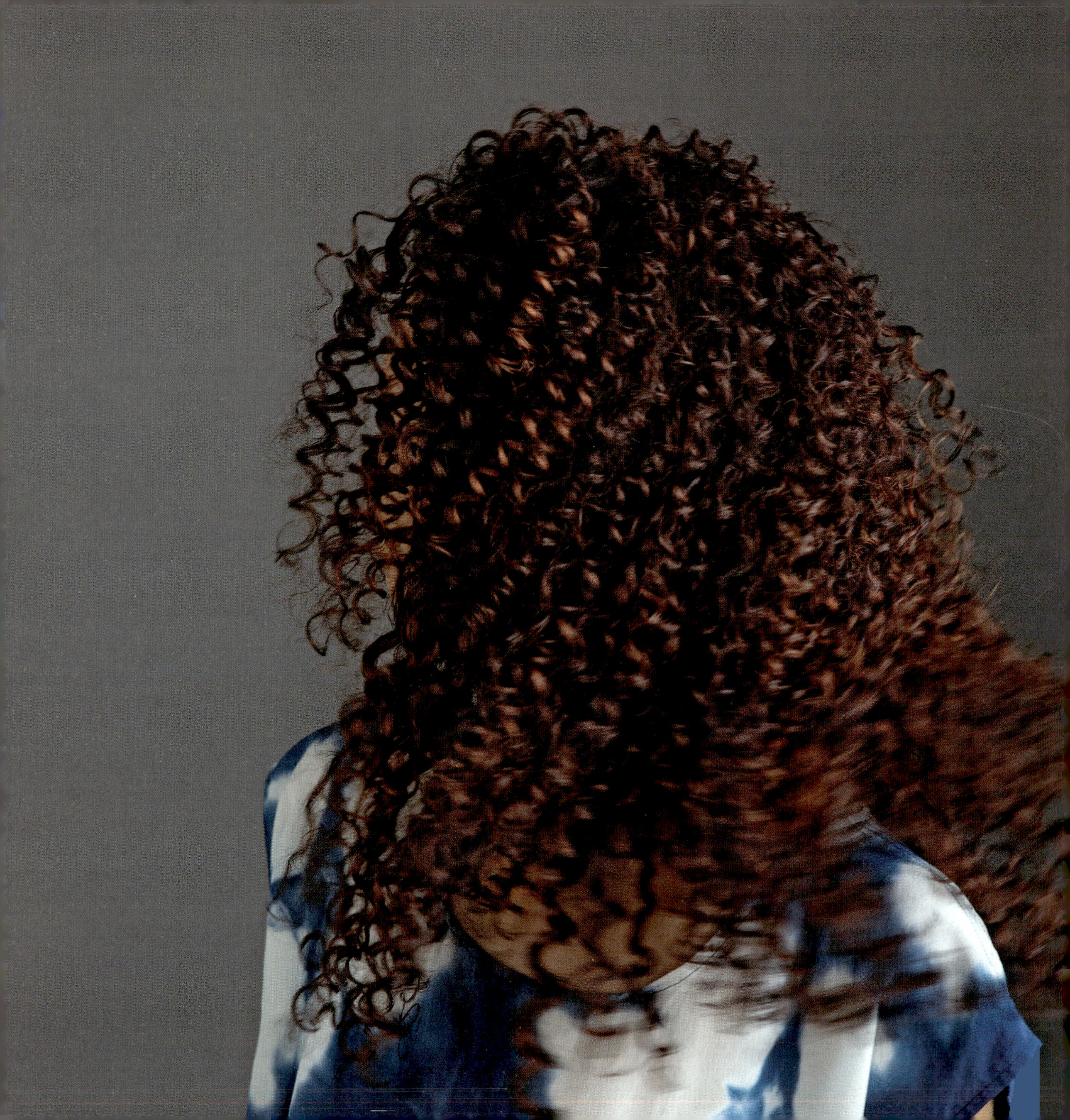